肿瘤内科诊治策略

第 5 版

主　编　李　进

副主编　秦叔逵　马　军　徐瑞华

科学出版社

北京

内 容 简 介

本书由全国肿瘤学各领域的知名专家共同编写，共 24 章，基于循证医学和各种诊治指南的基本原则，梳理了常见恶性肿瘤的处理方式，特别是对诊断要点、疾病分期、治疗策略进行了详细而又简洁的介绍，方便临床医师查阅和掌握。第 5 版在秉承以往风格的基础上，特别邀请了中国临床肿瘤学会青年委员会的专家参与，增加了抗肿瘤药物不良反应管理等内容，帮助一线临床医师更好地掌握处理药物相关不良反应的能力。

本书内容精简、实用，适宜各级医院肿瘤科、全科，以及其他相关科室的一线临床医师参考阅读。

图书在版编目（CIP）数据

肿瘤内科诊治策略 / 李进主编. —5 版. —北京：科学出版社，2023.2

ISBN 978-7-03-073785-4

Ⅰ. ①肿… Ⅱ. ①李… Ⅲ. ①肿瘤–内科–诊疗 Ⅳ. ①R73

中国版本图书馆 CIP 数据核字（2022）第 221156 号

责任编辑：丁慧颖 杨小玲 / 责任校对：张小霞
责任印制：霍 兵 / 封面设计：龙 岩

科学出版社 出版

北京东黄城根北街 16 号
邮政编码：100717
http://www.sciencep.com

保定市中画美凯印刷有限公司印刷

科学出版社发行 各地新华书店经销

*

2007 年 10 月第 一 版 由上海科学技术出版社出版
2023 年 2 月第 五 版 开本：787×1092 1/32
2025 年 1 月第十五次印刷 印张：13 5/8
字数：352 000

定价：54.00 元

（如有印装质量问题，我社负责调换）

《肿瘤内科诊治策略》（第5版）
编 委 会

张雪梅　同济大学附属东方医院

陈治宇　复旦大学附属肿瘤医院

周　俊　同济大学附属东方医院

周彩存　同济大学附属上海市肺科医院

洪小南　复旦大学附属肿瘤医院

徐兵河　中国医学科学院肿瘤医院

徐建明　军事医学科学院附属医院

殷咏梅　南京医科大学第一附属医院

袁光文　中国医学科学院肿瘤医院

高　勇　同济大学附属东方医院

郭　军　北京大学肿瘤医院

郭　晔　同济大学附属东方医院

常建华　复旦大学附属肿瘤医院

梁　军　北京大学国际医院

梁后杰　陆军军医大学第一附属医院（西
南医院）

韩宝惠　上海交通大学附属胸科医院

虞先濬　复旦大学附属肿瘤医院

潘宏铭　浙江大学医学院附属邵逸夫医院

薛俊丽　同济大学附属东方医院

第5版前言

　　《肿瘤内科诊治策略》(第5版)是在《常见恶性肿瘤诊治策略》基础上的第五次修订。自2007年出版《常见恶性肿瘤诊治策略》以来，不少同行提出了很好的建议，感谢大家对本书的持续关注和认可。这次修订，我们特别邀请了中国临床肿瘤学会青年专家委员会的专家参与，增加了抗肿瘤药物不良反应管理等内容，以帮助一线临床医师更好地掌握处理药物相关不良反应的技能。

　　临床研究的广泛开展，使得肿瘤的诊治模式更新越来越快，传统的内科治疗策略不断优化，特别是近年来在新兴的靶向治疗、免疫治疗方面的新措施层出不穷，这不仅改善了肿瘤患者的治疗效果，也促使我们不断地调整诊疗策略。

　　秉承本书一贯的风格，我们仍然基于循证医学和各种诊治指南的基本原则，梳理了常见恶性肿瘤的处理方式，特别是对诊断要点、疾病分期、治疗策略进行了详细但又简洁的介绍，方便临床医师查阅和掌握。

　　由于疫情的影响，本书的出版比计划晚了一年，故此对盼望本书持续更新的年轻医生们说声抱歉。再次感谢为本书出版而进行精心撰写和修改的专家同道，特别是精心审稿的秦叔逵教授和徐瑞华教授，以及负责组稿的张小田教授。

本书的不断完善离不开读者的支持和理解，如有不足之处，欢迎批评指正。

李　进

2022 年 10 月于上海

目　录

第一章　头颈部鳞癌

头颈部鳞癌是最常见的头颈部肿瘤病例类型，占所有恶性肿瘤的 4%～5%，每年全球有超过 50 万的新发病例。其好发于 50 岁以上人群，男女比例为（2：1）～（5：1）。头颈部鳞癌根据解剖部位主要可分为口腔癌、口咽癌、下咽癌和喉癌。头颈部鳞癌的发病因素与吸烟和饮酒有明显的相关性，如果同时具有这两种危险因素会使危险性增加最多至 40 倍。此外，口腔鳞癌与嚼食槟榔和烟叶有关，而后者在亚洲某些地区甚为普遍。近年来发现某些口咽癌特别是扁桃体癌的致病与人乳头瘤病毒（HPV）感染有关，放化疗对这类肿瘤的疗效较好，提示有不同的肿瘤生物学行为。

一、诊 断 要 点

（一）临床表现

1. 持续未愈的口腔溃疡　对于持续未愈的口腔溃疡，要高度怀疑口腔癌的可能，建议及时进行活检。

2. 吞咽困难和吞咽疼痛　舌根部或扁桃体肿瘤等口咽部肿瘤及下咽部肿瘤往往可导致吞咽困难和吞咽疼痛，发病部位相对较高，与食管癌常见的胸骨后吞咽障碍症状有所不同。

3. 发音障碍和声音嘶哑　下咽癌和喉癌一旦累及声门即可导致发音障碍和声音嘶哑，有时舌根癌也会导致吐字不清。

4. 无痛性颈部肿块　一旦头颈部鳞癌发生淋巴结转移，就会表现为颈部无痛性肿块，不同部位的原发病灶会有相应的淋巴结引流区域。

5. 脑神经麻痹症状　由于头颈部复杂的解剖结构,肿瘤有时可侵犯脑神经,引起相应的功能障碍。

（二）检查手段

1. 病史询问　应详细询问患者的吸烟史、饮酒史,是否有肿瘤病史及家族史,如果患者以往接受过头颈部射线照射,应考虑医源性第二原发性肿瘤。

2. 体格检查　应仔细观察头颈部器官及功能有无异常,必要时可进行触诊。对于颈部肿块,应明确其大小及所属淋巴结引流区。另外,应常规检查是否伴有脑神经麻痹症状。

3. 内镜检查　有助于明确肿瘤的位置、大小及侵犯范围,特别是对较为隐匿的部位,如舌根、咽部和喉部,必要时进行活检。

4. 计算机断层扫描（CT）或磁共振成像（MRI）　为了明确分期,通常采用 CT 或 MRI 对原发肿瘤及区域淋巴结进行评价,两者各有利弊。MRI 的优势在于能够良好区分肿瘤与正常组织、实现多维成像及适用于对碘造影剂过敏的患者。但对于喉癌和下咽癌,可能会产生运动伪影。另外,对于判别骨皮质的损害,CT也略有优势。

5. 正电子发射断层成像（PET）　对于颈部淋巴结转移的诊断,PET 较 CT 或 MRI 有更高的敏感性和特异性,此外还有助于发现远处转移灶。PET 的另一个作用是对局部放疗后的颈部淋巴结进行性质判断,这可能对是否采取后续颈部淋巴结清扫有指导意义。

6. 病理学检查　是诊断头颈部鳞癌的"金标准",可以是穿刺组织活检或手术标本病理检查。对于根治性手术标本,需提供肿瘤大小、分化程度、切缘情况、脉管侵犯、周围神经浸润、淋巴结转移部位及数目,以及胞膜外侵犯等信息,对于口腔癌,还需明确原发灶侵袭深度。对于口咽癌,应进行 p16 免疫组化检测以明确是否为 HPV 相关性口咽癌。

（三）TNM 分期

1. 口腔癌 TNM 分级标准　见表 1-1。

表 1-1　口腔癌 TNM 分级标准（AJCC 第八版）

原发肿瘤（T）	区域淋巴结（N）		远处转移（M）
	临床 N（cN）	病理 N（pN）	
Tx　原发肿瘤无法评价	Nx　区域淋巴结无法评价	Nx　区域淋巴结无法评价	M0　无远处转移
Tis　原位癌	N0　无区域淋巴结转移	N0　无区域淋巴结转移	M1　有远处转移
T1　肿瘤最大径≤2cm，侵袭深度（depth of invasion，DOI）≤5mm（DOI 不是肿瘤厚度）	N1　同侧单个淋巴结转移，最大径≤3cm，并且淋巴结外侵犯(extranodal extension，ENE)（-）	N1　同侧单个淋巴结转移，最大径≤3cm，并且 ENE（-）	
T2　肿瘤最大径≤2cm，5mm<DOI≤10mm 或肿瘤最大径>2cm 且≤4cm，DOI≤10mm	N2　同侧单个淋巴结转移，最大径>3cm 且≤6cm，并且 ENE（-）；同侧多个淋巴结转移，最大径≤6cm，并且 ENE（-）；双侧或对侧淋巴结转移，最大径≤6cm，并且 ENE（-）	N2　同侧单个淋巴结转移，最大径>3cm 且≤6cm，并且 ENE（-）；同侧多个淋巴结转移，最大径≤6cm，并且 ENE（-）；双侧或对侧淋巴结转移，最大径≤6cm，并且 ENE（-）	
T3　肿瘤最大径>4cm 或任何肿瘤 10mm<DOI≤20mm			
T4　中等晚期或非常晚期局部疾病 　T4a　中等晚期局部疾病，肿瘤单独侵犯邻近结构	N2a　同侧单个淋巴结转移，最大径>3cm 且≤6cm，并且 ENE（-）	N2a　同侧单个淋巴结转移，最大径>3cm 且≤6cm，并且 ENE（-）	

续表

原发肿瘤（T）	区域淋巴结（N）		远处转移（M）
	临床 N（cN）	病理 N（pN）	
（如穿透下颌骨或上颌骨的骨皮质或累及上颌窦或面部皮肤）*或双侧舌部的广泛肿瘤累及和（或）DOI>20mm T4b 非常晚期局部疾病，肿瘤侵犯咀嚼肌间隙、翼板、颅底和（或）包绕颈内动脉	N2b 同侧多个淋巴结转移，最大径≤6cm，并且 ENE（-） N2c 双侧或对侧淋巴结转移，最大径≤6cm，并且 ENE（-） N3 单个淋巴结转移，最大径>6cm，并且 ENE（-）；任何淋巴结转移，并且临床明显 ENE（+） N3a 单个淋巴结转移，最大径>6cm，并且 ENE（-） N3b 任何淋巴结转移，并且临床明显 ENE（+）	N2b 同侧多个淋巴结转移，最大径≤6cm，并且 ENE（-） N2c 双侧或对侧淋巴结转移，最大径≤6cm，并且 ENE（-） N3 单个淋巴结转移，最大径>6cm，并且 ENE（-）；同侧单个淋巴结转移，最大径>3cm，并且 ENE（+）；多发同侧、对侧或双侧淋巴结转移，并且 ENE（+）；任何对侧单个淋巴结转移，并且 ENE（+） N3a 单个淋巴结转移，最大径>6cm，并且 ENE（-） N3b 同侧单个淋巴结转移，最大径>3cm，并且	

原发肿瘤（T）	区域淋巴结（N）		远处转移（M）
	临床 N（cN）	病理 N（pN）	
		ENE（+）；多发同侧、对侧或双侧淋巴结转移，并且 ENE（+）；任何大小的对侧单个淋巴结转移，并且 ENE（+）	

注：AJCC，美国癌症联合委员会。

*原发齿龈的肿瘤仅侵犯浅表的牙/牙槽窝不足以分为 T4。

2. 口腔癌 TNM 分期　见表 1-2。

表 1-2　口腔癌 TNM 分期（AJCC 第八版）

分期	T	N	M
0 期	Tis	N0	M0
Ⅰ 期	T1	N0	M0
Ⅱ 期	T2	N0	M0
Ⅲ 期	T1～2	N1	M0
	T3	N0～1	M0
ⅣA 期	T1～3	N2	M0
	T4a	N0～2	M0
ⅣB 期	T4b	任何 N	M0
	任何 T	N3	M0
ⅣC 期	任何 T	任何 N	M1

3. 口咽癌（p16⁻）TNM 分级标准 见表 1-3。

表 1-3 口咽癌（p16⁻）TNM 分级标准（AJCC 第八版）

原发肿瘤（T）	区域淋巴结（N）		远处转移（M）
	临床 N（cN）	病理 N（pN）	
Tx 原发肿瘤无法评价	Nx 区域淋巴结无法评价	Nx 区域淋巴结无法评价	M0 无远处转移
T0 无原发肿瘤证据	N0 无区域淋巴结转移	N0 无区域淋巴结转移	M1 有远处转移
Tis 原位癌	N1 同侧单个淋巴结转移，最大径≤3cm，并且 ENE（−）	N1 同侧单个淋巴结转移，最大径≤3cm，并且 ENE（−）	
T1 肿瘤最大径≤2cm	N2 同侧单个淋巴结转移，最大径>3cm 且≤6cm，并且 ENE（−）；同侧多个淋巴结转移，最大径≤6cm，并且 ENE（−）；双侧或对侧淋巴结转移，最大径≤6cm，并且 ENE（−）		
T2 肿瘤最大径>2cm 且≤4cm		N2 同侧单个淋巴结转移，最大径>3cm 且≤6cm，并且 ENE（−）；同侧多个淋巴结转移，最大径≤6cm，并且 ENE（−）；双侧或对侧淋巴结转移，最大径≤6cm，并且 ENE（−）	
T3 肿瘤最大径>4cm，或侵犯会厌的舌面			
T4 中等晚期或非常晚期局部疾病	N2a 同侧单个淋巴结转移，最大径>3cm 且≤6cm，并且 ENE（−）		
T4a 中等晚期局部疾病，肿瘤侵犯喉、舌的外部肌肉、翼内肌、硬腭或下颌骨*	N2b 同侧多个淋巴结转移，最大径≤6cm，并且 ENE（−）	N2a 同侧单个淋巴结转移，最大径>3cm 且≤6cm，并且 ENE（−）	
T4b 非常晚期局部疾病，肿瘤侵犯翼外肌、翼板、鼻咽侧壁、颅底，或包绕颈动脉	N2c 双侧或对侧淋巴结转移，最大径≤6cm，并且 ENE（−）	N2b 同侧多个淋巴结转移，最大径≤6cm，并且 ENE（−）	
		N2c 双侧或对侧淋巴结转移，	

续表

| 原发肿瘤（T） | 区域淋巴结（N） | | 远处转移 |
	临床N（cN）	病理N（pN）	（M）
	N3 单个淋巴结转移，最大径>6cm，并且ENE（−），或任何淋巴结转移，并且临床明显ENE（+） N3a 单个淋巴结转移，最大径>6cm，并且ENE（−） N3b 任何淋巴结转移，并且临床明显ENE（+）	最大径≤6cm，并且ENE（−） N3 单个淋巴结转移，最大径>6cm，并且ENE（−）；同侧单个淋巴结转移，最大径>3cm，并且ENE（+）；多发同侧、对侧或双侧淋巴结转移，并且ENE（+）；任何对侧单个淋巴结转移，并且ENE（+） N3a 单个淋巴结转移，最大径>6cm，并且ENE（−） N3b 同侧单个淋巴结转移，最大径>3cm，并且ENE（+）；多发同侧、对侧或双侧淋巴结转移，并且ENE（+）；任何对侧单个淋巴结转移，并且ENE（+）	

*舌根或会厌谷的原发肿瘤侵犯至会厌舌面黏膜并不意味着侵犯喉。

4. 口咽癌（p16⁻）TNM 分期　见表 1-4。

表 1-4　口咽癌（p16⁻）TNM 分期

分期	T	N	M
0 期	Tis	N0	M0
Ⅰ期	T1	N0	M0
Ⅱ期	T2	N0	M0
Ⅲ期	T1～2	N1	M0
	T3	N0～1	M0
ⅣA 期	T1～3	N2	M0
	T4a	N0～2	M0
ⅣB 期	T4b	任何 N	M0
	任何 T	N3	M0
ⅣC 期	任何 T	任何 N	M1

5. 口咽癌（p16⁺）TNM 分级标准　见表 1-5。

表 1-5　口咽癌（p16⁺）TNM 分级标准（AJCC 第八版）

原发肿瘤（T）	区域淋巴结（N）		远处转移（M）
	临床 N（cN）	病理 N（pN）	
Tx　原发肿瘤无法评价	Nx　区域淋巴结无法评价	Nx　区域淋巴结无法评价	M0　无远处转移
T0　无原发肿瘤证据			
Tis　原位癌	N0　无区域淋巴结转移	N0　无区域淋巴结转移	M1　有远处转移
T1　肿瘤最大径≤2cm	N1　同侧单个或多个淋巴结转移，最大径≤6cm	N1　淋巴结转移数目≤4 个	
T2　肿瘤最大径＞2cm 且≤4cm			
T3　肿瘤最大径＞4cm，或侵犯会厌的舌面		N2　淋巴结转移数目＞4 个	

续表

原发肿瘤（T）	区域淋巴结（N）		远处转移（M）
	临床 N（cN）	病理 N（pN）	
T4 中等晚期局部疾病，肿瘤侵犯喉、舌的外部肌肉、翼内肌、硬腭或下颌骨或更远*	N2 对侧或双侧淋巴结转移，最大径≤6cm		
	N3 转移淋巴结最大径＞6cm		

*舌根或会厌谷的原发肿瘤侵犯至会厌舌面黏膜并不意味着侵犯喉。

6. 口咽癌（p16+）TNM 分期 临床分期见表 1-6，病理分期见表 1-7。

表 1-6 口咽癌（p16+）TNM 分期（临床）

分期	T	N	M
Ⅰ期	T0～2	N0～1	M0
Ⅱ期	T0～2	N2	M0
	T3	N0～2	M0
Ⅲ期	T0～3	N3	M0
	T4	N0～3	M0
Ⅳ期	任何 T	任何 N	M1

表 1-7 口咽癌（p16+）TNM 分期（病理）

分期	T	N	M
Ⅰ期	T0～2	N0～1	M0
Ⅱ期	T0～2	N2	M0
	T3～4	N0～1	M0
Ⅲ期	T3～4	N2	M0
Ⅳ期	任何 T	任何 N	M1

7. 下咽癌 TNM 分级标准　见表 1-8。

表 1-8　下咽癌 TNM 分级标准（AJCC 第八版）

原发肿瘤（T）	区域淋巴结（N）		远处转移（M）
	临床 N（cN）	病理 N（pN）	
Tx 原发肿瘤无法评价	Nx 区域淋巴结无法评价	Nx 区域淋巴结无法评价	M0 无远处转移
T0 无原发肿瘤证据	N0 无区域淋巴结转移	N0 无区域淋巴结转移	M1 有远处转移
Tis 原位癌	N1 同侧单个淋巴结转移，最大径≤3cm，并且 ENE（−）	N1 同侧单个淋巴结转移，最大径≤3cm，并且 ENE（−）	
T1 肿瘤局限在下咽的某一解剖亚区且最大径≤2cm	N2 同侧单个淋巴结转移，最大径＞3cm 且≤6cm，并且 ENE（−）；同侧多个淋巴结转移，最大径≤6cm，并且 ENE（−）；双侧或对侧淋巴结转移，最大径≤6cm，并且 ENE（−）	N2 同侧单个淋巴结转移，最大径＞3cm 且≤6cm，并且 ENE（−）；同侧多个淋巴结转移，最大径≤6cm，并且 ENE（−）；双侧或对侧淋巴结转移，最大径≤6cm，并且 ENE（−）	
T2 肿瘤侵犯一个以上下咽解剖亚区或邻近解剖区			
T3 肿瘤最大径＞4cm 或半喉固定或侵犯食管			
T4 中等晚期或非常晚期局部疾病			
T4a 中等晚期局部疾病，肿瘤侵犯甲状/环状软骨、舌骨、甲状腺或中央区软组织*	N2a 同侧单个淋巴结转移，最大径＞3cm 且≤6cm，并且 ENE（−）	N2a 同侧单个淋巴结转移，最大径＞3cm 且≤6cm，并且 ENE（−）	
T4b 非常晚期局部疾病，肿瘤	N2b 同侧多个淋巴结转移，最大径≤6cm，并	N2b 同侧多个淋巴结转移，最大径≤6cm，并且 ENE（−）	
		N2c 双侧或对侧淋巴结转移，最大径≤6cm，并且	

原发肿瘤（T）	区域淋巴结（N）		远处转移（M）
	临床 N（cN）	病理 N（pN）	
侵犯椎前筋膜，包绕颈动脉或侵犯纵隔结构	且 ENE（-） N2c 双侧或对侧淋巴结转移，最大径≤6cm，并且 ENE（-） N3 单个淋巴结转移，最大径>6cm，并且 ENE（-），或任何淋巴结转移，并且临床明显 ENE（+） N3a 单个淋巴结转移，最大径>6cm，并且 ENE（-） N3b 任何淋巴结转移，并且临床明显 ENE（+）	ENE（-） N3 单个淋巴结转移，最大径>6cm，并且 ENE（-）；同侧单个淋巴结转移，最大径>3cm，并且 ENE（+）；多发同侧、对侧或双侧淋巴结转移，并且 ENE（+）；任何对侧单个淋巴结转移，并且 ENE（+） N3a 单个淋巴结转移，最大径>6cm，并且 ENE（-） N3b 同侧单个淋巴结转移，最大径>3cm，并且 ENE（+）；多发同侧、对侧或双侧淋巴结转移，并且 ENE（+）；任何对侧单个淋巴结转移，并且 ENE（+）	

*中央区软组织包括喉前带状肌和皮下脂肪。

8. 下咽癌 TNM 分期　见表 1-9。

表 1-9　下咽癌 TNM 分期

分期	T	N	M
0 期	Tis	N0	M0
Ⅰ 期	T1	N0	M0
Ⅱ 期	T2	N0	M0
Ⅲ 期	T1～2	N1	M0
	T3	N0～1	M0
ⅣA 期	T1～3	N2	M0
	T4a	N0～2	M0
ⅣB 期	T4b	任何 N	M0
	任何 T	N3	M0
ⅣC 期	任何 T	任何 N	M1

9. 喉癌 TNM 分级标准　见表 1-10。

表 1-10　喉癌 TNM 分级标准（AJCC 第八版）

原发肿瘤（T）	区域淋巴结（N）		远处转移（M）
	临床 N（cN）	病理 N（pN）	
声门上型			
Tx 原发肿瘤无法评价 T0 无原发肿瘤证据	Nx 区域淋巴结无法评价	Nx 区域淋巴结无法评价	M0 无远处转移
Tis 原位癌 T1 肿瘤局限在声门上的一个亚区，声带活动正常	N0 无区域淋巴结转移 N1 同侧单个淋巴结转移，最大径≤3cm，并且 ENE（−）	N0 无区域淋巴结转移 N1 同侧单个淋巴结转移，最大径≤3cm，并且 ENE（−）	M1 有远处转移
T2 肿瘤侵犯声门上 1 个以上相邻亚区，侵			

续表

原发肿瘤（T）	区域淋巴结（N）		远处转移（M）
	临床 N（cN）	病理 N（pN）	
犯声门区或声门上区以外（如舌根、会厌谷、梨状窝内侧壁的黏膜），无喉固定 T3 肿瘤局限在喉内，有声带固定和（或）侵犯任何下述部位：环后区、会厌前间隙、声门旁间隙和（或）甲状软骨内板 T4 中等晚期或非常晚期局部疾病 　T4a 中等晚期局部疾病，肿瘤侵犯穿过甲状软骨和（或）侵犯喉外组织（如气管、包括深部舌外肌在内的颈部软组织、带状肌、甲状腺或食管） 　T4b 非常晚期局部疾病，肿瘤侵犯椎前筋膜，包绕颈动脉或侵犯纵隔结构	N2 同侧单个淋巴结转移，最大径>3cm且≤6cm，并且 ENE（-）；同侧多个淋巴结转移，最大径≤6cm，并且 ENE（-）；双侧或对侧淋巴结转移，最大径≤6cm，并且 ENE（-） N2a 同侧单个淋巴结转移，最大径>3cm且≤6cm，并且 ENE（-） N2b 同侧多个淋巴结转移，最大径≤6cm，并且 ENE（-） N2c 双侧或对侧淋巴结转移，最大径≤6cm，并且 ENE（-） N3 单个淋巴结转移，最大径>6cm，并且 ENE	N2 同侧单个淋巴结转移，最大径>3cm且≤6cm，并且 ENE（-）；同侧多个淋巴结转移，最大径≤6cm，并且 ENE（-）；双侧或对侧淋巴结转移，最大径≤6cm，并且 ENE（-） N2a 同侧单个淋巴结转移，最大径>3cm且≤6cm，并且 ENE（-） N2b 同侧多个淋巴结转移，最大径≤6cm，并且 ENE（-） N2c 双侧或对侧淋巴结转移，最大径≤6cm，并且 ENE（-） N3 单个淋巴结转移，最大径>	

原发肿瘤（T）	区域淋巴结（N）		远处转移（M）
	临床N（cN）	病理N（pN）	
	（-）或任何淋巴结转移，并且临床明显ENE(+) N3a 单个淋巴结转移，最大径＞6cm，并且 ENE（-） N3b 任何淋巴结转移，并且临床明显ENE(+)	6cm,并且 ENE（-）；同侧单个淋巴结转移，最大径＞3cm,并且 ENE（+）；多发同侧、对侧或双侧淋巴结转移，并且 ENE（+）；任何对侧单个淋巴结转移，并且 ENE（+） N3a 单个淋巴结转移,最大径＞6cm,并且 ENE（-） N3b 同侧单个淋巴结转移，最大径＞3cm,并且 ENE（+）；多发同侧、对侧或双侧淋巴结转移,并且 ENE（+）；任何对侧单个淋巴结转移，并且 ENE（+）	

续表

原发肿瘤（T）	区域淋巴结（N）		远处转移（M）
	临床 N（cN）	病理 N（pN）	

声门型

Tx 原发肿瘤无法评价

T0 无原发肿瘤证据

Tis 原位癌

T1 肿瘤局限于声带(可侵犯前联合或后联合)，声带活动正常

    T1a 肿瘤局限在一侧声带

    T1b 肿瘤侵犯双侧声带

T2 肿瘤侵犯至声门上和（或）声门下区和（或）声带活动受限

T3 肿瘤局限在喉内，伴有声带固定和（或）侵犯声门旁间隙和（或）甲状软骨内板

T4 中等晚期或非常晚期局部疾病

    T4a 中等晚期局部疾病，肿瘤侵犯穿过甲状软骨和（或）侵犯喉外组织（如气管、包括深部舌外肌在内的颈部软组织、带状肌、甲状腺或食管）

    T4b 非常晚期局部

原发肿瘤（T）	区域淋巴结（N）		远处转移（M）
	临床 N（cN）	病理 N（pN）	
疾病，肿瘤侵犯椎前筋膜，包绕颈动脉或侵犯纵隔结构			

声门下型

Tx 原发肿瘤无法评价

T0 无原发肿瘤证据

Tis 原位癌

T1 肿瘤局限在声门下区

T2 肿瘤侵犯至声带，声带活动正常或受限

T3 肿瘤局限在喉内，伴有声带固定

T4 中等晚期或非常晚期局部疾病

    T4a 中等晚期局部疾病，肿瘤侵犯环状软骨或甲状软骨和（或）侵犯喉外组织（如气管、包括深部舌外肌在内的颈部软组织、带状肌、甲状腺或食管）

    T4b 非常晚期局部疾病，肿瘤侵犯椎前筋膜，包绕颈动脉或侵犯纵隔结构

10. 喉癌 TNM 分期　见表 1-11。

表 1-11　喉癌 TNM 分期

分期	T	N	M
0 期	Tis	N0	M0
Ⅰ期	T1	N0	M0
Ⅱ期	T2	N0	M0
Ⅲ期	T1～2	N1	M0
	T3	N0～1	M0
ⅣA 期	T1～3	N2	M0
	T4a	N0～2	M0
ⅣB 期	T4b	任何 N	M0
	任何 T	N3	M0
ⅣC 期	任何 T	任何 N	M1

二、治 疗 原 则

（一）早期（Ⅰ/Ⅱ期）

对于早期患者，手术是主要的根治手段，对于不适宜手术的患者，也可以采用局部放疗，如果采用手术治疗方式，应根据颈部淋巴结发生转移的可能性来决定是否进行选择性颈部淋巴结清扫。对于接受手术的患者，当术后病理或组织学检查提示有高危因素时，需行术后放疗或放化疗。

（二）局部晚期（Ⅲ/ⅣA/ⅣB 期）

对于局部晚期的头颈部鳞癌患者，建议多学科综合治疗团队讨论决策。可手术切除者，一般采用根治性手术联合颈部淋巴结清扫，术后给予辅助放疗；如果有淋巴结转移，推荐采用联合放化疗的辅助治疗模式。对于局部晚期口咽癌，放疗联合顺铂也是标准治疗模式。对于有保喉意愿的喉癌或下咽癌患者，可以给予3个疗程 TPF 方案（多西他赛+顺铂+氟尿嘧啶）诱导化疗；如果化疗后肿瘤获得了完全或部分缓解，可以通过后续根治性放疗或者放化疗来使患者获得器官保留的机会，而手术可作为诱导化疗或放疗失败后的解救治疗。近期的研究还显示，直接给予患者放疗同期联合化疗（顺铂）的治疗模式可以进一步提高器官保留的成功率，同时不影响患者的总生存率。

对于不可以手术切除的患者，通常采用药物同期联合放疗的治疗模式，联合药物包括传统的细胞毒性药物（如顺铂）及靶向治疗药物（如西妥昔单抗）。近年来，诱导化疗的作用在此治疗模式领域得到体现。研究显示，局部治疗前给予3～4个疗程 TPF 方案诱导化疗，可以改善无进展生存和总生存。此外，与传统的PF 方案（顺铂+5-FU）相比较，TPF 方案也增加了局部晚期喉癌或下咽癌的保喉成功率。

（三）复发或转移性

对于局部复发患者，如果没有发生远处转移，可以根据以往采用的局部治疗方式选择相应的解救治疗方式。一般情况下，如果可以手术治疗，则尽量手术治疗；如果无法手术，放疗可以作为既往未接受放疗患者的主要解救治疗方式，根据情况可以联合化疗。

对于无法接受局部根治性治疗的患者或者局部复发解救治疗失败的患者及发生远处转移的患者，治疗的目的在于改善生活质量及延长生存期。常用的治疗方法是以铂类为基础的化疗，顺铂联合 5-FU 或者紫杉醇类药物是最常用的联合化疗方案，顺铂不耐受的患者可以用卡铂替代。表皮生长因子受体（EGFR）单抗（西妥昔单抗）联合 PF 方案已经在包括中国患者在内的一线复发转移头颈部鳞癌治疗中显示了较高的客观缓解率（ORR）和生存获益。另外，西妥昔单抗联合 TP 方案也是可选择的一线治疗方案，并且毒性较低。

近年来，免疫检查点抑制剂如程序性死亡蛋白-1（PD-1）单抗在头颈部鳞癌的治疗中也取得了很大成功。帕博利珠单抗单药［针对程序性死亡蛋白配体-1（PD-L1）阳性患者］或者联合 PF 方案目前也是一线复发转移头颈部鳞癌患者的标准治疗。对于一线含铂药物治疗失败的患者，目前二线推荐的标准治疗药物是 PD-1 单抗。对于一线没有接受紫杉醇类药物治疗的患者，二线使用紫杉醇类药物也是可行的治疗方案。此外，小分子酪氨酸激酶抑制剂（TKI）阿法替尼、传统化疗药物甲氨蝶呤也是二线可考虑的挽救治疗药物。

三、治 疗 策 略

（一）头颈部鳞癌的同期放化疗

1. 顺铂单药
- 顺铂 $100mg/m^2$，ivgtt，第 1 天
- 每 3 周重复，连用 3 个疗程

【说明】 该方案为针对不可手术的局部进展期患者的同期放化疗方案，还可作为针对可以手术的局部进展期喉癌患者的同期放化疗方案，以达到器官保留的目的。

2. 西妥昔单抗
- 西妥昔单抗 $400mg/m^2$，ivgtt，第 1 周
- 西妥昔单抗 $250mg/m^2$，ivgtt，第 2～8 周

【说明】 该方案为针对不可手术的局部进展期患者的同期放化疗方案，尤其适用于一般情况较差或不能耐受顺铂化疗的患者。

（二）头颈部鳞癌的诱导化疗

1. PF 方案
- 顺铂 $100mg/m^2$，ivgtt，第 1 天

- 5-FU 1000mg/（$m^2 \cdot d$），civgtt，第 1～5 天
- 每 3～4 周重复

【说明】 该方案可以作为复发或转移性患者的一线化疗方案，还可以作为局部进展期患者的诱导化疗方案。

2. TPF 方案

- 多西他赛 75mg/m^2，ivgtt，第 1 天
- 顺铂 75mg/m^2，ivgtt，第 1 天
- 5-FU 750mg/（$m^2 \cdot d$），civgtt，第 1～5 天
- 每 3 周重复，连用 3 个疗程

【说明】 ①该方案可以作为不可手术的局部进展期患者的诱导化疗方案；②Ⅲ期临床试验显示，该方案可以获得 68% 的肿瘤缓解率。3/4 度中性粒细胞缺乏比例为 77%，贫血和血小板减少的比例分别为 9% 和 3%。

（三）复发或转移性头颈部鳞癌的治疗方案

1. 铂类+5-FU+西妥昔单抗

- 顺铂 75mg/m^2 或卡铂（AUC=5），ivgtt，第 1 天
- 5-FU 750mg/（$m^2 \cdot d$），civgtt，第 1～4 天
- 西妥昔单抗 400mg/m^2，ivgtt，第 1 周
- 西妥昔单抗 250mg/m^2，ivgtt，每周（第 2 周起）
- 每 3 周重复

【说明】 ①该方案可以作为复发或转移性患者的一线治疗方案；②Ⅲ期临床试验显示，该方案的肿瘤缓解率为 36%，中位无进展生存期（PFS）和总生存期（OS）分别为 7.4 个月和 10.1 个月，疗效明显优于单纯化疗。

2. 多西他赛+顺铂+西妥昔单抗

- 多西他赛 75mg/m^2，ivgtt，第 1 天
- 顺铂 75mg/m^2，ivgtt，第 1 天
- 西妥昔单抗 400mg/m^2，ivgtt，第 1 周
- 西妥昔单抗 250mg/m^2，ivgtt，每周（第 2 周起）

• 每 3 周重复

【说明】 ①该方案可以作为复发或转移性患者的一线治疗方案，比较适合无法接受 5-FU 的患者；②Ⅲ期临床试验显示，该方案的中位 OS 为 14.5 个月。该方案与传统的 PF 方案疗效类似，但毒性较低。

3. 铂类+5-FU+帕博利珠单抗

• 顺铂 75mg/m^2 或卡铂（AUC=5），ivgtt，第 1 天
• 5-FU 750mg/（m^2·d），civgtt，第 1~4 天
• 帕博利珠单抗 200mg，ivgtt，第 1 天
• 每 3 周重复

【说明】 ①该方案可以作为复发或转移性患者的一线治疗方案，比较适合 PD-L1 阳性的患者；②Ⅲ期临床试验显示，该方案的中位 OS 为 13 个月，优于化疗联合西妥昔单抗的组合，并且毒性类似。

4. 帕博利珠单抗

• 帕博利珠单抗 200mg，ivgtt，第 1 天
• 每 3 周重复

【说明】 ①该方案可以作为复发或转移性患者的一线治疗方案，尤其适合 PD-L1 高表达[联合阳性评分（CPS）≥20 分]的患者；②Ⅲ期临床试验显示，该方案在这部分人群的中位 OS 为 14.9 个月，优于化疗联合西妥昔单抗的组合，并且毒性较低。

5. 纳武利尤单抗

• 纳武利尤单抗 240mg，ivgtt，第 1 天
• 每 2 周重复

【说明】 ①该方案可以作为一线未接受免疫治疗患者的二线治疗方案。②Ⅲ期临床试验显示，该方案的中位 OS 为 7.5 个月，优于传统的二线治疗方案，并且毒性较低。

（郭　晔）

第二章 鼻 咽 癌

在全球范围内，鼻咽癌是一种少见的恶性肿瘤，发病率低于1/10万。但在亚洲特别是南亚和东南亚地区，鼻咽癌是最常见的头颈部恶性肿瘤，发病率可达（20～30）/10万。鼻咽癌好发于40～60岁，男女比例约为2:1。根据世界卫生组织（WHO）分类，鼻咽癌病理亚型包括角化型、非角化型和未分化型鳞状上皮细胞癌，流行区域的亚型主要是后两者。鼻咽癌最主要的发病因素是EB病毒感染，其他包括饮食和遗传因素；与其他头颈部鳞癌不同，吸烟/酗酒不是鼻咽癌的主要危险因素。

一、诊 断 要 点

（一）临床表现

1. 颈部淋巴结肿大 颈部，特别是Ⅱ区无痛性淋巴结肿大是最常见的临床表现，由肿瘤转移所致。

2. 回缩性血涕 由原发肿块生长出血所致，其他相关症状包括鼻塞、鼻出血。

3. 耳鸣耳聋 由肿瘤侵犯咽旁间隙，从而堵塞咽鼓管所致。

4. 头痛 由肿瘤侵犯后鼻孔或颅底所致。

5. 脑神经侵犯症状 主要包括复视、动眼障碍、面部疼痛和麻木等，最常见的是第Ⅲ、Ⅴ、Ⅵ对脑神经受侵。

（二）检查手段

1. 鼻咽镜检查 可以明确肿瘤的侵犯范围，包括鼻前庭及口咽等，同时还可以进行肿块活检。

2. 鼻咽部 CT 或 MRI 为了明确分期，通常采用 CT 或 MRI 对原发肿瘤及区域淋巴结进行评价。总体来说，MRI 更有优势，可以更好地评价鼻咽软组织肿块及深部淋巴结转移；而对于颅底骨皮质破坏的判断，CT 似乎略好一些。此外，对于复发或放疗后局部区域的评价，MRI 也优于 CT。

3. 胸部 X 线检查或 CT 有助于发现胸部转移病灶，这是鼻咽癌最常见的远处转移部位。

4. 骨扫描 有助于发现骨骼转移病灶。如果没有症状，对于早期患者不推荐常规进行；而对于局部晚期鼻咽癌患者，应推荐进行。

5. 病理学检查 是诊断鼻咽癌的"金标准"，主要为鼻咽镜下穿刺活检标本，以及部分颈部肿块活检标本和少数手术切除标本。推荐行 EBER 免疫组化检测以协助诊断。

6. 肿瘤指标检测 由于鼻咽癌多是 EB 病毒导致的，在治疗前检测外周血的 EB 病毒 DNA 水平有助于判断预后，治疗后检测有助于早期发现复发和转移病灶。

（三）TNM 分期

1. 鼻咽癌 TNM 分级标准 见表 2-1。

表 2-1 鼻咽癌 TNM 分级标准（AJCC 第八版）

原发肿瘤（T）		区域淋巴结（N）		远处转移（M）	
Tx	原发肿瘤无法评价	Nx	区域淋巴结无法评价	Mx	远处转移无法评价
T0	无原发肿瘤证据，但具有 EB 病毒阳性的颈部淋巴结受累	N0	无区域淋巴结转移	M0	无远处转移灶
		N1	同侧颈部淋巴结转移和（或）同侧或双侧咽后淋巴结转移，最大径≤6cm，侵犯环状软骨尾侧缘以上水平	M1	有远处转移灶
Tis	原位癌				
T1	肿瘤局限于鼻咽，或侵犯口咽和（或）鼻腔，无咽旁间隙受累				

续表

	原发肿瘤（T）		区域淋巴结（N）	远处转移（M）
T2	肿瘤侵犯咽旁间隙和（或）邻近软组织（包括翼内肌、翼外肌、椎前肌）	N2	双侧颈部淋巴结转移，最大径≤6cm，侵犯环状软骨尾侧缘以上水平	
T3	肿瘤侵犯颅底骨质、颈椎、翼状结构和（或）鼻旁窦	N3	同侧或双侧颈部淋巴结转移，最大径＞6cm 和（或）侵犯环状软骨尾侧缘以下水平	
T4	肿瘤侵犯颅内，累及脑神经、下咽、眼眶、腮腺和（或）广泛的软组织区域浸润并超过翼外肌外侧缘			

2. 鼻咽癌 TNM 分期 见表 2-2。

表 2-2 鼻咽癌 TNM 分期

分期	T	N	M
0 期	Tis	N0	M0
Ⅰ期	T1	N0	M0
Ⅱ期	T0～1	N1	M0
	T2	N0～1	M0
Ⅲ期	T0～2	N2	M0
	T3	N0～2	M0
ⅣA 期	T4	N0～2	M0
	任何 T	N3	M0
ⅣB 期	任何 T	任何 N	M1

二、治 疗 原 则

（一）早期（Ⅰ/Ⅱ期）

放疗是鼻咽癌的主要治疗手段，推荐调强放疗（IMRT）。目前，单纯放疗是早期（Ⅰ/Ⅱ期）患者的标准治疗模式，放疗剂量通常为66～70Gy（鼻咽）和54～60Gy（区域淋巴结，包括双侧咽后、Ⅱ～Ⅴa区）。对于T2N1的患者，可以考虑同期联合化疗，N1患者颈部区域淋巴结放疗应包括Ⅳ区和Ⅴb区。

（二）局部晚期（Ⅲ/ⅣA）

局部晚期鼻咽癌推荐采用同期放化疗的治疗模式，顺铂是最常用的药物。放疗剂量通常为66～70Gy（鼻咽）和54～60Gy（区域淋巴结，包括双侧咽后、Ⅱ～Ⅴb区）。对于不耐受顺铂的患者，可选择药物包括卡铂、奈达铂和奥沙利铂。对于不适宜接受化疗的患者，放疗联合西妥昔单抗或者尼妥珠单抗是可选方案，但缺乏随机对照研究的证据。

诱导化疗继以同期放化疗是局部晚期鼻咽癌的另一种治疗模式。通常采用的诱导化疗方案为GP（吉西他滨+顺铂）或改良的TPF（多西他赛+顺铂+5-FU），之后序贯IMRT联合顺铂的同期放化疗，可以显著改善总生存。而同期放化疗后继以辅助化疗是否可以改善疗效尚存在争议。

（三）复发或转移性（ⅣB期）

对于颈部复发的鼻咽癌患者，包括放疗后（3个月及以上）颈部淋巴结有残留的患者，颈部淋巴结清扫术是一个有效的解救治疗手段。对于鼻咽原发灶复发的患者，再程放疗是有效的挽救性治疗手段，特别是对于复发间隔超过1年的患者，但需要注意其远期毒性。对于适合挽救性手术的患者，可以考虑内镜手术。

对于不适合接受局部治疗的患者，需要和转移性患者一样接受系统抗肿瘤治疗。GP 方案是推荐的标准一线化疗方案。近期，基于三项最新的前瞻性随机对照Ⅲ期临床试验的研究结果，PD-1 单抗联合 GP 方案显示了较 GP 方案更优的缓解率和无进展生存期，也是一线治疗可选方案。此外，铂类联合紫杉醇类、铂类联合 5-FU 也是一线治疗的可选方案，对于无法耐受 5-FU 的患者，可以考虑使用卡培他滨替代 5-FU。

对于一线治疗失败的患者，目前缺乏标准的挽救治疗方案，通常选择一线未使用的药物，包括吉西他滨、紫杉醇类、氟尿嘧啶类及 PD-1 单抗。

三、治　疗　策　略

（一）鼻咽癌同期放化疗

1. 顺铂
- 顺铂 100mg/m^2，ivgtt，第 1 天
- 每 3 周 1 次，连用 3 次

或
- 顺铂 25mg/m^2，ivgtt，第 1～4 天
- 每 3 周 1 次，连用 3 次

或
- 顺铂 40mg/m^2，ivgtt，第 1 天
- 放疗期间每周重复

【说明】　该方案为针对局部晚期鼻咽癌患者的同期放化疗方案。

2. 卡铂
- 卡铂 100mg/m^2，ivgtt，第 1 天
- 放疗期间每周 1 次，连续 6 次

【说明】　该方案为针对局部晚期鼻咽癌患者的同期放化疗

方案，尤其适用于肾功能不全或无法耐受顺铂的患者。

3. 奈达铂

- 奈达铂 100mg/m^2，ivgtt，第 1 天
- 每 3 周 1 次，连续 3 次

【说明】　该方案为针对局部晚期鼻咽癌患者的同期放化疗方案，尤其适用于肾功能不全或无法耐受顺铂的患者。

4. 西妥昔单抗

- 西妥昔单抗 400mg/m^2，ivgtt，第 1 周
- 西妥昔单抗 250mg/m^2，ivgtt，第 2 周开始，放疗期间每周重复

【说明】　该方案为针对局部晚期鼻咽癌患者的同期放化疗方案，尤其适用于不耐受化疗的患者。

5. 尼妥珠单抗

- 尼妥珠单抗 200mg^2，ivgtt，第 1 天
- 放疗期间每周重复

【说明】　该方案为针对局部晚期鼻咽癌患者的同期放化疗方案，尤其适用于不耐受化疗的患者。

（二）局部晚期鼻咽癌的诱导化疗

1. 改良 TPF 方案

- 多西他赛 60mg/m^2，ivgtt，第 1 天
- 顺铂 60mg/m^2，ivgtt，第 1 天
- 5-FU 600mg/（m^2·d），civgtt，第 1～5 天
- 每 3 周重复，连续 3 个周期

【说明】　①该方案可以作为局部晚期鼻咽癌的诱导化疗方案。②一项Ⅲ期临床研究显示，该方案的肿瘤缓解率为 90%，与直接行同期放化疗相比显著改善了总生存。

2. GP 方案

- 吉西他滨 1000mg/m^2，ivgtt，第 1、8 天
- 顺铂 80mg/m^2，ivgtt，第 1 天

- 每 3 周重复，连续 3 个周期

【说明】　该方案可以作为局部晚期鼻咽癌的诱导化疗方案。

（三）复发或转移性鼻咽癌的治疗方案

1. GP 方案+特瑞普利单抗或卡瑞利珠单抗或替雷利珠单抗

- 吉西他滨 1000mg/m^2，ivgtt，第 1、8 天
- 顺铂 80mg/m^2，ivgtt，第 1 天
- 特瑞普利单抗 240mg，ivgtt，第 1 天；或卡瑞利珠单抗 200mg，ivgtt，第 1 天；或替雷利珠单抗 200mg，ivgtt，第 1 天
- 每 3 周重复，最多化疗 6 个周期，特瑞普利单抗可以持续使用至疾病进展或者毒性不耐受或最多 2 年

【说明】　①该方案可以作为复发或转移性鼻咽癌的一线治疗方案。②Ⅲ期临床试验显示，该方案在无进展生存期方面显著优于单纯化疗，并且有改善总生存期的趋势。

2. GP 方案

- 吉西他滨 1000mg/m^2，ivgtt，第 1、8 天
- 顺铂 80mg/m^2，ivgtt，第 1 天
- 每 3 周重复，连续 4~6 个周期

【说明】　①该方案可以作为复发或转移性鼻咽癌的一线化疗方案。②Ⅲ期临床试验显示，该方案的肿瘤缓解率为 64%，中位 OS 达 29.1 个月。③这两种药物无论是在体外还是体内均显示有良好的协同作用，且无叠加的毒副反应，是理想的药物组合。

3. 特瑞普利单抗

- 特瑞普利单抗 240mg，ivgtt，第 1 天
- 每 2 周重复

【说明】　该方案可以作为复发或转移性鼻咽癌的一线未使用免疫治疗患者的挽救治疗方案。

4. 卡瑞利珠单抗

- 卡瑞利珠单抗 200mg，ivgtt，第 1 天
- 每 2 周重复

【说明】 该方案可以作为复发或转移性鼻咽癌的一线未使用免疫治疗患者的挽救治疗方案。

（郭　晔）

第三章　甲状腺癌

甲状腺癌是最常见的内分泌恶性肿瘤（占 90%以上）。女性患者的发生率为男性患者的 2～3 倍，甲状腺癌为常见的女性恶性肿瘤之一。甲状腺癌的病理亚型中常见的是乳头状癌（80%）和滤泡状癌（11%），而髓样癌和未分化癌的发生率很低（<5%）。甲状腺癌最重要的发病因素为儿童时期头颈部接受过放射线照射，另外家族性内分泌疾病对髓样癌的影响也不容忽视。

一、诊 断 要 点

（一）临床表现

1. 甲状腺肿块　大部分患者起病表现为无痛性的甲状腺肿块，其后可由于肿块增大而出现颈部的压迫感。

2. 声音嘶哑　当甲状腺肿块压迫喉部或侵犯喉返神经时，患者可发生声音嘶哑。

3. 吞咽困难　当甲状腺肿块压迫食管时可发生吞咽困难，但一般程度较轻。

4. 霍纳综合征　在极少情况下，甲状腺肿块侵犯颈交感神经丛会导致霍纳综合征。

（二）检查手段

1. 病史询问　对于判断甲状腺肿块良恶性有一定帮助，如果患者以往头颈部接受过放射线照射，甲状腺肿块的恶性可能非常大。年龄也是影响因素，过于年轻或年长的患者均是甲状腺癌的高危人群。此外，迅速增大的甲状腺肿块应该引起足够的重视。

2. 促甲状腺素（TSH）检测 针对促甲状腺素水平的检测有助于筛选患者接受何种后续检查手段。如果促甲状腺素水平低下，应该先进行甲状腺核素扫描，然后根据结果决定是否进行细针穿刺活检；而如果水平正常，则可以直接进行细针穿刺活检。

3. 细针穿刺活检 是最有效的初步诊断甲状腺肿块性质的诊断方法，准确率可以达到 70%～80%。

4. 甲状腺超声 有助于判断甲状腺肿块为囊性还是实质性，但并不能分辨实质性肿块的良恶性。甲状腺超声多用于评价甲状腺肿块的数目和大小，并为细针穿刺活检提供影像学定位。

5. 甲状腺核素扫描 有助于判断甲状腺肿块是否有功能。通常，功能性甲状腺肿块（热结节）是良性的，但仅有 10% 的无功能性肿块（冷结节）为恶性的。

6. 肿瘤抗原检测 大部分甲状腺髓样癌患者血清中的降钙素和癌胚抗原（CEA）水平升高。

（三）TNM 分期

1. 分化型甲状腺癌或未分化癌 TNM 分级标准 见表 3-1。

表 3-1 分化型甲状腺癌或未分化癌 TNM 分级标准（AJCC 第八版）

	原发肿瘤（T）		区域淋巴结（N）		远处转移（M）
Tx	原发肿瘤无法评价		Nx 区域淋巴结无法评价		Mx 远处转移无法评价
T0	无原发肿瘤证据		N0 无区域淋巴结转移		
T1	肿瘤直径≤2cm 并局限在甲状腺内		N0a 1 个或多个细胞学或组织学检查确认的良性淋巴结		M0 无远处转移灶
		T1a 肿瘤直径≤1cm 并局限在甲状腺内			M1 有远处转移灶
		T1b 肿瘤直径为 1～2cm 并局限在甲状腺内	N0b 无影像学或临床证据显示区域淋巴结转移		
T2	肿瘤直径为 2～4cm 并局限在甲状腺内				

续表

原发肿瘤（T）	区域淋巴结（N）	远处转移（M）
T3 肿瘤直径>4cm，肿瘤局限在甲状腺内或明显蔓延至甲状腺包膜以外，仅侵及带状肌 　T3a 肿瘤直径>4cm 并局限在甲状腺内 　T3b 肿瘤明显蔓延至甲状腺包膜以外，仅侵及带状肌 T4 肿瘤明显蔓延至甲状腺包膜以外并穿透带状肌 　T4a 肿瘤蔓延至甲状腺包膜以外，并侵犯皮下软组织、喉、气管、食管或喉返神经 　T4b 肿瘤蔓延至甲状腺包膜以外，并侵犯椎前筋膜或包裹颈动脉或纵隔血管	N1 有区域淋巴结转移 　N1a 肿瘤转移至单侧或双侧Ⅵ区或Ⅶ区（气管前、气管旁和喉前/Delphian、上纵隔淋巴结） 　N1b 肿瘤转移至单侧、双侧、对侧颈部淋巴结（Ⅰ、Ⅱ、Ⅲ、Ⅳ区）或咽后淋巴结	

2. 分化型甲状腺癌或未分化癌 TNM 分期　见表 3-2。

表 3-2　分化型甲状腺癌或未分化癌 TNM 分期

分期	T	N	M
分化型甲状腺癌			
患者年龄<55 岁			
Ⅰ期	任何 T	任何 N	M0
Ⅱ期	任何 T	任何 N	M1
患者年龄≥55 岁			
Ⅰ期	T1～2	N0/Nx	M0
Ⅱ期	T1～2	N1	M0

续表

分期	T	N	M
	T3a/T3b	任何 N	M0
Ⅲ期	T4a	任何 N	M0
ⅣA 期	T4b	任何 N	M0
ⅣB 期	任何 T	任何 N	M1
未分化癌			
ⅣA 期	T1～3a	N0/Nx	M0
ⅣB 期	T1～3a	N1	M0
	T3b～4	任何 N	M0
ⅣC 期	任何 T	任何 N	M1

3. 甲状腺髓样癌 TNM 分级标准 见表 3-3。

表 3-3 甲状腺髓样癌 TNM 分级标准（AJCC 第八版）

原发肿瘤（T）	区域淋巴结（N）	远处转移（M）
Tx 原发肿瘤无法评价	Nx 区域淋巴结无法评价	Mx 远处转移
T0 无原发肿瘤证据	N0 无区域淋巴结转移	无法评价
T1 肿瘤直径≤2cm 并局限在甲状腺内	N0a 1 个或多个细胞学或组织学检查确认的良性淋巴结	M0 无远处转移灶
T1a 肿瘤直径≤1cm 并局限在甲状腺内	N0b 无影像学或临床证据显示区域淋巴结转移	M1 有远处转移灶
T1b 肿瘤直径为 1～2cm 并局限在甲状腺内		
T2 肿瘤直径为 2～4cm 并局限在甲状腺内	N1 有区域淋巴结转移	
T3 肿瘤直径＞4cm，肿瘤局限在甲状腺内或明显蔓延至甲状腺包膜以外，仅侵及带状肌	N1a 肿瘤转移至单侧或双侧 Ⅵ区或 Ⅶ区（气管前、气管旁和喉前/Delphian、上纵隔淋巴结）	
T3a 肿瘤直径＞4cm 并局限在甲状腺内		

续表

原发肿瘤（T）	区域淋巴结（N）	远处转移（M）
T3b 肿瘤明显蔓延至甲状腺包膜以外，仅侵及带状肌	N1b 肿瘤转移至单侧、双侧、对侧颈部淋巴结（Ⅰ、Ⅱ、Ⅲ、Ⅳ区）或咽后淋巴结	
T4 晚期病变		
T4a 中等晚期病变：肿瘤蔓延至甲状腺包膜以外，并侵犯颈部周围组织，包括皮下软组织、喉、气管、食管或喉返神经		
T4b 非常晚期病变：肿瘤侵犯脊柱或周围大血管，蔓延至甲状腺包膜以外，并侵犯椎前筋膜或包裹颈动脉或纵隔血管		

4. 甲状腺髓样癌 TNM 分期 见表 3-4。

表 3-4 甲状腺髓样癌 TNM 分期

分期	T	N	M
Ⅰ期	T1	N0	M0
Ⅱ期	T2～3	N0	M0
Ⅲ期	T1～3	N1a	M0
	T4a	N0～1a	M0
ⅣA 期	T1～4a	N1b	M0
	T4a	任何 N	M0
ⅣB 期	T4b	任何 N	M0
ⅣC 期	任何 T	任何 N	M1

二、治 疗 原 则

（一）甲状腺乳头状癌或滤泡状癌

1. 手术

（1）全甲状腺切除术：推荐用于甲状腺肿块＞1cm 的分化型甲状腺癌或肿块侵及甲状腺外的患者。

（2）甲状腺叶切除术：可以用于甲状腺肿块直径≤1cm 或单发的滤泡状病灶。

（3）全甲状腺切除联合改良颈部淋巴结清扫术：针对区域淋巴结转移的患者。

2. 促甲状腺素抑制治疗

（1）由于甲状腺癌细胞的生长由促甲状腺素控制，因此通过使用甲状腺素来抑制促甲状腺素的分泌可以减少复发和改善生存。

（2）无论采取何种手术方式及后续治疗，所有甲状腺癌患者均应常规使用左甲状腺素。

（3）对于中高危患者，促甲状腺素目标水平应＜0.1mIU/L，对于低危患者，目标水平应为 0.1～0.5mIU/L。

3. 碘-131 治疗　手术后给予碘-131 治疗有以下作用。

（1）可以清除残留的甲状腺癌组织，增加随后碘-131 全身扫描及血清甲状腺球蛋白检测的敏感性，从而有助于发现肿瘤复发。

（2）可以清除颈部及远处残留的微小甲状腺癌。

（3）可以降低疾病相关死亡率，减少肿瘤复发及远处转移。

手术后给予碘-131 治疗的指征如下。

（1）没有完全切除肿瘤。

（2）虽然完全切除肿瘤，但存在高危的复发因素，包括年龄小于 16 岁或大于 45 岁；组织学亚型为高细胞、柱状细胞、弥漫硬化性乳头状亚型、广泛浸润型或低分化乳头状亚型或 Hürthle

细胞癌；原发肿瘤巨大，延伸至甲状腺包囊外或淋巴结转移。

（3）手术3个月后甲状腺球蛋白水平升高。

（4）手术后发生远处转移。

4. 化疗　通常情况下，甲状腺癌对于化疗并不敏感，蒽环类药物如多柔比星被认为是最主要的药物，其他有效的药物包括依托泊苷（VP-16）、顺铂、卡铂。

5. 靶向治疗　近期，针对血管内皮生长因子的小分子酪氨酸激酶抑制剂治疗晚期分化型甲状腺癌取得了一定的疗效。而大约一半的乳头状癌具有 *BRAF* 基因的突变，这是一个潜在的治疗靶点。针对放射性碘治疗失败的患者，索拉非尼或仑伐替尼与安慰剂相比显著延长了晚期分化型甲状腺癌的无进展生存期，因此获得了美国食品药品监督管理局（FDA）的批准，而我国也于2017年和2020年分别批准了这两种药物用于晚期碘难治分化型甲状腺癌的治疗。此外，我国自主研发的小分子酪氨酸激酶抑制剂安罗替尼和多纳非尼分别于2022年4月和8月获批，用于晚期碘难治分化型甲状腺癌的治疗。

6. 放疗　在甲状腺癌治疗中的地位很低。适应证包括手术切除不完全及肿瘤组织不摄取碘-131。

（二）甲状腺髓样癌

通常采用全甲状腺切除术及中央淋巴结清扫。髓样癌不摄取碘-131，而化疗和放疗的作用也有限。由于多数髓样癌具有 *RET* 基因的突变或高表达，RET抑制剂成为有潜力的治疗候选药物。目前有2个小分子酪氨酸激酶抑制剂（凡德他尼和卡博替尼）在Ⅲ期随机研究中获得了优于安慰剂的治疗效果，均获得了美国FDA的批准。上述两种药物在我国均未上市。此外，安罗替尼在一项Ⅱ期临床研究中对比安慰剂显示有生存获益和有效率明显提高，并于2021年在我国获批用于复发性转移性髓样癌的治疗。

（三）甲状腺未分化癌

甲状腺未分化癌发展迅速、侵袭性强、预后凶险。如果有手术指征，应行全甲状腺切除术，术后常规给予放疗。化疗的作用有限，传统的多柔比星并不适合，紫杉醇是相对有效的单药。大约 29% 的甲状腺未分化癌具有 *BRAF* 基因的点突变，突变类型主要是 V600E。对于 *BRAF*^{V600E} 突变的患者，美国 FDA 于 2018 年 5 月批准了 BRAF 抑制剂（达拉非尼）和 MEK 抑制剂（曲美替尼）的联合治疗。

三、治 疗 策 略

1. 多柔比星单药
- 多柔比星 60～75mg/m^2，缓慢静脉注射，第 1 天
- 每 3 周重复

【说明】 该方案适用于甲状腺乳头状癌、滤泡状癌或髓样癌。

2. 索拉非尼
- 索拉非尼 400mg，po，bid
- 连续服用

【说明】 ①该方案适用于不摄取碘或者碘-131 治疗失败的分化型甲状腺癌。②Ⅲ期临床试验显示，客观缓解率为 12.2%，中位无进展生存期达到 10.8 个月。

3. 仑伐替尼
- 仑伐替尼 24mg，po，qd
- 连续服用

【说明】 ①该方案适用于不摄取碘或者碘-131 治疗失败的分化型甲状腺癌。②Ⅲ期临床试验显示，客观缓解率为 64.8%，中位无进展生存期达到 18.3 个月。

4. 安罗替尼
- 安罗替尼 12mg，po，qd

- 口服 2 周停药 1 周

【说明】 ①该方案适用于复发性转移性分化型甲状腺癌和甲状腺髓样癌。②随机对照临床试验显示，与安慰剂相比，安罗替尼显著改善了客观缓解率和无进展生存期。

5. 多纳非尼

- 多纳非尼 300mg，po，qd
- 连续服用

【说明】 ①该方案适用于复发性转移性碘难治分化型甲状腺癌。②随机对照临床试验显示，与安慰剂相比，多纳非尼显著改善了客观缓解率和无进展生存期。

6. 达拉非尼+曲美替尼

- 达拉非尼 150mg，po，bid
- 曲美替尼 2mg，po，qd
- 连续服用

【说明】 ①该方案主要适用于具有 $BRAF^{V600E}$ 突变的晚期甲状腺未分化癌。②一项 II 期单臂临床研究中，具有 $BRAF^{V600E}$ 突变的晚期甲状腺未分化癌患者接受了达拉非尼联合曲美替尼的治疗，客观缓解率为 69%，12 个月的无进展生存率和总生存率分别为 79% 和 80%。

（郭　晔）

第四章 乳 腺 癌

乳腺癌是女性最常见的恶性肿瘤之一，女性的发病率为男性的 100 倍。全世界每年新发乳腺癌患者数约 140 万，死亡患者数约 50 万。在西欧、北美等发达国家，乳腺癌发病率居女性恶性肿瘤的首位。我国乳腺癌患者发病年龄较小，40～49 岁为发病年龄高峰，比西方早 10～15 年。

一、诊 断 要 点

（一）临床表现

1. 乳腺肿块 无痛性乳腺肿块是乳腺癌最常见的首发症状，临床体检时约有 65% 的患者表现为乳腺肿块。乳腺外上象限是乳腺癌的好发部位，约 36% 的乳腺癌发生于此。

2. 乳头改变 乳头溢液的性质可为乳汁样、浆液性和血性等。肿瘤侵及乳头大导管时，可使乳头回缩。乳头瘙痒、脱屑、糜烂、溃疡、结痂伴灼痛等乳头湿疹样改变是乳腺佩吉特（Paget）病的临床表现。

3. 乳房皮肤及轮廓改变 肿瘤侵犯皮肤的库珀（Cooper）韧带，可导致肿瘤表面皮肤发生凹陷，形如酒窝。当瘤细胞堵塞皮下淋巴管时，可引起肿块表面皮肤水肿，形成"橘皮征"。肿瘤侵入皮内淋巴管，则在肿瘤周围形成小的癌灶，成为"卫星结节"。由于炎性乳腺癌皮下淋巴结网内充满癌栓，导致癌性淋巴管炎，临床表现为乳房明显增大，皮肤充血、红肿，局部温度升高，与急性乳腺炎的临床表现相似，但疼痛、发热等全身症状不明显。

4. 区域淋巴结肿大　腋窝淋巴结转移最为常见,转移发生率为 50%~60%。较晚期病例常以锁骨上淋巴结肿大为主诉就诊。

5. 乳房疼痛　当乳腺癌发展到一定阶段时,可有不同程度的疼痛。

6. 远处转移　少数乳腺癌患者以全身组织或器官的扩散病灶为首发症状,此时病情已属于晚期。常见转移部位为骨、肺、胸膜和肝,脑转移较少见。

(二)检查手段

1. 乳腺 X 线摄影　是最基本的乳腺影像学检查方法。典型乳腺癌 X 线征象包括星芒状肿块、不对称致密影结构扭曲或钙化。

2. 超声　是乳腺 X 线摄影最重要的补充,且无损伤,可以反复应用。

3. CT 和 MRI　CT 不宜作为乳腺病变的主要检查手段。MRI 因具有较高的软组织对比性,对致密性乳腺和乳腺 X 线摄影诊断较困难的乳腺组织类型(如小叶癌、导管内癌等)有意义。

4. 乳腺纤维导管镜检查　临床上自发性乳头溢液的患者均可行乳腺纤维导管镜检查,并可结合细胞学检查以决定进一步的处理措施。

5. 细胞学检查

(1)细针穿刺细胞学检查:乳腺肿块的细针穿刺细胞学诊断的主要目的是确定病变的良恶性。

(2)乳头溢液细胞学检查:部分早期乳腺癌可出现乳头溢液,对乳腺癌的早期诊断有一定意义。

(3)印片细胞学检查:乳头、乳晕和乳腺其他部位有糜烂或溃疡时,可以进行印片或刮片细胞学检查。

6. 空芯针穿刺活检组织学诊断　空芯针穿刺活检能取得条状组织块,诊断的可靠性和准确性较高,是乳腺癌的重要检查方法,尤其对于新辅助化疗者,术前进行空芯针穿刺活检病理学检查(包括免疫组化检查)为患者的个体化治疗及预后提供了依据。

（三）TNM 分期

1. 乳腺癌 TNM 分级标准 见表 4-1。

表 4-1 乳腺癌 TNM 分级标准（AJCC 第八版）

原发肿瘤（T）		区域淋巴结（N）				远处转移（M）	
		临床 N（cN）		病理 N（pN）			
Tx	原发肿瘤无法确定（或者已经切除）	Nx	区域淋巴结无法分析（或已切除）	pNx	区域淋巴结无法分析	M0	无远处转移的临床或影像学证据
T0	原发肿瘤未查出	N0	区域淋巴结无转移	pN0	组织学无区域淋巴结转移，未对孤立肿瘤细胞另行检查	cM0（i+）：无转移的症状和体征，也没有转移的临床或影像学证据，但通过分子检测和镜检，在循环血、骨髓或非区域淋巴结发现最大径≤2.0mm 的病灶
Tis	原位癌	N1	同侧腋窝淋巴结转移，可活动			
	Tis（DCIS）导管原位癌			pN0（i+）：组织学无区域淋巴结转移，免疫组化阳性，肿瘤灶最大径≤2.0mm		
	Tis（Paget）不伴肿块的乳腺 Paget 病*	N1mi	微小转移灶，0.2mm＜转移灶最大径≤2.0mm			
T1mi	微小浸润癌，最大径≤1mm			pN0（mo+）：组织学无区域淋巴结转移，组织学检查（RT-PCR）阳性		
T1a	1mm＜肿瘤最大径≤5mm	N2a	同侧转移性淋巴结相互融合，或与其他组织固定			
T1b	5mm＜肿瘤最大径≤10mm			pN1mi：存在微小转移，0.2mm＜最大径≤2.0mm	M1	经典临床或影像学检查能发现远处转移灶；或者组织学检查证实最大径＞2.0mm 的病灶
T1c	10mm＜肿瘤最大径≤20mm	N2b	临床无明显证据显示腋窝淋巴结转移，但临床有明显的内乳淋巴结转移			
T2	20mm＜肿瘤最大径≤50mm			pN1	同侧 1～3 个腋窝淋巴结转移；或内乳前哨淋巴结镜下转移，	
T3	肿瘤最大径＞50mm					
T4	不论肿瘤大小如何，直接侵犯胸壁或皮肤	N3a	同侧锁骨下淋巴结转移			

续表

原发肿瘤（T）	区域淋巴结（N）		远处转移（M）
	临床 N（cN）	病理 N（pN）	
（胸壁包括肋骨、肋间肌、前锯肌，但不包括胸肌）	N3b 腋窝淋巴结转移并内乳淋巴结转移	临床不明显 pN1a 同侧 1～3 个腋窝淋巴结转移	
T4a 侵犯胸壁	N3c 同侧锁骨上淋巴结转移	pN1b 内乳前哨淋巴结镜下转移，临床不明显	
T4b 患侧乳房皮肤水肿（包括橘皮样变）、溃破或卫星状结节		pN1c 同侧 1～3 个腋窝淋巴结转移；并内乳前哨淋巴结镜下转移，临床不明显	
T4c T4a 和 T4b 并存		pN2a 4～9 个腋窝淋巴结转移，至少一个肿瘤灶最大径＞2.0mm	
T4d 炎性乳腺癌		pN2b 临床明显的内乳淋巴结转移而腋窝淋巴结无转移	
		pN3a 10 个及以上淋巴结转移（至少一个肿瘤灶最大径＞2.0mm）或锁骨下淋巴结转移	

续表

原发肿瘤（T）	区域淋巴结（N）		远处转移（M）
	临床 N（cN）	病理 N（pN）	
		pN3b 3 个以上腋窝 淋巴结转移伴 临床阴性的前 哨淋巴结，镜 下活检见内乳 淋巴结转移 pN3c 同侧锁骨上淋 巴结转移	

注：RT-PCR，反转录聚合酶链反应。

*伴肿块的按肿块大小进行分期。

2. 乳腺癌 TNM 分期　见表 4-2。

表 4-2　乳腺癌 TNM 分期

分期	T	N	M
0 期	Tis	N0	M0
ⅠA 期	T1	N0	M0
ⅠB 期	T0	N1mi	M0
	T1	N1mi	M0
ⅡA 期	T0～1	N1	M0
	T2	N0	M0
ⅡB 期	T2	N1	M0
	T3	N0	M0
ⅢA 期	T0～2	N2	M0
	T3	N1～2	M0
ⅢB 期	T4	N0～2	M0
ⅢC 期	任何 T	N3	M0
Ⅳ 期	任何 T	任何 N	M1

二、治疗原则

乳腺癌应采用综合治疗的原则，根据不同病理类型、不同分期及患者的身体状况，兼顾局部治疗和全身治疗，以期提高疗效和改善患者生活质量。

1. 手术 乳腺癌的手术方式大致分为两类，即保乳术和乳房全切术。选择手术方式时应综合考虑肿瘤的分期和分型，适应证为 TNM 分期中 0、Ⅰ、Ⅱ期及部分Ⅲ期且无手术禁忌的患者，其中有新辅助治疗适应证的患者可在新辅助治疗后行手术治疗。相比不可手术者，可手术的乳腺癌患者预后更好。乳腺癌术后患者的整体五年生存率为 60%～70%。Ⅰ期乳腺癌患者的五年生存率可达 93%～94%。

2. 放疗 局限性导管内癌（原位癌）局部切除术后，Ⅰ、Ⅱ期浸润性导管癌保乳术后，均需行辅助放疗，可以防止和减少局部复发。对于全乳切除术后，原发肿瘤最大径≥5cm，或侵及乳房皮肤、胸壁；腋窝淋巴结转移≥4 个；淋巴结转移 1～3 个的T1～2 期同时合并高危因素；T1～2 期乳腺单纯切除且前哨淋巴结（SLN）阳性，在不考虑后续腋窝清扫时，也推荐术后放疗。对于已有远处转移的乳腺癌如脑转移、骨转移等，姑息放疗可以控制病情、延长生命、提高生活质量。

3. 化疗 有新辅助化疗或辅助化疗适应证的乳腺癌患者应在手术前后化疗。对于病变发展迅速、有症状的内脏转移、无病生存期（DFS）<2 年及既往内分泌治疗无效的晚期激素受体阳性患者，可首选化疗。复发或转移性乳腺癌治疗以姑息化疗为主。

4. 内分泌治疗 乳腺癌的发生发展与体内性激素水平及其代谢异常有关，故激素受体与乳腺癌的疗效有明确关系。对于雌激素受体和（或）孕激素受体阳性的患者，不论其年龄、月经状态、肿瘤大小、淋巴结是否有转移，均应接受术后辅助内分泌治疗。对于激素受体阳性复发转移性乳腺癌，如果肿瘤进展缓慢，且无内脏危象，可首选一线内分泌治疗。晚期一线内分泌治疗的选择需考虑患者的辅助治疗方案、无病间期、复发/转移的疾病负荷。

5. 靶向治疗　抗人表皮生长因子受体 2（HER-2）靶向治疗是 HER-2 阳性乳腺癌治疗的基石，在此基础上，根据患者病情可联合化疗及内分泌治疗，代表性的抗 HER-2 靶向药物包括曲妥珠单抗及其生物类似物、帕妥珠单抗、曲妥珠单抗-美坦新偶联物（T-DM1）、拉帕替尼、吡咯替尼、伊尼妥单抗、奈拉替尼等。

6. 免疫治疗　Ⅲ期 KEYNOTE-355 研究表明，帕博利珠单抗（PD-1 抗体）联合化疗一线治疗转移性或不可切除局部晚期三阴性乳腺癌，可显著延长 PD-L1 阳性（CPS≥10 分）患者的 PFS 和 OS，因此鼓励三阴性晚期乳腺癌患者积极参与免疫检查点抑制剂相关的临床研究。

三、治　疗　策　略

（一）乳腺癌的新辅助治疗

1. HER-2 阴性乳腺癌术前化疗

方案：选择同时包含蒽环类和紫杉类的治疗方案（AC-T 或 TAC 或 AT）。

【说明】　部分初始使用 AT 方案效果欠佳的患者可选择 NP 方案序贯治疗。三阴性乳腺癌尤其 *BRCA* 基因突变的年轻患者可选择含铂方案（如 TP，方案详见术后辅助化疗）。三阴性乳腺癌患者中完成术前新辅助化疗后未达病理学完全缓解（pCR）的患者，根据 CREATE-X 研究的结果，术后可给予 6～8 个周期的卡培他滨治疗；存在 *BRCA* 基因突变的患者，根据 OlympiAD 研究结果，术后可给予 1 年的奥拉帕利辅助强化治疗。

2. HER-2 阳性乳腺癌术前化疗

方案：TCbHP 或 AC-THP 或 TH+P。

其他：可选 TCbH、AC-TH 或其他以 TH 为基础的其他方案（详见术后辅助治疗）。

【说明】　曲妥珠单抗联合化疗与单用化疗相比，能够显著提高 pCR 率，这奠定了曲妥珠单抗在 HER-2 阳性乳腺癌新辅助治疗中的标准地位。NeoSphere、PEONY 研究均证实在曲妥珠单抗的基础上增加帕妥珠单抗可进一步提高 HER-2 阳性患者的 pCR 率。对于足疗程新辅助治疗后已经达 pCR 的患者，术后辅助治疗可继续原有靶向治疗。未达 pCR 的患者，KATHERINE 研究提示，T-DM1 辅助治疗可进一步改善预后。

3. 激素受体阳性乳腺癌术前内分泌治疗

（1）绝经后激素受体阳性患者

方案：第三代芳香化酶抑制剂（AI）类药物，包括阿那曲唑、来曲唑、依西美坦，部分不适合芳香化酶抑制剂的患者（如骨密度 $T < -2.5$）可考虑使用氟维司群

（2）绝经前激素受体阳性患者

方案：卵巢功能抑制剂联合芳香化酶抑制剂。

【说明】　①绝经前患者术前内分泌治疗与术前化疗比较的临床研究结果尚有限，除临床研究外，目前原则上不推荐对绝经前患者采用术前内分泌治疗。②术前内分泌治疗的适宜人群：需要术前治疗而又无法适应化疗、暂时不可手术或无须即刻手术的激素依赖型患者可考虑。

（二）乳腺癌的辅助治疗

1. HER-2 阴性乳腺癌术后化疗

（1）蒽环类联合环磷酰胺序贯紫杉类

多柔比星/表柔比星联合环磷酰胺序贯多西他赛/紫杉醇（AC/EC-T）方案

• 多柔比星（A）60mg/m²[或表柔比星（E）90mg/m²]，ivgtt，

第 1 天

- 环磷酰胺（C）600mg/m²，ivgtt，第 1 天
- 21 天为 1 个周期，4 个周期后

序贯

- 多西他赛（D）80～100mg/m²，ivgtt，第 1 天，21 天为 1 个周期，共 4 个周期；或紫杉醇（P）80mg/m²，ivgtt，第 1 天，7 天为 1 个周期，共 12 个周期

（2）密集型蒽环类联合环磷酰胺序贯密集型紫杉醇（密集 EC/AC→密集 P）

- 表柔比星（E）90mg/m²[或多柔比星（A）60mg/m²]，ivgtt，第 1 天
- 环磷酰胺（C）600mg/m²，ivgtt，第 1 天
- 14 天为 1 个周期，4 个周期后

序贯

- 紫杉醇（P）175mg/m²，ivgtt，第 1 天，14 天为 1 个周期，共 4 个周期

【说明】　①HER-2 阴性乳腺癌术后，满足以下条件之一属于高复发风险的患者：腋窝淋巴结≥4 个为阳性；淋巴结 1～3 个阳性并伴有其他复发风险；三阴性乳腺癌，Ⅰ级推荐 AC-T 或密集 AC-T 方案。②注意蒽环类药物的累积剂量，多柔比星总的累积剂量应＜500mg/m²，表柔比星总的累积剂量应＜900mg/m²。

（3）同时包含蒽环类和紫杉类

TAC 方案（三药联合）

- 多西他赛（T）75mg/m²，ivgtt，第 1 天
- 多柔比星（A）50mg/m²，ivgtt，第 1 天
- 环磷酰胺（C）500mg/m²，ivgtt，第 1 天
- 21 天为 1 个周期，共 6 个周期

（4）TC/AC/EC 方案（两药联合）

- 多西他赛（T）75mg/m²[或多柔比星（A）60mg/m²，或

表柔比星（E）90mg/m^2]，ivgtt，第 1 天

- 环磷酰胺（C）600mg/m^2，ivgtt，第 1 天
- 21 天为 1 个周期，共 4 个周期

【说明】　HER-2 阴性乳腺癌术后，仅有以下危险因素之一属于复发风险较低的患者：①淋巴结 1～3 个（luminal A 型）；②Ki67 高表达（≥30%）；③肿瘤分级 T2 及以上；④年龄＜35 岁。Ⅰ级推荐 TC、AC 方案。

2. HER-2 阳性乳腺癌术后化疗及靶向治疗

（1）化疗联合单靶

1）蒽环类联合环磷酰胺序贯紫杉类联合曲妥珠单抗

A. AC/EC→TH→H 方案

- 多柔比星（A）60mg/m^2 或表柔比星（E）90mg/m^2，iv，第 1 天
- 环磷酰胺（C）600mg/m^2，ivgtt，第 1 天
- 21 天为 1 个周期，4 个周期后

序贯

- 多西他赛（D）80～100mg/m^2，ivgtt，第 1 天，21 天为 1 个周期，共 4 个周期；或紫杉醇（P）80mg/m^2，ivgtt，第 1 天，7 天为 1 个周期，共 12 个周期
- 曲妥珠单抗（H）首剂 4mg/kg，第 1 天，之后 2mg/kg，ivgtt，7 天为 1 个周期，用满 1 年；或首剂 8mg/kg，第 1 天，之后 6mg/kg，ivgtt，21 天为 1 个周期，用满 1 年

B. 密集 AC→密集 PH→H 方案

- 多柔比星（A）60mg/m^2，iv，第 1 天
- 环磷酰胺（C）600mg/m^2，ivgtt，第 1 天
- 14 天为 1 个周期，4 个周期后

序贯

- 紫杉醇（P）175mg/m^2，ivgtt，第 1 天，14 天为 1 个周期，共 4 个周期
- 曲妥珠单抗（H）首剂 4mg/kg，第 1 天，之后 2mg/kg，

ivgtt，7 天为 1 个周期，用满 1 年；或首剂 8mg/kg，第 1 天，之后 6mg/kg，ivgtt，21 天为 1 个周期，用满 1 年

【说明】 PS 评分好的患者适用密集方案。

2）TCbH→H 方案

- 多西他赛（T）75mg/m^2，ivgtt，第 1 天
- 卡铂（Cb）（AUC=6），ivgtt，第 1 天
- 21 天为 1 个周期，共 6 个周期
- 曲妥珠单抗（H）首剂 4mg/kg，第 1 天，之后 2mg/kg，ivgtt，7 天为 1 个周期，用满 1 年；或首剂 8mg/kg，第 1 天，之后 6mg/kg，ivgtt，21 天为 1 个周期，用满 1 年

【说明】 HER-2 阳性乳腺癌术后，如果有高危因素：①N1 及以上；②T2 及以上合并其他危险因素。I 级推荐 AC-TH、TCbH 方案。TCbH 和 AC-TH 两种方案的远期疗效相似，但 TCbH 方案心功能不全发生率较低，因此对于心脏安全性要求更高的患者，可以选择 TCbH 方案。

3）TC+H→H 方案

- 多西他赛（T）75mg/m^2，ivgtt，第 1 天
- 环磷酰胺（C）600mg/m^2，ivgtt，第 1 天
- 21 天为 1 个周期，共 4 个周期
- 曲妥珠单抗（H）首剂 4mg/kg，第 1 天，之后 2mg/kg，ivgtt，7 天为 1 个周期，用满 1 年；或首剂 8mg/kg，第 1 天，之后 6mg/kg，ivgtt，21 天为 1 个周期，用满 1 年

【说明】 具备以下条件时适用此方案：①肿瘤≤2cm；②淋巴结阴性。

（2）化疗联合双靶

AC-TH+P→H+P 方案

- 多柔比星（A）60mg/m^2，iv，第 1 天
- 环磷酰胺（C）600mg/m^2，ivgtt，第 1 天
- 21 天为 1 个周期，4 个周期后

序贯

- 紫杉醇（P）80mg/m², ivgtt, 第 1 天, 7 天为 1 个周期, 共 12 个周期
- 曲妥珠单抗（H）首剂 4mg/kg, 第 1 天, 之后 2mg/kg, ivgtt, 7 天为 1 个周期, 用满 1 年; 或首剂 8mg/kg, 第 1 天, 之后 6mg/kg, ivgtt, 21 天为 1 个周期, 用满 1 年
- 帕妥珠单抗（P）首剂 840mg, 第 1 天, 之后 420mg, ivgtt, 21 天为 1 个周期, 用满 1 年

【说明】　APHINITY 研究结果显示, 对于有高危复发风险的患者, 使用帕妥珠单抗和曲妥珠单抗双靶向治疗较使用曲妥珠单抗单靶治疗可以减少 19% 的无侵袭性疾病生存事件。

3. 辅助内分泌治疗

（1）绝经后

1）芳香化酶抑制剂（AI）

- 阿那曲唑 1mg、来曲唑 2.5mg、依西美坦 25mg, po, qd, 连服 5 年。

【说明】　对于绝经后激素受体阳性早期乳腺癌的辅助内分泌治疗, 推荐起始第三代 AI（阿那曲唑、来曲唑、依西美坦）治疗 5 年。部分中高危患者在 5 年后可继续 AI 治疗。

2）他莫昔芬（TAM）

- TAM 10mg, po, bid, 2～3 年后序贯 AI 2～3 年。

（2）绝经前

1）TAM, 连续 5 年。

【说明】　适用于复发风险低的患者（淋巴结阴性, G1, T<2cm, 低 Ki67）。5 年后未绝经患者延长 TAM 治疗至满 10 年, 确定绝经者, 可序贯使用 AI 5 年。

2）卵巢功能抑制（OFS）联合 TAM, 连续 5 年。

【说明】　适用于复发风险较高的患者（满足以下危险因素之一: G2 或 G3; 淋巴结 1～3 个阳性; pT2 及以上）。5 年后绝经者可序贯 AI 治疗, 未绝经者可考虑 TAM 治疗 5 年。

3）OFS 联合 AI, 连续 5 年。

【**说明**】 适用于淋巴结 4 个及以上阳性的患者。绝经者使用 AI 治疗，未绝经患者可考虑使用 TAM 5 年或 OFS+AI 5 年。

（三）乳腺癌的姑息治疗

1. HER-2 阴性乳腺癌姑息化疗

（1）单药化疗方案（蒽环类、紫杉类、"三滨"）

1）紫杉醇 175mg/m^2，ivgtt，第 1 天，每 3 周 1 次，21 天为 1 个周期；或紫杉醇 80mg/m^2，ivgtt，第 1 天，每周 1 次，7 天为 1 个周期。

2）多西他赛 75mg/m^2，ivgtt，第 1 天，每 3 周 1 次，21 天为 1 个周期。

3）白蛋白结合型紫杉醇 100～150mg/m^2，ivgtt，第 1、8、15 天，28 天为 1 个周期；或白蛋白结合型紫杉醇 260mg/m^2，ivgtt，第 1 天，每 3 周 1 次，21 天为 1 个周期。

4）卡培他滨 1000mg/m^2，po，bid，第 1～14 天，21 天为 1 个周期。

5）吉西他滨 1000mg/m^2，ivgtt，第 1 天，每周 1 次，7 天为 1 个周期。

6）长春瑞滨 25mg/m^2，ivgtt，第 1 天，每周 1 次，7 天为 1 个周期。

7）表柔比星 60～90mg/m^2，iv，第 1 天，每 3 周 1 次，21 天为 1 个周期。

8）多柔比星 50mg/m^2，iv，第 1 天，每 3 周 1 次，21 天为 1 个周期。

9）多柔比星脂质体 20～30mg/m^2，iv，第 1 天，每 3 周 1 次，21 天为 1 个周期。

（2）联合化疗方案

1）联合卡培他滨的方案（TX 或 NX 或 X+贝伐珠单抗）

- 多西他赛 75mg/m^2，ivgtt，第 1 天，每 3 周 1 次；或长春瑞滨 25mg/m^2，ivgtt，第 1、8 天，每 3 周重复；或贝伐

珠单抗 10mg/kg, ivgtt, 第 1 天, 每 3 周 1 次

- 卡培他滨 1000mg/m², po, bid, 第 1～14 天
- 21 天为 1 个周期

2）联合铂类的方案（NP 或 GP 或 GC）

- 长春瑞滨 25mg/m², ivgtt, 第 1、8 天, 每 3 周重复; 或吉西他滨 1000mg/m², ivgtt, 第 1、8 天, 每 3 周重复
- 顺铂 75mg/m², ivgtt, 第 1 天, 每 3 周 1 次; 或卡铂（AUC=2）, ivgtt, 第 1、8 天, 每 3 周重复
- 21 天为 1 个周期

【说明】　推荐的首选化疗方案包括单药化疗或联合化疗。仅需要使肿瘤迅速缩小或症状迅速缓解的患者才选择联合化疗, 而以耐受性和生活质量作为优先考虑因素的患者, 首先选择单药化疗。对于既往蒽环类术前/辅助治疗失败的复发转移性乳腺癌患者, 通常优选紫杉类药物为基础的方案, 一线治疗可选择单药或者联合方案。对于蒽环类和紫杉类术前/辅助治疗均失败的复发转移性乳腺癌患者, 目前并无标准的化疗方案, 可以考虑的药物有卡培他滨、长春瑞滨、吉西他滨、铂类和多柔比星脂质体, 可以考虑单药或联合方案。OlympiAD 研究显示, 对于存在 *BRCA* 基因突变的 HER-2 阳性晚期乳腺癌, 奥拉帕利相较于化疗可显著延长 PFS。

2. HER-2 阳性乳腺癌姑息化疗

（1）抗 HER-2 治疗的一线方案

1）TPH 或 PPH 方案

- 曲妥珠单抗 8mg/kg, ivgtt, 第 1 天, 随后 6mg/kg, ivgtt
- 帕妥珠单抗 840mg, ivgtt, 第 1 天, 随后 420mg, ivgtt
- 多西他赛 75mg/m², ivgtt, 第 1 天, 每 3 周 1 次, 21 天为 1 个周期; 或紫杉醇 80mg/m², ivgtt（1h）, 每周 1 次, 7 天为 1 个周期

【说明】　目前 HER-2 阳性晚期乳腺癌一线标准治疗为帕妥珠单抗、曲妥珠单抗双靶向联合紫杉类药物。

2）TXH 方案

- 多西他赛 75mg/m^2，ivgtt，第 1 天，每 3 周 1 次
- 卡培他滨 1000mg/m^2，po，bid，第 1~14 天
- 曲妥珠单抗 8mg/kg，ivgtt，第 1 天，随后 6mg/kg，ivgtt，每 3 周 1 次；或曲妥珠单抗 4mg/kg，ivgtt，第 1 天，随后 2mg/kg，ivgtt，每周 1 次
- 21 天为 1 个周期

【说明】 对于既往未接受过曲妥珠单抗辅助治疗的 HER-2 阳性复发转移乳腺癌，以曲妥珠单抗为基础联合化疗的方案是这部分患者晚期一线治疗的标准方案。对于辅助阶段使用过曲妥珠单抗者，需要根据复发时间和治疗情况进行决策。如果患者在完成以曲妥珠单抗为基础的辅助治疗 12 个月内复发或在曲妥珠单抗辅助治疗期间复发，临床医生应该遵循晚期二线抗 HER-2 治疗原则；如果患者 12 个月后复发，临床医生应该遵循晚期一线抗 HER-2 治疗原则，继续曲妥珠单抗为基础的治疗。

3）联合曲妥珠单抗的其他两药联合方案（TH 或 NH 或 XH）

A. TH 方案

- 紫杉醇 175mg/m^2，ivgtt，第 1 天，每 3 周 1 次，21 天为 1 个周期；或紫杉醇 80mg/m^2，ivgtt，第 1 天，每周 1 次，7 天为 1 个周期；或多西他赛 75mg/m^2，ivgtt，第 1 天，每 3 周 1 次，21 天为 1 个周期
- 曲妥珠单抗 8mg/kg，ivgtt，第 1 天，随后 6mg/kg，ivgtt，每 3 周 1 次；或曲妥珠单抗 4mg/kg，ivgtt，第 1 天，随后 2mg/kg，ivgtt，每周 1 次
- 21 天为 1 个周期

B. NH 方案

- 长春瑞滨 25mg/m^2，ivgtt，第 1、8 天，每 3 周 1 次
- 曲妥珠单抗 8mg/kg，ivgtt，第 1 天，随后 6mg/kg，ivgtt，每 3 周 1 次；或曲妥珠单抗 4mg/kg，ivgtt，第 1 天，随后 2mg/kg，ivgtt，每周 1 次

- 21 天为 1 个周期

C. XH 方案

- 卡培他滨 1000mg/m^2，po，bid，第 1～14 天，每 3 周 1 次
- 曲妥珠单抗 8mg/kg，ivgtt，第 1 天，随后 6mg/kg，ivgtt，每 3 周 1 次；或曲妥珠单抗 4mg/kg，ivgtt，第 1 天，随后 2mg/kg，ivgtt，每周 1 次
- 21 天为 1 个周期

（2）抗 HER-2 治疗的二线方案

1）TDM-1

- TDM-1 3.6mg/kg，ivgtt，第 1 天，每 3 周 1 次
- 21 天为 1 个周期

2）与卡培他滨联合方案（拉帕替尼+卡培他滨，或吡咯替尼+卡培他滨）

- 拉帕替尼 1250mg，po，qd；或吡咯替尼 400mg，po，qd
- 卡培他滨 1000mg/m^2，po，bid，第 1～14 天
- 21 天为 1 个周期

【说明】 NALA 研究显示，奈拉替尼可作为既往接受过≥2 种靶向治疗的 HER-2 阳性转移性乳腺癌患者的治疗选择。HOPES 研究证实了伊尼妥单抗联合长春瑞滨治疗 HER-2 阳性转移性乳腺癌的临床疗效与安全性。

3. 晚期姑息内分泌治疗

（1）绝经后

1）芳香化酶抑制剂（AI）

- 阿那曲唑 1mg，po，qd
- 来曲唑 2.5mg，po，qd
- 依西美坦 25mg，po，qd

2）氟维司群 500mg，im（臀部），每月 1 次（注：第 1 个月每半月 1 次）。

3）CDK4/6 抑制剂联合 AI 或氟维司群

- CDK4/6 抑制剂阿贝西利（或哌柏西利）125mg，po，第

1～21 天，28 天为 1 个周期

- AI 及氟维司群用法同上

【说明】 对于绝经后、激素受体阳性晚期未经内分泌治疗的患者，或 TAM 辅助内分泌治疗失败的患者，晚期一线内分泌治疗推荐选择第三代 AI，也可选择氟维司群，在此基础上可联合 CDK4/6 抑制剂。AI 治疗失败的患者首选氟维司群，在此基础上可联合 CDK4/6 抑制剂。

4）甾体类 AI+依维莫司（限非甾体类 AI 治疗失败的患者）

- 依维莫司 10mg，po，qd+依西美坦 25mg，po，qd

【说明】 非甾体 AI（阿那曲唑或来曲唑）治疗失败后的绝经患者可在依西美坦的基础上加用依维莫司［哺乳动物雷帕霉素靶蛋白（mTOR）抑制剂］逆转内分泌治疗的耐药，进一步提高疗效。

（2）绝经前：可采取有效的卵巢功能抑制手段，如卵巢功能抑制药物，包括戈舍瑞林、亮丙瑞林，或卵巢手术切除，随后遵循绝经后患者内分泌治疗指南方案。

（殷咏梅 徐兵河）

第五章 食 管 癌

2010 年后，中国食管癌发病率和死亡率呈下降趋势，每年中国新发病例和死亡病例占全球 50%左右。病理类型在高发区以鳞癌最常见，而在非高发区以腺癌常见。鳞癌多见于男性，与吸烟、酗酒、高温或腌制饮食有一定关系；腺癌与巴雷特（Barrett）食管、胃食管反流、食管裂孔疝有关。

一、诊 断 要 点

（一）临床表现

1. 症状

（1）早期常见进食中胸骨后烧灼感、摩擦感、针刺痛感，以及食物通过缓慢或滞留感。

（2）进行性吞咽困难为中晚期表现，有哽噎症状时常伴有呕吐黏液。

（3）胸骨后、背部疼痛。

（4）声音嘶哑，常因喉返神经受压而产生。

（5）如有食管气管瘘，可出现呛咳。

2. 体征 食管癌患者多无特异的体征，尤其是早期患者。中晚期患者可出现颈部或锁骨上区淋巴结肿大，有的因长期进食困难而出现脱水及营养不良等。

（二）检查手段

1. 食管 X 线钡餐检查 对于早期食管癌，尤其是局限于黏膜层的病变，优于 CT、MRI。

2. 内镜检查 内镜检查的同时可行细胞学涂片及活检。内镜下碘液、甲苯胺蓝染色技术明显提高了早期食管癌的检出率。

3. 超声内镜检查 可以判断肿瘤浸润的深度、管壁外异常淋巴结等。

4. CT 可显示管壁的厚度、外形、肿瘤外侵及与纵隔的关系。

5. PET/CT 显示肿瘤代谢状态，辅助诊断，治疗前后分期，评估疗效，辅助重要临床抉择。

（三）病 理 分 型

食管癌的组织学分类可分为鳞癌、腺癌、小细胞未分化癌和癌肉瘤，以鳞癌最多见，占 90% 以上，腺癌约占 5%。

（四）TNM 分 期

食管癌患者预后与初诊时的临床分期密切相关。目前术后病理分期为食管癌分期的金标准。

1. 食管癌 TNM 分级标准 见表 5-1。

表 5-1 食管癌 TNM 分级标准（UICC/AJCC 第八版）

原发肿瘤（T）		区域淋巴结（N）		远处转移（M）		分级（G）	
Tx	原发肿瘤不能评价	Nx	区域淋巴结不能评价	M0	无远处转移	Gx	分化程度不能确定
T0	没有原发肿瘤的证据						
Tis	高级别上皮内瘤变/异型增生	N0	无区域淋巴结转移	M1	有远处转移	G1	高分化
						G2	中等分化
T1	肿瘤侵及黏膜固有层、黏膜肌层或黏膜下层	N1	1～2 个区域淋巴结转移			G3	低分化
	T1a 肿瘤侵及黏膜固有层或黏膜肌层	N2	3～6 个区域淋巴结转移				
	T1b 肿瘤侵及黏膜下层	N3	≥7 个区域淋巴结转移				
T2	肿瘤侵及固有肌层						

续表

原发肿瘤（T）	区域淋巴结（N）	远处转移（M）	分级（G）

T3 肿瘤侵及食管纤维膜

T4 肿瘤侵及邻近结构

  T4a 肿瘤侵及邻近脏器（可切除），如胸膜、心包、奇静脉、膈肌或腹膜

  T4b 肿瘤侵及其他邻近结构（不可切除），如主动脉、椎体或气道

注：UICC，国际抗癌联盟。

2. 食管鳞癌 TNM 分期　见表 5-2。

表 5-2　食管鳞癌 TNM 分期（AJCC 第八版）

分期	T	N	M	G	肿瘤部位
0 期	Tis（HGD）	N0	M0	1，x	任何
Ⅰ A 期	T1a	N0	M0	1，x	任何
Ⅰ B 期	T1a	N0	M0	2～3	任何
	T1b	N0	M0	任何	任何
	T2	N0	M0	1	任何
Ⅱ A 期	T2	N0	M0	2～3，x	任何
	T3	N0	M0	任何	下段
	T3	N0	M0	高	上段中段
Ⅱ B 期	T3	N0	M0	2～3	上段中段
	T3	N0	M0	x	任何
	T3	N0	M0	任何	部位不确定
	T1	N1	M0	任何	任何

续表

分期	T	N	M	G	肿瘤部位
ⅢA 期	T1	N2	M0	任何	任何
	T2	N1	M0	任何	任何
ⅢB 期	T2	N2	M0	任何	任何
	T3	N1～2	M0	任何	任何
	T4a	N0～1	M0	任何	任何
ⅣA 期	T4a	N2	M0	任何	任何
	T4b	N0～2	M0	任何	任何
	任何	N3	M0	任何	任何
ⅣB 期	任何	任何	M1	任何	任何

注：HGD，重度不典型增生。

3. 食管腺癌 TNM 分期 见表 5-3。

表 5-3 食管腺癌 TNM 分期（AJCC 第八版）

分期	T	N	M	G
0 期	Tis（HGD）	N0	M0	1，x
ⅠA 期	T1a	N0	M0	1，x
ⅠB 期	T1a	N0	M0	2
	T1b	N0	M0	1～2，x
ⅠC 期	T1	N0	M0	3
	T2	N0	M0	1～2
ⅡA 期	T2	N0	M0	3，x
ⅡB 期	T1	N1	M0	任何
	T3	N0	M0	任何
ⅢA 期	T1	N2	M0	任何
	T3	N1	M0	任何
ⅢB 期	T2	N2	M0	任何
	T3	N1～2	M0	任何
	T4a	N0～1	M0	任何

续表

分期	T	N	M	G
ⅣA 期	T4a	N2	M0	任何
	T4b	N0～2	M0	任何
	任何	N3	M0	任何
ⅣB 期	任何	任何	M1	任何

注：HGD，重度不典型增生。

二、治 疗 原 则

原位癌的患者可选择内镜黏膜切除术（EMR）或消融治疗；对于 cT1a 者，可选择 EMR 后消融治疗或与 cT1b～cT2 不伴淋巴结转移者一样直接行食管切除术；对于食管鳞癌，可手术切除的局部晚期患者可考虑行新辅助化疗，包括 cTis～2N1～3M0 或 cT3～4aNanyM0 颈、胸段食管癌，对于存在高危因素（T4a 及 N1～3）的患者可考虑行辅助化疗或放化疗；对于食管腺癌，可手术切除的局部晚期食管下段及食管胃结合部腺癌推荐围术期化疗或新辅助化疗，包括 cTis～2N1～3M0 或 cT3～4aNanyM0 或可疑 cT4b 食管胃结合部腺癌；术前新辅助治疗包括化疗、放疗/同步放化疗与免疫治疗，辅助治疗一般在术后 4 周开始；对于拒绝手术或心肺功能差的患者，考虑根治性放化疗（放疗剂量为 60Gy，同步放化疗剂量可降至 50～50.4Gy）；对于 cT4b 的患者，可给予根治性放化疗，但若侵犯气管、大血管或心脏，仅给予姑息化疗。

对于行 R0 切除术且无淋巴结转移者，若病理结果为鳞癌，可以仅观察。若为腺癌：①T1 期患者若无明确复发证据，仅随访，不需要放疗或化疗；②T2N0 患者若为低分化腺癌（或高 G 分级）、有淋巴管血管侵犯、周围神经侵犯或年龄＜50 岁，也应选择性放化疗；其余 T2N0 的患者可随访；③T3N0 以上分期的患者应该接受术后辅助同步的放化疗。

对于行 R0 切除术后淋巴结阳性的患者,若病理结果为鳞癌,可以观察;若为腺癌:①对于食管远端或食管胃结合部腺癌,推荐术后辅助化疗或放化疗;②对于近端或中段食管腺癌,可以采用术后辅助放化疗或化疗。

若为 R1 切除(即切缘在显微镜下见肿瘤)术后患者,推荐术后同步放化疗。若为 R2 切除(即切缘肉眼见肿瘤或 M1b)术后的患者,推荐辅助同步放化疗,并且按肿瘤扩散范围给予补救治疗。

三、治 疗 策 略

(一)术前放化疗

1. PC 方案
- 紫杉醇 50mg/m^2, ivgtt, 第 1 天
- 卡铂(AUC=2), ivgtt, 第 1 天
- 每周重复

2. 紫杉醇联合卡培他滨或替吉奥方案
- 紫杉醇 45~60mg/m^2, ivgtt, 第 1 天
- 卡培他滨 625~825mg/m^2, po, bid, 第 1~5 天;或替吉奥 40~60mg/m^2, po, bid, 第 1~5 天
- 每周重复

3. mXELOX 方案(推荐用于腺癌)
- 奥沙利铂 85mg/m^2, ivgtt, 第 1、15、29 天
- 卡培他滨 625mg/m^2, po, bid, 第 1~5 天;或替吉奥 40~60mg/m^2, po, bid, 第 1~5 天,每周重复

4. 卡培他滨或替吉奥联合顺铂或奥沙利铂方案
- 顺铂 30mg/m^2, ivgtt, 第 1 天
- 卡培他滨 800mg/m^2, po, bid, 第 1~5 天;或替吉奥

　　40～60mg/m^2，po，bid，第 1～5 天
- 每周重复

或

- 奥沙利铂 85mg/m^2，ivgtt，第 1、15、29 天
- 卡培他滨 625mg/m^2，po，bid，第 1～5 天，每周重复

（二）围术期化疗

1. FLOT-4 方案或 FLOT-4 方案+阿替利珠单抗

- 多西他赛 50mg/m^2，ivgtt，第 1 天
- 奥沙利铂 85mg/m^2，ivgtt，第 1 天
- 四氢叶酸 200mg/m^2，ivgtt，第 1 天
- 氟尿嘧啶 2600mg/m^2，civ（24h），第 1 天
- 每 2 周重复 1 次，术前术后各 4 个周期
- 阿替利珠单抗 840mg，ivgtt，第 1 天，每 2 周重复；围术期 8 个周期后，1200mg，ivgtt，第 1 天，每 3 周重复，共维持治疗 8 个周期

【说明】　推荐用于胸段食管腺癌或食管胃结合部腺癌。AI-Batran 等以 FOLT-4 方案对比 ECF/ECX 方案围术期治疗的Ⅲ期研究中，FLOT-4 组 OS 显著长于后者（50 个月 vs. 35 个月，P=0.012），FLOT-4 联合阿替利珠单抗能促进 pT、pN 降期，对 PD-L1 高表达和 MSI-H 患者有更好的病理缓解。

2. 卡培他滨联合奥沙利铂方案

- 奥沙利铂 130mg/m^2，ivgtt，第 1 天
- 卡培他滨 1000mg/m^2，po，bid，第 1～14 天，每 3 周重复

【说明】　推荐用于胸段食管腺癌或食管胃结合部腺癌。

3. 氟尿嘧啶联合奥沙利铂方案

（1）FOLFOX 方案

- 奥沙利铂 85mg/m^2，ivgtt，第 1 天
- 四氢叶酸 400mg/m^2，ivgtt，第 1 天

- 氟尿嘧啶 400mg/m^2，iv，第 1 天
- 氟尿嘧啶 1200mg/（m^2·d），civ（24h），第 1、2 天
- 每 2 周重复

（2）FLO 方案

- 奥沙利铂 85mg/m^2，ivgtt，第 1 天
- 四氢叶酸 200mg/m^2，ivgtt，第 1 天
- 氟尿嘧啶 2600mg/（m^2·d），civ（24h），第 1 天
- 每 2 周重复

【说明】　推荐用于胸段食管腺癌或食管胃结合部腺癌。

4. FP 方案

- 顺铂 100mg/m^2，ivgtt，第 1 天（现倾向 75～80mg/m^2）（水化）
- 氟尿嘧啶 800mg/（m^2·d），civ，第 1～5 天
- 每 4 周重复，术前 2～3 个疗程，术后 3～4 个疗程，共 6 个周期

【说明】　Ychou 的Ⅲ期多中心研究显示，对能切除的低位食管、食管胃结合部或胃的腺癌，围术期的顺铂联合氟尿嘧啶的化疗能显著提高 5 年无病生存率（34% vs. 19%）和总生存率（38% vs. 24%）。

5. 紫杉醇+顺铂（TP）方案

- 紫杉醇 150mg/m^2，ivgtt，第 1 天
- 顺铂 50mg/m^2，ivgtt，第 1 天
- 每 2 周重复

或

- 紫杉醇 135 mg/m^2，ivgtt，第 1 天
- 顺铂 70mg/m^2，ivgtt，第 1 天（水化）
- 每 3 周重复

【说明】　推荐用于食管鳞癌。

（三）术后辅助治疗

1. 纳武利尤单抗

- 纳武利尤单抗 240mg，每 2 周一次，治疗 16 周

序贯

- 纳武利尤单抗 480mg，每 4 周重复，辅助治疗最多持续 1 年

2. 卡培他滨联合奥沙利铂方案　同"围术期化疗"。

3. 氟尿嘧啶类联合奥沙利铂方案　同"围术期化疗"。

4. 紫杉醇+顺铂（TP）方案（推荐用于鳞癌）　同"围术期化疗"。

（四）根治性放化疗

1. FP+放疗联合方案

- 顺铂 $75\sim100mg/m^2$，ivgtt，第 1 天（水化）
- 氟尿嘧啶 $750\sim1000mg/（m^2\cdot d）$，civ，第 $1\sim4$ 天
- 每 4 周重复，$2\sim4$ 个周期，前 2 个周期同期放疗 5000cGy，2Gy/d，后续巩固化疗 2 个周期

或

- 顺铂 $25mg/m^2$，ivgtt，第 $1\sim3$ 天
- 氟尿嘧啶 $1800mg/m^2$，civ，72h
- 每 4 周重复，$2\sim4$ 个周期，前 2 个周期同期放疗 6120cGy，1.8Gy/d，后续巩固化疗 2 个周期

【说明】　肿瘤放射治疗协作组（RTOG）Ⅲ期临床试验（RTOG 85-01）证明同期放化疗对局部晚期食管癌的疗效、患者生存期均优于单纯放疗，同期放化疗中位 OS 为 14.1 个月，五年生存率为 27%。INT0123 试验证实 PF 方案联合高剂量的放疗（60.4Gy）同联合标准剂量放疗（50.4Gy）相比，OS 及局部治疗失败率无差别。因此，该方案目前是 RTOG 推荐的 T1～3N0～1M0 不能手术患者的标准治疗。

2. 奥沙利铂联合氟尿嘧啶方案

- 奥沙利铂 85mg/m^2，ivgtt，第 1、15、29 天
- 氟尿嘧啶 180mg/（m^2·d），civ，第 1～33 天

【说明】 Khushalani 的研究证实了此方案的安全性和有效性，38 例患者中没有 4 度血液学毒性。

3. FOLFOX 方案 同"术前放化疗"。

4. XELOX 方案 同"术前放化疗"。

5. XP 方案

- 顺铂 30mg/m^2，ivgtt，第 1 天
- 卡培他滨 800mg/m^2，po，bid，第 1～5 天
- 每周重复，共 5 个周期

6. PC 方案 同"术前放化疗"。

（五）姑息化疗

■一线治疗

1. 曲妥珠单抗（需联合化疗方案） 仅适用于 HER-2 阳性的患者。

- 曲妥珠单抗 8mg/kg，ivgtt，负荷量（首次）
- 曲妥珠单抗 6mg/kg，ivgtt，每 3 周重复

2. FP 方案 见"根治性放化疗"。

3. 氟尿嘧啶联合奥沙利铂方案

- FOLFOX 及 FLO 方案，见"围术期化疗"

4. 卡培他滨联合奥沙利铂或顺铂方案

- 卡培他滨 1000mg/m^2，po，bid，第 1～14 天，每 3 周重复
- 奥沙利铂 130mg/m^2，ivgtt，第 1 天；或顺铂 80mg/m^2，ivgtt，第 1 天（水化）

5. 多西他赛联合顺铂的 2 周方案（改良 DCF 方案）

- 多西他赛 40mg/m^2，ivgtt，第 1 天
- 四氢叶酸 400mg/m^2，ivgtt，第 1 天

- 氟尿嘧啶 400mg/（$m^2 \cdot d$），iv，第1天
- 氟尿嘧啶 1000mg/（$m^2 \cdot d$），civ（24h），第1、2天
- 顺铂 40mg/m^2，ivgtt，第3天
- 每2周重复

【说明】 Shah 在 2011 年发表的Ⅱ期研究显示改良 DCF 联合贝伐珠单抗的3度粒细胞缺乏症发生率为50%，有效率达 67%，中位 PFS 为12个月，中位 OS 为16.8个月。2015年，Shah 的另一项随机对照Ⅱ期研究比较了改良 DCF 和集落刺激因子支持下 DCF 方案的疗效，结果表明前者 3/4 度血液学毒性明显降低，而且中位 OS 明显长于 DCF 组（18.8个月 vs. 12.6个月；P =0.007）。

6. FOLFIRI 方案（推用于腺癌）

- 伊立替康 180mg/m^2，ivgtt，第1天
- 四氢叶酸 400mg/m^2，ivgtt，第1天
- 氟尿嘧啶 400mg/（$m^2 \cdot d$），iv，第1天
- 氟尿嘧啶 1200mg/（$m^2 \cdot d$），civ（24h），第1、2天
- 每2周重复

7. 伊立替康联合顺铂方案

- 伊立替康 65mg/m^2，ivgtt，每周1次
- 顺铂 30mg/m^2，ivgtt，每周1次
- 连续4周，停2周，每6周重复

【说明】 Ilson 的Ⅱ期临床试验显示，顺铂联合伊立替康一线治疗晚期食管癌有效率57%（20/35），中位有效期约为4.2个月，20 例有吞咽困难的患者中，90%（18 例）化疗后肿瘤消退或明显改善，中位 OS 为14.6个月，3度以上的中性粒细胞减少发生率为46%。该方案对鳞癌、腺癌的疗效相似。

8. 紫杉醇类+顺铂（TP）方案

- 紫杉醇 135～175mg/m^2，ivgtt，3h，第1天
- 顺铂 75mg/m^2，ivgtt，第1天（水化）
- 每3周重复

或

- 紫杉醇 90～150mg/m², ivgtt, 3h, 第 1 天
- 顺铂 50mg/m², ivgtt, 第 1 天
- 每 2 周重复

或

- 白蛋白结合型紫杉醇 125mg/m², ivgtt, 第 1、8 天
- 顺铂 75mg/m², ivgtt, 第 1 天（水化）
- 每 3 周重复

9. 帕博利珠联合氟尿嘧啶类及铂类方案

- 帕博利珠 200mg, ivgtt, 第 1 天, 每 3 周重复, 最多 2 年
- 联合卡培他滨和奥沙利铂或顺铂方案（同前述 4), 共 6 个周期, 18 周
- 联合 FOLFOX 方案（同"围术期化疗"）, 共 9 个周期, 18 周
- 联合 PF 方案
- 顺铂 80mg/m², ivgtt, 第 1 天（水化）, 每 3 周重复, 共 6 个周期
- 氟尿嘧啶 800mg/（m²·d）, civ（24h）, 第 1～5 天, 每 3 周重复, 最多不超过 35 个周期

10. 特瑞普利单抗/卡瑞利珠单抗/信迪利单抗/替雷利珠单抗联合紫杉醇+顺铂（TP）方案/氟尿嘧啶+顺铂（FP）方案

- 卡瑞利珠单抗 200mg, ivgtt, 第 1 天; 或特瑞普利单抗 240mg, ivgtt, 第 1 天; 或信迪利单抗 200mg, ivgtt, 第 1 天; 或替雷利珠单抗 200mg, ivgtt, 第 1 天
- 联合 TP 方案
  - 紫杉醇 175mg/m², ivgtt, 第 1 天
  - 顺铂 75mg/m², ivgtt, 第 1 天（水化）
- 或联合 FP 方案
  - 顺铂 75mg/m², ivgtt, 第 1 天（水化）

- 氟尿嘧啶 800mg/（m² · d），civ，第 1～5 天
- 每 3 周重复，共 6 个周期

序贯

- 特瑞普利单抗 240mg/卡瑞利珠单抗 200mg/信迪利单抗 200mg，每 3 周重复，维持治疗用于不超过 2 年

11. 纳武利尤单抗联合氟尿嘧啶类+奥沙利铂方案（推荐用于腺癌）

- 纳武利尤单抗 360mg，ivgtt，第 1 天，每 3 周
- 联合卡培他滨和奥沙利铂方案（同前述 4）

或

- 纳武利尤单抗 240mg，ivgtt，第 1 天，每 2 周重复
- 联合 FOLFOX 方案（同"围术期化疗"）

12. 卡瑞利珠单抗联合阿帕替尼+紫杉醇脂质体+奈达铂方案

- 卡瑞利珠单抗 200mg，ivgtt，第 1 天
- 阿帕替尼 250mg，po，qd，第 1～3 天
- 紫杉醇脂质体 150mg/m²，ivgtt，第 1 天
- 奈达铂 50mg/m²，ivgtt，第 1 天
- 每 2 周重复，共 9 个周期，序贯卡瑞利珠单抗+阿帕替尼维持治疗

■ 二线及后线治疗

1. 帕博利珠单抗

- 帕博利珠单抗 200mg，ivgtt，第 1 天
- 每 3 周重复（或者400mg，每 6 周重复）

2. 卡瑞利珠单抗

- 卡瑞利珠单抗 200mg，ivgtt，第 1 天
- 每 2 周重复

3. 纳武利尤单抗

- 纳武利尤单抗 240mg，ivgtt，第 1 天
- 每 2 周重复（或者480mg，每 4 周重复）

4. 紫杉类单药

- 紫杉醇 80mg/m², ivgtt，第 1、8、15 天
- 每 4 周重复（或第 1、8 天注射，每 3 周重复）

或

- 紫杉醇 175mg/m²，ivgtt，第 1 天
- 每 3 周重复

或

- 白蛋白结合型紫杉醇 100~150mg/m²，ivgtt，第 1、8 天
- 每 3 周重复

或

- 多西他赛 75~100mg/m²，ivgtt，第 1 天
- 每 3 周重复

5. 伊立替康单药

- 伊立替康 150~180mg/m²，ivgtt，第 1 天
- 每 2 周重复

或

- 伊立替康 250~350mg/m²，ivgtt，第 1 天
- 每 3 周重复

6. 伊立替康+替吉奥方案

- 伊立替康 160mg/m²，ivgtt，第 1 天
- 替吉奥 40~60mg，po，bid，第 1~10 天
- 每 2 周重复

7. 阿帕替尼

- 阿帕替尼 250~500mg/kg，po，连续服用

8. 安罗替尼

- 安罗替尼 12mg，po，第 1~14 天
- 每 3 周重复

9. 雷莫卢单抗

- 雷莫卢单抗 8mg/kg，ivgtt，第 1 天
- 每 2 周重复

【说明】　REGARD 研究证实在二线化疗失败的胃及食管胃结合部腺癌患者中，雷莫卢单抗较安慰剂明显延长生存时间。

10. 维迪西妥单抗

- 维迪西妥单抗 2.5mg/kg，ivgtt，第 1 天
- 每 2 周重复

【说明】　维迪西妥单抗用于 HER-2 过表达患者，过表达定义为免疫组化结果为++或+++。

（六）术后放化疗

卡培他滨或氟尿嘧啶的放化疗方案如下。

（1）放化疗前 1 个疗程，放化疗后 2 个疗程

- 卡培他滨 750～1000mg/m^2，po，bid，第 1～14 天

或

- 四氢叶酸 400mg/m^2，ivgtt，第 1、15 天（或第 1、2 天和第 15、16 天）
- 氟尿嘧啶 400mg/（m^2·d），iv，第 1、15 天（或第 1、2 天和第 15、16 天）
- 氟尿嘧啶 1200mg/（m^2·d），civ，第 1、2 天和第 15、16 天
- 每 4 周重复，放疗期间 3 次，放疗后 3 次

（2）放化疗期间

- 卡培他滨 625～825mg/m^2，po，bid，第 1～5 天或第 1～7 天；或氟尿嘧啶 200～250mg/（m^2·d），civ，第 1～5 天或第 1～7 天
- 每周重复，连续 5 周

（朱晓东　周　俊）

第六章 肺 癌

第一节 非小细胞肺癌

非小细胞肺癌（NSCLC）指除了小细胞肺癌（small cell lung cancer，SCLC）以外的所有类型的肺癌，发病人数约占肺癌发病总数的80%，其中约2/3的患者在确诊时已经出现远处转移病灶。晚期肺癌如不给予抗肿瘤治疗，平均生存期不超过12个月。晚期肺癌以靶向治疗、免疫治疗及化疗等多种策略为主要手段。

一、诊断要点

（一）肿瘤引起的局部和全身症状

需要强调的是早期肺癌可以完全没有任何症状，高危及中年以上人群定期进行胸部低剂量CT能够及时发现早期肺癌。

1. 咳嗽 是肺癌最常见的症状，约2/3的患者有不同程度的咳嗽，部分伴有咳痰。

2. 痰血及咯血 较多出现于中央型肺癌患者，是早期肺癌的症状之一。40岁以上的吸烟者一旦出现痰中带血丝或小血凝块，需要及时进行必要的检查以排除肺癌。

3. 胸痛 30%～40%的患者会出现胸痛，一般为间歇性不剧烈的胸内疼痛，表现为钝痛或钻痛，可持续数分钟至数小时。如肿瘤侵及胸膜则会疼痛较剧烈、持续加重和固定。

4. 发热 肺癌的发热大多数是由癌肿造成支气管腔阻塞、引流不畅导致的炎症引起的。

5. 胸闷、气短 除可由肿瘤阻塞支气管所致肺不张及肺部炎症引起外，一般多在肺癌的晚期比较明显，尤其是出现大量胸腔积液时更为突出。

6. 全身表现 乏力、食欲减退、体重减轻，晚期出现恶病质。

（二）肿瘤外侵与转移的症状

1. 上腔静脉阻塞综合征 肺癌患者由于肿瘤压迫或阻塞上腔静脉引起上肢及肩部以上水肿、颈静脉怒张、头痛、呼吸困难。

2. 霍纳综合征 肺部肿瘤压迫及侵犯颈交感神经导致同侧上眼睑下垂、瞳孔缩小、眼球内陷、额部少汗等颈交感神经综合征。

3. 肺上沟瘤上叶顶部肺癌 又称 Pancoast 肿瘤，可以侵入和压迫位于胸廓上口的器官或组织，如第 1 肋骨、锁骨上动脉和静脉、臂丛神经、颈交感神经等，产生胸痛、颈静脉或上肢静脉怒张、水肿、臂痛和上肢运动障碍，并伴有霍纳综合征。

4. 其他 肿瘤累及喉返神经引起声嘶；脑转移出现头痛、呕吐、偏瘫；骨转移引起相应部位的持续性疼痛或椎体病理性骨折，可导致截瘫等。

（三）肺癌的伴随症状

少数肺癌由于癌肿产生内分泌物质，临床上呈现非转移性的肺外全身症状，又称副肿瘤综合征，如骨关节综合征（杵状指、关节痛、骨膜增生等）、库欣综合征、重症肌无力、男性乳腺增大、多发性肌肉神经痛等。这些症状在切除肺癌后可能消失。

（四）影像学检查

1. X 线检查 是发现、诊断肺癌和提供治疗参考的基本方法，常用于普查及随访。由于近年来低剂量螺旋 CT 胸部扫描的普及，肺癌的 X 线检查已经趋于淘汰。

2. CT 胸部 CT 检查目前已成为诊断及评估肺癌胸内侵犯

程度及范围的常规方法，尤其在肺癌的分期方面更有无可替代的作用。CT检查的优点在于能发现小于1cm和常规胸部X线检查难以发现的、位于重叠解剖部位的肺部病变，容易判断肺癌与周围组织器官的关系，其对肺门、纵隔淋巴结的显示也较好。

CT检查的其他部位包括脑、肝、肾上腺，主要目的是排除肺癌相关部位的远处转移。

3. MRI 胸部MRI检查的最大特点是较CT更容易鉴别实质性肿块与血管的关系，而且其能显示气管、支气管和血管的受压、移位与阻塞情况，但对肺部小结节的检查效果不如CT。

（五）组织学或细胞学检查

肺癌的确诊必须有组织学或细胞学依据，细胞学检查是目前诊断肺癌的重要方法之一，也是目前最简单、方便的诊断方法。临床医生可根据每位患者的情况做出不同的选择。

1. 痰细胞学检查 60%～80%的中央型肺癌及15%～20%的外周型肺癌患者可通过重复的痰细胞学检查发现阳性结果。

2. 纤维支气管镜检查 包括荧光支气管镜、超声支气管镜、超细支气管镜、导航支气管镜及人工智能支气管镜等新兴技术，通过纤维支气管镜行经支气管及肺结节活检，3/4的患者可获得确诊。

3. 淋巴结穿刺活检 对于转移性的外周淋巴结，尤其是锁骨上淋巴结，进行穿刺活检可取得阳性结果。对于纵隔淋巴结可以采用超声引导下经支气管针吸活检（EBUS-TBNA）。

4. 纵隔镜检查 指征如下。

（1）常规的手术前分期。

（2）体质差的患者：如行纵隔镜检查结果为阳性，则可降低行不必要胸腔手术的概率。

（3）有纵隔肿物，但痰细胞学检查、纤维支气管镜检查均为阴性的患者。

（4）淋巴结肿大：外周型肺癌患者可合并非肿瘤性的纵隔淋

巴结肿大。在中央型肺癌中，由阻塞继发感染所致的淋巴结增生也并不罕见。纵隔镜检查可使这类患者明确病情，以行手术切除。

5. 超声或 CT 引导下经皮肺穿刺细针活检　当锁骨上淋巴结穿刺及纤维支气管镜检查结果均为阴性时，超声及 CT 引导定位下行肺结节穿刺活检能够达到明确诊断的目的。

6. EBUS-TBNA　应用范围：①肺癌淋巴结分期；②肺内占位诊断；③肺门或纵隔淋巴结诊断；④纵隔肿瘤诊断。该方法具有操作简单、微创、准确、涉及纵隔淋巴结区域广、可重复的优势。

（六）基因检测

随着第二代基因测序技术、肿瘤相关信号通路的研究及相应酪氨酸激酶抑制剂的研发不断深入，更多治疗靶点被发现，也有针对肺癌常见、少见及罕见驱动基因突变（如 *EGFR*、*ALK*、*ROS1*、*BRAF*、*MET*、*RET*、*KRAS*、*NTRK*、*HER-2*、*BRAF*^{V600E}、*NGR1* 等）的新的相关靶向药物已进入临床应用。精准检测指导精准治疗为代表的精准医学成为肺癌经典治疗模式，以靶点检测为指导的精准治疗已经从过去的晚期肺癌应用逐步发展到局部晚期及早期术后辅助治疗。国家药品监督管理局（NMPA）针对肺癌靶点检测分别批准了从 4 基因到 10 个靶点的基因检测试剂盒。基因检测已成为除病理诊断之外必不可少的检测项目。因此，对于确诊的肺癌患者，若有条件均推荐进行相关的基因检测，以增加精准靶点治疗的机会，提高患者的治疗效果。

（七）免疫检测

免疫治疗已经成为肺癌治疗中重要的组成部分，因此，需要对确诊肺癌的免疫状态进行检测及分析以判断是否采用免疫治疗。目前推荐对肿瘤组织学标本进行 PD-L1 检测。肿瘤突变负荷（TMB）及其他免疫检测方法尚未获得 NMPA 的批准，仍属研究阶段。

（八）TNM 分期

1. 肺癌 TNM 分级标准　见表 6-1。

表 6-1　肺癌 TNM 分级标准（IASLC 第八版）

原发肿瘤（T）		区域淋巴结（N）		远处转移（M）	
Tx	未发现原发肿瘤，或者通过痰细胞学或支气管灌洗发现癌细胞，但影像学及支气管镜检查无法发现	Nx	区域淋巴结无法评估	Mx	远处转移不能被判定
		N0	无区域淋巴结转移	M0	没有远处转移
		N1	同侧支气管周围和（或）同侧肺门淋巴结，以及肺内淋巴结有转移，包括直接侵犯而累及	M1	远处转移
T0	无原发肿瘤证据			M1a	局限于胸腔内，包括胸膜播散（恶性胸腔积液、心包积液或胸膜结节）及对侧肺叶出现癌结节（许多肺癌患者胸腔积液是由肿瘤引起的，少数患者胸腔积液多次细胞学检查阴性，既不是血性也不是渗液，如果各种因素和临床判断认为渗液和肿瘤无关，那么不应该把胸腔积液纳入分期因素）
Tis	原位癌				
T1	肿瘤最大径≤3cm，周围包绕肺组织及脏胸膜，支气管镜可见	N2	同侧纵隔内和（或）隆嵴下淋巴结转移		
	T1a 肿瘤最大径≤1cm	N3	对侧纵隔、对侧肺门、同侧或对侧前斜角肌及锁骨上淋巴结转移		
	T1b 肿瘤最大径>1cm 且≤2cm				
	T1c 肿瘤最大径>2cm 且≤3cm				
T2	符合以下任何一个条件：肿瘤最大径>3cm 且≤5cm；侵犯主支气管（不常见的表浅扩散型肿瘤，不论体积大小，侵犯限于支气管壁时，虽可能侵犯主支气管，但仍为 T1），但未侵及隆嵴；侵及脏胸膜；有阻塞性肺炎或部分或全肺肺不张				

续表

原发肿瘤（T）	区域淋巴结（N）	远处转移（M）
T2a 肿瘤最大径＞3cm且≤4cm		M1b远处器官单发转移灶
T2b 肿瘤最大径＞4cm且≤5cm		M1c多个或单个器官多处转移
T3 符合以下任何一个条件：肿瘤最大径＞5cm且≤7cm；直接侵犯以下任何一个器官，包括胸壁（包含肺上沟瘤）、膈神经、心包；同一肺叶出现孤立性癌结节		
T4 肿瘤最大径＞7cm；无论大小，侵及以下任何一个器官，包括纵隔、心脏、大血管、隆嵴、喉返神经、主气管、食管、椎体、膈肌；同侧不同肺叶内孤立癌结节		

注：IASLC，国际肺癌研究协会。

2. 肺癌 TNM 分期　见表 6-2。

表 6-2　肺癌 TNM 分期

分期	亚组肿瘤最大径	N0	N1	N2	N3
Tis（mis）		Ⅰ A1			
T1	T1a≤1cm	Ⅰ A1	Ⅱ B	Ⅲ A	Ⅲ B
	1cm＜T1b≤2cm	Ⅰ A2	Ⅱ B	Ⅲ A	Ⅲ B
	2cm＜T1c≤3cm	Ⅰ A3	Ⅱ B	Ⅲ A	Ⅲ B

续表

分期	亚组肿瘤最大径	N0	N1	N2	N3
T2	3cm＜T2a≤4cm	Ⅰ B	Ⅱ B	Ⅲ A	Ⅲ B
	4cm＜T2b≤5cm	Ⅱ A	Ⅱ B	Ⅲ A	Ⅲ B
T3	5cm＜T3≤7cm	Ⅱ B	Ⅲ A	Ⅲ B	Ⅲ C
T4	T4＞7cm	Ⅲ A	Ⅲ A	Ⅲ B	Ⅲ C
M1a		Ⅳ A	Ⅳ A	Ⅳ A	Ⅳ A
M1b		Ⅳ A	Ⅳ A	Ⅳ A	Ⅳ A
M1c		Ⅳ B	Ⅳ B	Ⅳ B	Ⅳ B

二、治 疗 原 则

NSCLC 的治疗需依据患者的身体状况、病理类型和临床分期做全面考虑。

（一）Ⅰ A、Ⅰ B 期

推荐采用解剖性肺切除+肺门及纵隔淋巴结清扫术。

指南新增胸腔镜或机器人辅助治疗（Ⅱ A 类证据）。Ⅰ A 期患者术后不主张辅助化疗，Ⅰ B 期目前尚不能确定。

（二）Ⅱ A、Ⅱ B 期

推荐手术+含铂双药辅助化疗（Ⅱ B 期，Ⅰ 类证据）根治性手术且术后检测为 *EGFR* 敏感突变阳性患者，术后奥希替尼（辅助化疗后）或埃克替尼辅助治疗。增加胸腔镜或机器人辅助技术的推荐（Ⅱ A 类证据）。

（三）Ⅲ A、Ⅲ B 期（可手术）

Ⅲ A 期 NSCLC 应进行多学科综合治疗（MDT）讨论评估患者手术切除的可能性。根据 N 分期，分为以下几种。

（1）对于 T3～4N1 或 T4N0 的患者（非肺上沟癌），推荐进行手术+辅助化疗或根治性放化疗，并新增加新辅助治疗+手术（ⅡB 类证据）的推荐。根治性手术后，阿替利珠单抗辅助治疗（限 PD-L1≥1%）。

（2）T3～4N1 肺上沟癌患者，推荐新辅助化疗+手术+辅助化疗。

（3）同一肺叶内 T3 或同侧肺不同肺叶内 T4 患者，推荐手术+辅助化疗（Ⅰ类证据）。

（4）对于 N2 单站纵隔淋巴结非巨块型转移（淋巴结短径<2cm）、预期可完全切除者，除了手术+辅助化疗±术后放疗、根治性同步放化疗的推荐外，新增加新辅助治疗+手术±辅助化疗±辅助放疗（ⅡB 类证据），以及 *EGFR* 突变阳性患者的手术+辅助 EGFR-TKI 靶向治疗（ⅠB 类证据）±术后放疗（ⅡB 类证据）。

（5）对于 N2 多站纵隔淋巴结转移、预期可能完全切除的患者，除了根治性同步放化疗外，增加了新辅助治疗+手术±辅助化疗±术后放疗（ⅡB 类证据），以及 *EGFR* 突变阳性患者的手术+辅助 EGFR-TKI 靶向治疗（ⅠB 类证据）±术后放疗（ⅡB 类证据）。

（四）ⅢA、ⅢB、ⅢC 期（不可手术）

（1）体能状况（PS）评分较好的患者（PS 评分为 0～1 分），应进行 MDT 讨论，行根治性同步放化疗（Ⅰ类证据），或序贯化疗 + 放疗（ⅡA 类证据），治疗后 MDT 讨论评价诱导治疗后降期手术可行性；可做到完全性切除的患者可考虑手术治疗。

（2）PS 评分为 2 分，单纯放疗或序贯放疗+化疗或含铂双药化疗。

（五）Ⅳ 期（驱动基因阴性）

PS 评分较好的患者，含铂两药方案是晚期一线患者的标准治疗方案。如果身体状况较差（PS 评分＞2 分），则只适合单药治疗或对症支持治疗。

（六）Ⅳ期（驱动基因阳性）

（1）*EGFR* 敏感突变患者，一线治疗推荐 TKI 一代（吉非替尼、厄洛替尼、埃克替尼）、二代（阿法替尼、达克替尼）、三代（奥希替尼、阿美替尼）、TKI＋化疗和化疗±贝伐珠单抗（非鳞癌）。≥3 个脑转移病灶的患者，安罗替尼是目前三线治疗的重要选择。

（2）EGFR 20 号外显子插入突变患者，参考Ⅳ期无驱动基因 NSCLC 一线治疗。

（3）Ⅳ期 *EGFR* 敏感突变耐药患者，寡进展或 CNS 进展，继续 EGFR-TKI 治疗＋局部治疗。广泛进展者，一/二代 TKI 一线治疗失败再次活检：T790M 阳性者采用应用奥希替尼或阿美替尼或伏美替尼（3 类）；再次活检 T790M 阴性或者三代 TKI 治疗失败者采用含铂双药化疗±贝伐珠单抗（非鳞癌）（2A 类）。

（4）Ⅳ期 *EGFR* 敏感突变 NSCLC 靶向及含铂双药失败后的患者：PS 评分为 0～2 分，单药化疗；单药化疗＋贝伐珠单抗（非鳞癌 2A 类）；安罗替尼（2A 类）。

（5）Ⅳ期 EGFR 20 号外显子插入突变后线治疗。

ALK 融合突变患者可以选用一代克唑替尼及二代阿来替尼、色瑞替尼、恩沙替尼治疗，或含铂双药化疗±贝伐珠单抗（非鳞癌 I A 类）治疗。

ROS1 融合基因阳性的晚期 NSCLC 患者可以选择克唑替尼、色瑞替尼及恩沙替尼治疗。

RET 突变患者可以选择普拉替尼治疗。

MET-14 跳跃突变患者可以选择沃利替尼治疗。

（七）免疫治疗

2015 年起，免疫检查点抑制剂帕博利珠单抗、纳武利尤单抗、阿替利珠单抗因为在晚期 NSCLC 的临床研究中取得了较好的结果，被 FDA 及 NMPA 批准分别用于晚期 NSCLC 的治疗。国内类似的 PD-1 类药物获得 NMPA 批准用于一线联合化疗的药物：信迪利单抗、卡瑞利珠单抗、替雷利珠单抗、特瑞普利单抗。

局部晚期患者根治性同步放化疗后，巩固应用 PD-L1 抑制剂度伐利尤单抗（durvalumab）也取得了令人瞩目的疗效，目前已经获得 NMPA 的批准用于同步放化疗后的维持治疗。

三、治 疗 策 略

（一）辅助化疗

1. 非鳞癌方案

- 培美曲塞 500mg/m^2+顺铂 75mg/m^2 或卡铂（AUC=5），第 1 天，21 天为 1 个周期，共 4 个周期

2. 鳞癌方案

- 吉西他滨 1250mg/m^2（第 1、8 天）+ 顺铂 75mg/m^2 或卡铂（AUC=5），第 1 天，21 天为 1 个周期，共 4 个周期
- 多西他赛 75mg/m^2+顺铂 75mg/m^2 或卡铂（AUC=5），第 1 天，21 天为 1 个周期，共 4 个周期

3. 其他推荐方案

- 长春瑞滨 25mg/m^2，iv，第 1、8 天
- 顺铂 75mg/m^2，ivgtt，第 1 天，21 天为 1 个周期，共 4 个周期
- 紫杉醇 175～200mg/m^2，ivgtt（3h），第 1 天
- 卡铂（AUC=5～6），ivgtt，第 1 天，21 天为 1 个周期，共 4 个周期

【说明】 ①术后辅助化疗不超过 4 个周期；②TC 方案仅推荐用于ⅠB 期 NSCLC 根治术后原发灶最大径＞4cm 的患者。

（二）同期或序贯放化疗

EP 方案

- 依托泊苷 50mg/m²，ivgtt，第 1～5 天、第 29～33 天
- 顺铂 50mg/m²，ivgtt，第 1、8、29、36 天

【说明】 对于局部晚期患者，在有条件的医院推荐同期放化疗，疗效优于序贯放化疗，但由于技术要求较高，在普通医院仍推荐后者。

（三）姑息化疗

1. 一线化疗

（1）PC 方案

- 培美曲塞 500mg/m²，ivgtt（10min 以上），第 1 天
- 顺铂 75mg/m²，ivgtt，第 1 天（需水化）；或卡铂（AUC=5～6），ivgtt，第 1 天
- 用药期间必须补充叶酸及维生素 B$_{12}$，每 3 周重复

（2）GP 方案

- 吉西他滨 1000mg/m²，ivgtt（30min），第 1、8 天
- 顺铂 75mg/m²，ivgtt，第 1 天（需水化）
- 每 3 周重复

（3）TP 或 TC 方案

- 紫杉醇 175～200mg/m²，ivgtt（3h），第 1 天
- 顺铂 75mg/m²，ivgtt，第 1 天（需水化）；或卡铂（AUC=5～6），ivgtt，第 1 天
- 每 3 周重复

（4）NP 方案

- 长春瑞滨 25mg/m²，iv，第 1、8 天
- 顺铂 75mg/m²，ivgtt，第 1 天（需水化）
- 每 3 周重复

（5）DP 方案

- 多西他赛 75mg/m^2，ivgtt（1h），第 1 天
- 顺铂 75mg/m^2，ivgtt，第 1 天（需水化）
- 每 3 周重复

（6）TCB 方案（限非鳞癌）

- 紫杉醇 175～200mg/m^2，ivgtt（3h），第 1 天
- 卡铂（AUC=5～6），ivgtt，第 1 天
- 贝伐珠单抗 7.5～15mg/kg，ivgtt，第 1 天
- 每 3 周重复

2. 二线化疗　纳武利尤单抗或替雷利珠单抗或多西他赛或培美曲塞（如一线未用同一药物）及最佳支持治疗。

3. 三线化疗　NMPA 批准安罗替尼用于 NSCLC 患者三线及以上治疗。

【说明】　①对于初治晚期患者，以及病理结果为非鳞癌、咯血量很少、病灶远离大血管、不需长期抗凝剂治疗者，可考虑使用化疗联合贝伐珠单抗治疗，但不主张单独使用贝伐珠单抗。②培美曲塞用于病理结果为非鳞癌的晚期患者。对于 4 个疗程后临床获益的患者可酌情给予单药培美曲塞维持治疗。③吉非替尼和厄洛替尼对 *EGFR* 基因敏感突变（19、21 号外显子突变）的晚期患者疗效较好，且可明显改善生活质量，推荐用于一线治疗。④克唑替尼 250mg，bid，不能耐受者可酌情减量至 200mg、bid 或 250mg、qd。

安罗替尼 12mg/d，po，第 1～14 天，每 3 周 1 次，直至病情进展或出现不可耐受的副作用。

免疫治疗：纳武利尤单抗 3mg/kg，ivgtt，第 1 天，每 2 周 1 次。

第二节　小细胞肺癌

SCLC 占所有肺癌的 15% 左右。其生物学行为与 NSCLC 明

显不同，与吸烟密切相关，97%的患者有多年、大量吸烟史，临床特点是恶性程度高、容易转移、对化疗和放疗敏感，需采取以化疗为主的综合治疗。

一、诊断要点

（一）临床表现

SCLC 临床症状与 NSCLC 基本相同，但也有其单独的临床特点。

1. 临床过程和疾病的自然病程 SCLC 疾病进展的速度明显快于 NSCLC。许多患者在疾病的早期就出现远处转移。据文献报道，初诊时 70%～90%的患者已有淋巴结转移和（或）远处转移，其中最多见的是纵隔淋巴结转移，其次是骨（38%）、肝（22%～28%）、脑（5%～14%）等。因此，目前认为 SCLC 是一种全身性疾病。大部分患者症状及病情发展较快，短期内死于肿瘤进展。晚期 SCLC 患者平均中位生存期为 8～16 周。

2. 病理组织学 SCLC 是由支气管黏膜基底层的 Kulchistky 细胞恶变而来的，肿瘤细胞有较明显的神经内分泌分化趋向。因此，临床上副肿瘤综合征的发生率较高。

3. 对放疗和化疗敏感 与 NSCLC 不同，SCLC 的肿瘤细胞分化水平较低，倍增时间较短，因此对化疗和放疗均非常敏感。在治疗方面以化疗联合局部放疗为主。

（二）分期

通过一系列常规检查，如血常规、尿常规、粪常规、血生化、肿瘤标志物如神经元特异化烯醇化酶（NSE），以及胸部 X 线、肝 CT、脑 CT、骨发射型计算机断层成像（ECT）、骨髓穿刺等检查，可将 SCLC 分为以下两种。

（1）局限期肿瘤：局限于一侧胸腔内，包括已有纵隔、同侧锁骨上和前斜角肌淋巴结转移的患者。

（2）广泛期肿瘤：其发展超过局限期的范围。

【说明】　UICC 第八版的 TNM 分期同样适用于 SCLC；推荐在进行临床研究时使用新版 TNM 分期系统，而在临床实践中可以并用两种分期系统。

二、治 疗 原 则

化疗目前仍是 SCLC 的主要治疗手段之一。对于局限期 SCLC，目前的标准治疗为化疗联合放疗。对于放疗使用的时机，从目前的临床研究结果来看，早期放疗或化疗与放疗同步进行，疗效优于晚期放疗或先化疗后放疗。一般认为对 PS 较好的局限期患者（PS 评分<2 分）应尽早开始放疗（化疗 2～3 个疗程后）或疗与放疗同步进行，但对 PS 较差的局限期患者仍应采用先化疗后放疗的方法。对广泛期患者和局限期经化疗仍无法达到部分缓解（PR）的患者，以单纯化疗为主。

免疫联合化疗目前已经成为 SCLC 的标准治疗方案，2019 年 3 月，FDA 批准阿替利珠单抗（泰圣奇）联合化疗药卡铂和依托泊苷用于广泛期 SCLC 的一线治疗。阿替利珠单抗是针对 SCLC 首款获批的一线免疫治疗药物。该批准是基于 IMpower133 研究中，阿替利珠单抗+卡铂+依托泊苷相比安慰剂+卡铂+依托泊苷延长了中位 OS（12.3 个月 vs. 10.3 个月）和中位 PFS（5.2 个月 vs. 4.3 个月）。2020 年 3 月，度伐利尤单抗（英飞凡）被 FDA 批准一线用于治疗广泛期 SCLC，CASPIANⅢ期临床研究表明，度伐利尤单抗联合化疗可以降低广泛期 SCLC 患者 27% 的死亡风险，使客观缓解率提高到 68%，中位 OS 达到 13.0 个月，实现了广泛期 SCLC 治疗中的史上最长 OS。

三、治 疗 策 略

（一）一线治疗

■首选方案

1. EP 联合阿替利珠单抗方案

- 依托泊苷 80～120mg/m², ivgtt, 第 1～3 天
- 顺铂 60～80mg/m², ivgtt, 第 1 天（水化）
- 阿替利珠单抗 1200mg 或度伐利尤单抗 1600mg
- 每 3 周重复

2. EC 方案

- 依托泊苷 100mg/m², ivgtt, 第 1～3 天
- 卡铂（AUC=5）, ivgtt, 第 1 天
- 阿替利珠单抗 1200mg 或度伐利尤单抗 1600mg
- 每 3 周重复

或

- 单纯化疗 EP/EC 方案

3. CAV 方案

- 环磷酰胺 800mg/m², ivgtt, 第 1 天
- 多柔比星 40～50mg/m², iv, 第 1 天
- 长春新碱 1.4mg/m²（最大 2mg）, iv, 第 1 天
- 每 3 周重复

4. CAE 方案

- 环磷酰胺 800mg/m², ivgtt, 第 1 天
- 多柔比星 40～50mg/m², iv, 第 1 天
- 依托泊苷 80mg/m², ivgtt, 第 1～3 天
- 每 3 周重复

5. IP 方案

- 伊立替康 60mg/m², ivgtt, 第 1、8、15 天
- 顺铂 60mg/m², ivgtt, 第 1 天（水化）

- 每 4 周重复

6. 口服单药依托泊苷

- 依托泊苷 $200mg/m^2$，po，第 1～5 天
- 每 3～4 周重复

【说明】 ①对广泛期 SCLC 患者，IP 方案疗效优于 EP 方案，可选用。②对局限期患者，尽早开始放疗，可同期放化疗或在化疗的前 3 个疗程中开始放疗，然后再完成 6 个疗程的化疗。③对老年人或不愿静脉用药的患者，可用口服依托泊苷方案化疗。对老年人，无论局限期或广泛期，总有效率为 76%，中位生存期为 9.5 个月，2 年总生存率为 10%，且能明显改善老年人的生活质量。④对化疗获得明显疗效的局限期患者，应给予预防性全脑放疗（PCI）。部分疗效好的广泛期患者，可酌情给予 PCI。

（二）二线治疗

1. 单用拓扑替康

- 拓扑替康 1.25～$1.5mg/m^2$，ivgtt，第 1～5 天
- 每 3 周重复

2. CAV 方案

- 环磷酰胺 $800mg/m^2$，ivgtt，第 1 天
- 多柔比星 $50mg/m^2$，iv，第 1 天
- 长春新碱 $1.4mg/m^2$，iv，第 1 天
- 每 3 周重复

3. IP 方案

- 伊立替康 $60mg/m^2$，ivgtt，第 1、8、15 天
- 顺铂 $60mg/m^2$，ivgtt，第 1 天（水化）
- 每 4 周重复

（韩宝惠 常建华 张雪梅）

第七章　胸膜间皮瘤

胸膜间皮瘤（pleural mesothelioma）是发生于胸膜的少见肿瘤，其中弥漫浸润性肿瘤的恶性程度最高，约占胸膜恶性肿瘤的5%。胸膜间皮瘤可发生于脏胸膜和壁胸膜的任何部分，80%发生于脏胸膜，20%发生于壁胸膜。胸膜间皮瘤的主要致病因素为石棉接触史，70%～80%被诊断为间皮瘤的患者有石棉接触史。男女发病比例为3∶1，中位年龄为60岁。尽管本病少见，但目前文献报道其发病有增加的趋势，而且在未来的35～40年将保持一个较高的发病率。本病预后很差，如果不治疗，中位生存期仅有4～9个月，两年生存率不足10%，五年生存率＜5%。

一、诊　断　要　点

（一）临床表现

（1）胸腔积液是最常见的临床表现，约95%的患者会发生，多为血性胸腔积液，可伴有胸痛、咳嗽、胸闷和气短。累及腹膜时常出现腹水。

（2）邻近组织侵犯的症状取决于侵犯的部位，如上腔静脉压迫、食管压迫、脊柱压迫、霍纳综合征及胸壁和心包病变。严重的胸膜浸润可导致"冰冻胸"。

（3）全身症状可表现为体重减轻和乏力，可伴有发热。晚期可出现恶病质。

（4）其他表现：肿瘤浸润肋骨可见骨质破坏；有石棉接触史者可出现胸膜斑、胸膜钙化；淋巴转移可致纵隔及肺门淋巴结肿大。

（二）检查手段

1. 影像学检查　基本特征为患侧胸膜广泛增厚，伴有增强结节及胸腔积液者占 60%；胸膜收缩、胸廓塌陷者占 25%；胸壁、纵隔、心包等处转移者占 10%；胸膜钙化者占 5%。普通胸部 X 线检查、胸部 CT 和 B 超可发现胸膜病变及胸腔积液。对于可疑恶性胸膜间皮瘤的患者，CT 检查最为有用。本病倾向于单侧侵犯，少数可为双侧侵犯。胸膜增厚可同时累及脏胸膜和壁胸膜，表现为椭圆形、驼峰状、结节状、波浪状和环状增厚。胸膜厚度≥1cm 对本病的诊断有特征性意义。弥漫型胸膜增厚最常表现为多发结节状增厚，胸膜环状增厚多为中晚期表现，病变浸润整侧胸廓，胸膜普遍增厚而固定，呈"冻结"征。大多患者合并大量胸腔积液，严重者积液可占据整侧胸腔、高达肺尖，部分病例可见叶间裂积液，少数患者可侵犯心包致心包积液。

2. 胸腔积液细胞学检查　确诊率低（21%～36.7%），但胸腔积液中透明质酸含量比肺腺癌者明显增高，有助于诊断恶性胸膜间皮瘤。

3. 胸膜活检　对于常规检查不能明确诊断者，可做 CT 引导下的胸膜活检。目前，用胸腔镜做胸膜活检是诊断间皮瘤的最佳方法。

4. 实验室检查　部分患者可有血小板增多、血清 CEA 水平升高等。

（三）TNM 分期

1. 恶性胸膜间皮瘤 TNM 分级标准　适用于胸部的恶性间皮瘤，见表 7-1。

表 7-1 恶性胸膜间皮瘤 TNM 分级标准（AJCC 第八版）

原发肿瘤（T）		区域淋巴结（N）		远处转移（M）	
Tx	原发肿瘤无法评估	Nx	淋巴结转移情况无法评估	M0	无远处转移
T0	无原发肿瘤证据			M1	有远处转移
T1	局限于同侧的壁胸膜，有或无脏胸膜、纵隔胸膜或横膈胸膜的侵犯	N0	无区域淋巴结转移		
T2	侵及同侧胸膜表面一个部位（胸膜顶、纵隔胸膜、膈胸膜、脏胸膜），并具备以下至少一种特征：①侵及膈肌；②侵及脏胸膜下的肺实质	N1	转移至同侧支气管、纵隔、肺或肺门淋巴结		
T3	局部晚期，但有潜在切除可能的肿瘤。侵及同侧胸膜表面的所有部位（胸膜顶、纵隔胸膜、膈胸膜、脏胸膜），并具备以下至少一种特征：①侵及胸内筋膜；②侵及纵隔脂肪；③侵及胸壁软组织的单个、可完整切除的病灶；④非透壁性心包浸润	N2	转移至对侧纵隔、同侧或对侧锁骨上淋巴结		
T4	不可切除的局部晚期肿瘤。侵及同侧胸膜表面的所有部位（胸膜顶、纵隔胸膜、膈胸膜、脏胸膜），并具备以下至少一种特征：①胸壁的弥漫性浸润或多个病灶，有或无肋骨破坏；②直接经膈肌侵入腹腔；③直接侵及对侧胸膜；④直接侵及纵隔器官；⑤直接侵及脊柱；⑥穿透心包的内表面，有或无心包积液，或侵犯心肌				

2. 恶性胸膜间皮瘤 TNM 分期 见表 7-2。

表 7-2 恶性胸膜间皮瘤 TNM 分期

分期	T	N	M
Ⅰ A 期	T1	N0	M0
Ⅰ B 期	T2/T3	N0	M0
Ⅱ A 期	T1	N1	M0
Ⅱ B 期	T2	N1	M0
Ⅲ A 期	T3	N1	M0
Ⅲ B 期	T1～3	N2	M0
Ⅲ B 期	T4	任何 N	M0
Ⅳ 期	任何 T	任何 N	M1

二、治 疗 原 则

目前尚无根治恶性胸膜间皮瘤（malignant pleural mesothelioma，MPM）的有效方法，主要干预手段包括手术、放疗、全身化疗及免疫治疗。对于Ⅰ、Ⅱ期患者存在手术切除可能性，应经 MDT 讨论进行手术治疗评估，术式主要包括胸膜切除术或剥脱术、胸膜外全肺切除术。对于Ⅲ A～Ⅳ期患者主要进行化疗，需要时做姑息放疗或手术。为控制胸腔渗液促进胸膜粘连、避免胸腔积液再生和减轻患者症状，可行腔内治疗。放疗一般不建议单独使用，可作为多学科综合治疗策略的一部分，成为缓解胸部疼痛、减轻支气管或食管阻塞及与 MPM 相关的其他症状（如脑或骨骼转移）的姑息疗法。

目前认为对 MPM 有效的化疗药物有培美曲塞、顺铂、吉西他滨、长春瑞滨、多柔比星、丝裂霉素等。以往多柔比星被认为是恶性胸膜间皮瘤化疗的标准单药治疗方案，然而其作为单药治疗的有效率<20%。顺铂每 21 天 100mg/m² 的剂量治疗有效率为

14%，每周 80mg/m² 的剂量治疗有效率为 36%。长春瑞滨对 MPM 有独特疗效，在一项单队列的 II 期临床研究中，每周标准剂量给药可以获得 24% 的有效率。一项 II 期研究中，吉西他滨单药治疗仅获得 7% 的有效率。培美曲塞单药治疗的有效率为 14%。联合化疗的疗效要高于单药化疗。培美曲塞联合顺铂方案的有效率为 41.3%，中位生存期为 12.1 个月。此外，贝伐珠单抗与培美曲塞＋顺铂化疗联合的用药方案使患者中位 OS 延长 2.7 个月，目前已成为 MPM 一线标准治疗方案。

双免疫联合治疗是继含铂化疗方案后唯一获批的 MPM 一线治疗方案。CheckMate 743 研究显示纳武利尤单抗＋伊匹木单抗较标准化疗可显著降低不可切除 MPM 患者的死亡风险（达 26%），延长中位 OS（18.1 个月 vs. 14.1 个月），且安全性可控。基于该研究，FDA 及 NMPA 已批准纳武利尤单抗＋伊匹木单抗的双免疫联合方案用于未经治疗、不可切除的非上皮型 MPM 一线治疗。此外，免疫联合化疗（如度伐利尤单抗联合培美曲塞＋顺铂）及免疫单药方案的后线治疗的相关研究正在进行之中。

三、治 疗 策 略

（一）一线治疗

1. AP 方案
- 培美曲塞 500mg/m²，ivgtt，第 1 天
- 顺铂 75mg/m²，ivgtt，第 1 天（水化）
- 每 3 周重复

2. APB 方案
- 培美曲塞 500mg/m²，ivgtt，第 1 天
- 顺铂 75mg/m²，ivgtt，第 1 天（水化）
- 贝伐珠单抗 15mg/kg，ivgtt，第 1 天
- 每 3 周重复，6 个周期后贝伐珠单抗 15mg/kg 维持治疗至

疾病进展

3. O+Y 方案
- 纳武利尤单抗 1mg/kg，ivgtt，第 1 天，每 2 周 1 次
- 伊匹木单抗 1mg/kg，ivgtt，第 1 天，每 6 周 1 次

（二）一线治疗其他推荐方案

1. GP 方案
- 吉西他滨 1000mg/m^2，ivgtt（30min），第 1、8 天
- 顺铂 75mg/m^2，ivgtt，第 1 天（水化）
- 每 3 周重复

2. AC/ACB 方案
- 培美曲塞 500mg/m^2，ivgtt，第 1 天
- 卡铂 75mg/m^2，ivgtt，第 1 天（水化）
- 贝伐珠单抗 15mg/kg，ivgtt，第 1 天
- 每 3 周重复，6 个周期后贝伐珠单抗 15mg/kg 维持治疗至疾病进展

3. AP 方案+度伐利尤单抗
- 培美曲塞 500mg/m^2，ivgtt，第 1 天
- 顺铂 75mg/m^2，ivgtt，第 1 天（水化）
- 度伐利尤单抗 1125mg，ivgtt，第 1 天
- 每 3 周重复，6 个周期后度伐利尤单抗维持治疗至疾病进展或不耐受（度伐利尤单抗治疗总治疗期共不超过 12 个月）

4. 培美曲塞单药
- 培美曲塞 500mg/m^2，ivgtt，第 1 天

5. 长春瑞滨单药
- 长春瑞滨 25mg/m^2，ivgtt，第 1、8 天

（三）二线及后线治疗

培美曲塞单药
- 培美曲塞 500mg/m^2，ivgtt，第 1 天

（四）二线及后线治疗其他推荐方案

1. 长春瑞滨单药
- 长春瑞滨 25mg/m^2，ivgtt，第1、8天

2. 吉西他滨单药
- 吉西他滨 1000mg/m^2，ivgtt（30min），第1、8天

3. 帕博利珠单抗
- 帕博利珠单抗 200mg，ivgtt，第1天，每3周重复

4. O+Y 方案
- 纳武利尤单抗 1mg/kg，ivgtt，第1天，每2周1次
- 伊匹木单抗 1mg/kg，ivgtt，第1天，每6周1次

【说明】 接受培美曲塞治疗的患者应同时应用叶酸和维生素 B_{12}，可减少治疗相关的血液学毒性和胃肠道毒性。

（周彩存）

第八章 纵隔肿瘤

纵隔肿瘤中54%发生在前纵隔,20%发生在中纵隔,26%发生在后纵隔;成人以胸腺瘤、淋巴瘤多见,儿童则主要是神经源性肿瘤。前纵隔肿瘤以胸腺瘤、生殖细胞肿瘤多见,中纵隔肿瘤以心包囊肿、支气管囊肿、淋巴瘤多见,后纵隔肿瘤以神经源性肿瘤多见。

第一节 胸 腺 瘤

胸腺瘤常见于成年人,男女发病率相同,占纵隔肿瘤的20%～30%。半数患者无症状,有症状者中40%表现为肌无力。90%的胸腺瘤位于前上纵隔。临床上有学者提倡侵袭性与非侵袭性胸腺瘤的概念,非侵袭性胸腺瘤可与周围组织粘连,但包膜完整;侵袭性胸腺瘤与周围组织关系密切,常难以完整切除,可发生肺转移、胸膜侵犯等,胸腔外转移较少见。

一、诊断要点

(一)临床表现

由于纵隔内组织来源的复杂性,胸腺瘤临床表现多种多样。其中40%的患者可无任何症状和体征,60%的患者则由于肿块压迫或侵犯纵隔内的器官和组织而有临床表现或肿瘤伴发综合征。

1. 症状和体征 常见胸痛、胸闷气短、咳嗽。

2. 肿瘤压迫引起的症状 声音嘶哑、霍纳综合征、吞咽困难、上腔静脉压迫综合征、截瘫。

3. 肿瘤伴发综合征

（1）重症肌无力：发病率为 1/75 000，男女发病比例为 1∶2，年轻女性和年龄大者多见。50%～70%的患者伴有胸腺病理性改变。胸腺瘤中 15%～50%伴肌无力。临床上可分为 3 型：①眼肌型，上眼睑下垂、视物长久感疲劳、复视；②躯干型，上肢伸举不能持久，步行稍远需坐下休息；③延髓型，咀嚼吞咽费力，甚至呼吸肌麻痹。

（2）红细胞发育异常（纯红细胞再生障碍性贫血）：表现为血常规红细胞减少、血红蛋白水平下降，30%的患者伴有血小板和白细胞异常。5%的胸腺瘤患者伴有此症，术后 38%的患者恢复正常。发病机制可能是红细胞抗原的自身免疫反应，故也可给予免疫抑制治疗。

（3）丙种球蛋白减少症：胸腺瘤患者中 4%～12%合并此症。易合并红细胞发育异常，胸腺切除后无改善。

（二）检查手段

1. X 线透视及正/侧位胸部 X 线检查 前纵隔或前上纵隔内密度均匀、边缘光滑的块影，多向一侧胸腔突出。10%～15%的肿瘤囊壁可见点线状钙化影。

2. CT 和 MRI 可发现较小的肿瘤，鉴别肿瘤与大血管，判断神经源性肿瘤有无椎管内或硬脊膜内扩展。

3. B 超 可鉴别肿瘤与囊肿。

4. 核素扫描 可排除胸内甲状腺肿，如果是低功能性甲状腺肿，则有假阴性可能。

5. 肿瘤标志物检测 通过检测甲胎蛋白（AFP）、人绒毛膜促性腺激素（HCG）可与生殖细胞瘤相鉴别。

6. 组织活检 可明确细胞学或组织学诊断。

（三）病理分类

国际上目前通行的 WHO 分类方案如下所示。

（1）根据肿瘤上皮形态分为 A 型和 B 型。两种形态细胞混合的肿瘤称为 AB 型。

（2）根据肿瘤上皮细胞与淋巴细胞比例及肿瘤上皮非典型程度，B 型胸腺瘤又可分为 3 个亚型：B1 型（富于淋巴细胞）、B2 型和 B3 型（富于上皮细胞）。

（3）伴有 B1 型或 B2 型特征的混合性 A 型胸腺瘤归入 AB 型胸腺瘤。在 2015 年版 WHO 分类中，除微结节型胸腺瘤为恶性潜能未定外，A 型、B 型和 AB 型胸腺瘤均定义为恶性肿瘤。

（4）胸腺癌是根据其分化（鳞状细胞、黏液表皮样细胞等）来命名的。

（四）TNM 分期

1. 胸腺肿瘤 TNM 分级标准　见表 8-1。

表 8-1　胸腺肿瘤 TNM 分级标准（AJCC 第八版）

原发肿瘤（T）	区域淋巴结（N）	远处转移（M）
T1　肿瘤局限在胸腺内，无论无包膜，仅直接侵犯纵隔或直接侵犯纵隔胸膜而无任何其他纵隔结构侵犯 　　T1a 无纵隔胸膜侵犯 　　T1b 直接侵犯纵隔胸膜	N0　无淋巴结转移 N1　前纵隔淋巴结转移 N2　深胸腔内或颈淋巴结转移，累及的淋巴结需要病理证实	M1 M1a　分隔的胸膜及心包结节 M1b　肺实质结节或远处器官转移
T2　肿瘤侵犯心包（部分或全层）		
T3　肿瘤直接侵犯下列结构：肺、头臂静脉、上腔静脉、膈神经、胸壁、心包外肺动脉或静脉		
T4　肿瘤侵犯下列结构：主动脉（升主动脉、主动脉弓、降主动脉）血管、心包内肺动脉、心肌、气管、食管		

2. 胸腺肿瘤 TNM 分期 见表 8-2。

表 8-2 胸腺肿瘤 TNM 分期

分期	T	N	M
Ⅰ 期	T1a、T1b	N0	M0
Ⅱ 期	T2	N0	M0
ⅢA 期	T3	N0	M0
ⅢB 期	T4	N0	M0
ⅣA 期	任何 T	N1	M0
	任何 T	N0～1	M1a
ⅣB 期	任何 T	N2	M0～1a
	任何 T	任何 N	M1b

二、治 疗 原 则

首选手术治疗，对于Ⅰ期病变，不用常规加术后放疗；但对于包膜有侵犯或有手术残留者，加局部放疗可提高局控率及延长生存期；晚期病变应放疗加化疗，化疗对于有转移或可能存在转移者有效。近年来，对晚期胸腺肿瘤患者，临床研究发现小分子多靶点抗血管生成抑制剂和免疫检测点抑制剂也有一定疗效。

三、治 疗 策 略

1. CAP 方案

- 环磷酰胺 500mg/m^2，iv，第 1 天
- 多柔比星 50mg/m^2，iv，第 1 天
- 顺铂 50mg/m^2，ivgtt，第 1 天
- 每 3 周重复

2. ADOC 方案

- 多柔比星 40mg/m^2，iv，第 1 天

- 顺铂 50mg/m^2，ivgtt，第 1 天
- 长春新碱 0.6mg/m^2，iv，第 3 天
- 环磷酰胺 700mg/m^2，iv，第 4 天
- 每 3 周重复

3. EP 方案

- 依托泊苷 80～120mg/m^2，ivgtt，第 1～3 天
- 顺铂 60～80mg/m^2，ivgtt，第 1 天（水化）
- 每 3 周重复

第二节　纵隔生殖细胞瘤

纵隔生殖细胞瘤占生殖腺体外生殖细胞瘤的 50%～70%，好发于前纵隔，少数出现在后纵隔。其占所有纵隔肿瘤的 10%～15%，可以分为良性和恶性，其中畸胎瘤为良性肿瘤，精原细胞瘤和非精原细胞瘤为恶性肿瘤。

一、诊 断 要 点

1. 畸胎瘤　最常见，发病年龄为 20～40 岁，其在儿童中占纵隔肿瘤的 70%，在成人中占 60%。良性畸胎瘤有完整包膜，可为实性或囊性，密度不均，可有类似牙齿或骨骼的钙化灶。恶性畸胎瘤可侵犯周围组织器官。CT 可见类似牙齿和骨骼的钙化影；血清 β-HCG 和 AFP 均在正常范围。

2. 精原细胞瘤　占纵隔恶性生殖细胞肿瘤的 35%，发病年龄为 20～40 岁，以男性为主。生长慢、转移晚，60%～70%的患者有症状，肺是常见转移部位。血清 β-HCG 水平可以轻度升高，AFP 水平不升高。

3. 非精原细胞瘤　包括胚胎癌、畸胎癌、绒毛膜癌和不成熟畸胎瘤等。85%的患者为男性，前纵隔多见。诊断时，90%有肿

瘤浸润，30%～50%出现血清 β-HCG 水平升高，60%～80%出现 AFP 水平升高。非精原细胞瘤比精原细胞瘤和性腺非精原细胞瘤预后差，可出现血液系统疾病。

二、治 疗 原 则

1. 畸胎瘤 手术切除预后好，对放化疗不敏感。不成熟型有潜在恶性，预后与年龄、位置和不成熟细胞比例等有关。年龄＞15 岁者，不成熟畸胎瘤可表现为恶性，而年龄＜15 岁者，可表现为与成熟型相似。

2. 精原细胞瘤 对放化疗都很敏感。对于体积小的孤立性病灶，首选单纯放疗，长期生存率为 60%～80%。对于肿瘤较大、局部晚期的患者可先化疗，再予以局部放疗。对复发性患者可给予挽救性化疗。

3. 非精原细胞瘤 含铂的联合化疗方案能显著提高疗效，完全缓解（CR）率为 40%～50%，疗效评价除借助影像学检查外，还需检查血清 β-HCG 和 AFP 水平。若两者均正常，则化疗 4 个周期后可随访；若影像学检查正常，而血清 β-HCG 和 AFP 水平仍高于正常，则需继续化疗；若影像学检查仍有肿瘤残留，应行手术切除。

三、治 疗 策 略

1. BEP 方案
- 博来霉素 $30mg/m^2$，im，第 1、8、15 天
- 依托泊苷 $100mg/m^2$，ivgtt，第 1～5 天
- 顺铂 $50mg/m^2$，ivgtt，第 1、2 天
- 每 3 周重复

2. VIP 方案
- 长春碱 0.11mg/kg，iv，第 1、2 天

- 异环磷酰胺 $1200mg/m^2$, ivgtt, 第 1~5 天
- 顺铂 60~80mg/m², ivgtt, 第 1 天（水化）
- 每 3 周重复

3. EP 方案

- 依托泊苷 80~120mg/m², ivgtt, 第 1~3 天
- 顺铂 60~80mg/m², ivgtt, 第 1 天（水化）
- 每 3 周重复

（常建华）

第九章 胃　癌

胃癌是目前全球最常见的恶性肿瘤之一。

中晚期胃癌患者仍占 70%左右，晚期胃癌无根治性手术指征，五年生存率低。因此有必要了解胃癌的临床特点及诊疗规范，提高早诊早治率，改善胃癌患者的生存状况。

一、诊 断 要 点

（一）临床表现

胃癌早期常无特殊的症状，进入进展期后才会出现临床症状且特异性不高。

1. 上腹不适和疼痛　上腹不适是最早出现和最常见的症状之一，通常不为患者注意，这也是胃癌早期诊断困难的原因之一。

2. 恶心和呕吐　胃癌的早期会出现食后饱胀感和轻度恶心感，随着病情进展，此症状加重。当出现消化道梗阻时，会出现持续呕吐。贲门部肿瘤可导致进食困难，而胃窦部或幽门部肿瘤往往引起呕吐宿食，伴有上腹部饱胀感。

3. 出血和黑便　肿瘤部位发生破溃出血。少量出血可能仅表现为大便隐血阳性或少量黑便。出血量大时会发生呕血和较明显的黑便，甚至出现失血性休克。更多见的情况是慢性失血或消耗而导致贫血。

4. 乏力、消瘦　由于进食量减少，还会出现乏力和消瘦，这是进展期胃癌常见的症状。因此，对近期体重减轻的患者应注意胃部检查。

5. 胃癌转移导致的症状　胃癌发生转移时会出现转移部位肿瘤的相应症状，如腹水、锁骨上淋巴结肿大，以及盆腔转移导致的腹胀、腹痛、排便困难等。

（二）检查手段

1. 实验室检查　早期胃癌的实验室检查结果多为正常，中晚期胃癌可有不同程度的贫血，肝转移患者可伴有肝功能异常。

2. 胃镜检查　是目前明确胃癌诊断的最主要手段，特别对发现早期胃癌具有重要作用。通过胃镜活检可以鉴别良恶性溃疡、排除胃炎、明确胃癌的病理类型。通过超声内镜检查还可以了解病变的范围、有助于术前分期、协助确定手术的可行性和方式。

3. CT 和 MR　增强型 CT 或 MR 检查可清晰显示胃壁侵犯的范围、肿瘤侵犯邻近组织的程度、淋巴结转移情况，是否存在腹盆腔转移。胸部 CT 可以帮助了解是否存在肺转移。CT 或 MR 检查应该作为胃癌术前的常规检查。低张、气/水充盈等手段保证胃腔的充分充盈扩张有利于提高诊断准确性。怀疑肝转移时，应首选 MR 检查。

4. PET/CT　肝转移、淋巴结转移时 ^{18}F-FDG 摄取往往增加，这可用于鉴别病灶良恶性、帮助鉴别远处转移，但其对印戒细胞癌腹腔内播散转移假阴性率可以达到 30%。推荐其用于辅助胃癌分期，但不作为常规检查。

5. 肿瘤标志物检测　目前在胃癌的诊断中无特异性较高的肿瘤标志物，CEA、CA19-9、CA125 等可供参考，对预测复发和评估疗效有一定参考价值。

6. 体格检查　胃癌患者体检时应注意锁骨上淋巴结的检查，术前还应行直肠指检，帮助判断是否存在盆腔转移。

（三）TNM 分期

1. 胃癌 TNM 分级标准　见表 9-1。

表 9-1 胃癌 TNM 分级标准（UICC/AJCC 第八版）

原发肿瘤（T）		区域淋巴结（N）		远处转移（M）	
Tx	原发肿瘤无法评价	Nx	区域淋巴结无法评价	M0	未发现远处
T0	切除标本中未发现肿瘤	N0	区域淋巴结无转移		转移
Tis	原位癌，肿瘤位于上皮内，未侵犯黏膜固有层	N1	1～2 个区域淋巴结转移	M1	有远处转移
		N2	3～6 个区域淋巴结转移		
T1	肿瘤侵犯黏膜固有层或黏膜肌层；肿瘤侵犯黏膜下层	N3	7 个及以上区域淋巴结转移		
T2	肿瘤侵犯固有肌层	N3a	7～15 个区域淋巴结转移		
T3	肿瘤穿透浆膜下层结缔组织，未侵犯脏腹膜或邻近结构	N3b	16 个及以上区域淋巴结转移		
T4a	肿瘤侵犯浆膜（脏腹膜）				
T4b	肿瘤侵犯邻近组织结构				

2. 胃癌 TNM 分期 临床分期见表 9-2，病理分期见表 9-3，新辅助治疗后分期见表 9-4。

表 9-2 胃癌临床分期（cTNM）

分期	T	N	M
0 期	Tis	N0	M0
Ⅰ 期	T1	N0	M0
	T2	N0	M0
Ⅱ A 期	T1	N1～3	M0
	T2	N1～3	M0
Ⅱ B 期	T3	N0	M0
	T4a	N0	M0
Ⅲ 期	T3	N1～3	M0
	T4a	N1～3	M0
Ⅳ A 期	T4b	任何 N	M0
Ⅳ B 期	任何 T	任何 N	M1

表 9-3 胃癌病理分期（pTNM）

分期	T	N	M
0 期	Tis	N0	M0
ⅠA 期	T1	N0	M0
ⅠB 期	T1	N1	M0
	T2	N0	M0
ⅡA 期	T1	N2	M0
	T2	N1	M0
	T3	N0	M0
ⅡB 期	T1	N3a	M0
	T2	N2	M0
	T3	N1	M0
	T4a	N0	M0
ⅢA 期	T2	N3a	M0
	T3	N2	M0
	T4a	N1	M0
	T4a	N2	M0
	T4b	N0	M0
ⅢB 期	T1	N3b	M0
	T2	N3b	M0
	T3	N3a	M0
	T4a	N3a	M0
	T4b	N1	M0
	T4b	N2	M0
ⅢC 期	T3	N3b	M0
	T4a	N3b	M0
	T4b	N3a	M0
	T4b	N3b	M0
Ⅳ期	任何 T	任何 N	M1

表 9-4 胃癌新辅助治疗后分期（ypTNM）

分期	T	N	M
Ⅰ 期	T1	N0	M0
	T2	N0	M0
	T1	N1	M0
Ⅱ 期	T3	N0	M0
	T2	N1	M0
	T1	N2	M0
	T4a	N0	M0
	T3	N1	M0
	T2	N2	M0
	T1	N3	M0
Ⅲ 期	T4a	N1	M0
	T3	N2	M0
	T2	N3	M0
	T4b	N0	M0
	T4b	N1	M0
	T4a	N2	M0
	T3	N3	M0
	T4b	N2	M0
	T4b	N3	M0
	T4a	N3	M0
Ⅳ 期	任何 T	任何 N	M1

二、治 疗 原 则

胃癌的治疗强调多学科合作的综合治疗，确定治疗方案的基础则为患者的年龄、身体状况，胃癌病理诊断、临床分期及分子病理分型等。采取 MDT 模式，有计划、合理地应用手术、化疗、放疗和生物靶向等治疗手段，达到根治或最大限度地控制肿瘤、延长患者生存期、改善患者生活质量的目的。

三、治 疗 策 略

（一）新辅助化疗

新辅助化疗是指能够获得根治性手术的患者在术前接受的化疗。新辅助化疗不同于已经存在广泛转移的晚期胃癌的姑息化疗，其治疗是以根治肿瘤为目的，希望能够在保证安全性的前提下，通过化疗使原发病灶缩小，减少病灶向腹腔内侵犯，与周围脏器界线清晰，减少手术难度，短期内实现肿瘤降期，此时再行手术以提高 R0 切除率；同时能够控制微小转移病灶，减少术后的复发转移，以延长患者 OS 和 PFS。新辅助治疗不仅可以提高手术根治性切除率，同时还可以获得明确的疗效判断，为术后辅助化疗方案的选择提供依据，是患者术后辅助化疗方案选择的最重要决定因素之一。新辅助化疗的方案有以下几种。

1. 两药 SOX 方案（高级别循证医学证据）

- 替吉奥 40～60mg，第 1～14 天
- 奥沙利铂 130mg/m^2，第 1 天
- 每 3 周重复

2. 两药 XELOX 方案（低级别循证医学证据）

- 奥沙利铂 130mg/m^2，ivgtt（2h），第 1 天
- 卡培他滨 1000mg/m^2，po，bid，第 1～14 天
- 每 3 周重复

3. 两药 mFOLFOX6 方案（低级别循证医学证据）

- 奥沙利铂 85mg/m^2，ivgtt（2h），第 1 天

- 亚叶酸 400mg/m^2，ivgtt（2h），第 1 天
- 氟尿嘧啶 400mg/m^2，iv，第 1 天
- 氟尿嘧啶 2400mg/m^2，civ（46h）
- 每 2 周重复

4. 三药 FLOT 方案（推荐体力状况较好者尝试）

- 多西他赛 50mg/m^2，ivgtt，第 1 天
- 亚叶酸 200mg/m^2，ivgtt（2h），第 1 天
- 氟尿嘧啶 2600mg/（m^2·d），civ（46h）
- 奥沙利铂 85mg/m^2，ivgtt（2h），第 1 天
- 每 2 周重复

关于新辅助化疗周期数，目前尚无定论，多为 8～9 周，一般不超过 3 个月。但应注意及时评估疗效，无效的患者应 MDT 讨论后续治疗方案。术后辅助化疗仍应根据患者的肿瘤侵犯情况、淋巴结转移情况、分子分型、标志物筛选等指标进行人群的细化筛选。

对于错配修复缺陷/微卫星高度不稳定（dMMR/MSI-H）型胃癌，围术期化疗无法延长患者 PFS 及 OS，不建议常规化疗。新辅助免疫治疗在 dMMR/MSI-H 肠癌患者中取得了良好的疗效，但在胃癌患者中还缺乏循证医学证据。此外，对于 HER-2 阳性胃癌患者，围术期联合靶向治疗±免疫治疗是否可以提高生存获益仍需要进一步大型Ⅲ期临床研究的验证。目前免疫治疗在胃癌新辅助治的临床研究正在进行中，仍需后续大型临床试验进一步确认。

（二）辅助化疗

Ⅰ期胃癌根治术后患者五年生存率也达 90%～95%，因此不推荐其术后进行辅助化疗。

对于腹膜转移风险高的患者，术后或术中腹腔化疗或热灌注化疗的临床研究尚在进行中，不推荐进行常规辅助腹腔化疗。

对于术前曾经接受新辅助化疗的患者，如原方案治疗有效，仍可采用原方案进行辅助化疗，但要根据术后消化道重建原因对患者身体状况的影响来调整治疗方案和剂量。辅助化疗始于患者术后体能状况基本恢复正常时，一般在术后 4 周开始。

辅助治疗的方案有以下几种。

1. XELOX 方案　同"新辅助化疗"。

2. SOX 方案　同"新辅助化疗"。

3. 替吉奥单药

- 替吉奥 40mg/m^2，po，bid，第 1～28 天
- 每 6 周重复，或应用 2 周停 1 周

4. 替吉奥联合多西他赛

- 替吉奥 80～120mg，第 1～14 天，停用 7 天

序贯

- 多西他赛 40mg/m^2，第 1 天
- 替吉奥 80～120mg，第 1～14 天，21 天为 1 周期，连用 6 周期；之后替吉奥 80～120mg，第 1～28 天，42 天为 1 个周期，连用 4 个周期

（三）晚期/复发胃癌的化疗

晚期/复发胃癌的化疗目的为缓解肿瘤导致的临床症状、改善生活质量及延长生存期，适用于全身状况良好、主要脏器功能基本正常的无法切除、术后复发转移或姑息性切除术后患者。晚期胃癌的化疗药物主要包括氟尿嘧啶类、铂类、紫杉类和伊立替康及表柔比星等。靶向药物包括曲妥珠单抗、维迪西妥单抗、雷莫西尤单抗、阿帕替尼。免疫检查点抑制剂包括纳武利尤单抗、帕博利珠单抗，以及国产的信迪利单抗。国产自主研发的其他 PD-1/PD-L1 单抗的临床研究正在进行中。目前主要的几类胃癌治疗药物见表 9-5。

表 9-5 用于治疗胃癌的常用药物

分类	药物
氟尿嘧啶类药物	氟尿嘧啶
	卡培他滨（capecitabine，Cap，xeloda）
	替吉奥（S-1，TS-1）
紫杉类药物	紫杉醇（paclitaxel，taxol，TAX，PCT）
	多西他赛（docetaxel，Taxotere，TXT，DCT）
	白蛋白结合型紫杉醇
铂类药物	顺铂（cisplatin）
	奥沙利铂（oxaliplatin，eloxatin，L-OHP，OXA）
拓扑异构酶Ⅰ抑制剂	伊立替康（irinotecan，campto，IRI，CPT-11）
蒽环类药物	表柔比星
靶向药物	曲妥珠单抗、维迪西妥单抗、雷莫西尤单抗
	阿帕替尼
免疫检查点抑制剂	纳武利尤单抗、帕博利珠单抗、信迪利单抗

■ 一线化疗

1. DCF 方案

- 多西他赛 $60mg/m^2$，ivgtt，第 1 天
- 顺铂 $60mg/m^2$，ivgtt，第 1 天
- 氟尿嘧啶 $600mg/（m^2 \cdot d）$，civ（24h），第 1～5 天

2. DOS 方案[中国临床肿瘤学会（CSCO 指南）]

- 替吉奥 $40mg/m^2$，po，bid，第 1～14 天
- 奥沙利铂 $100mg/m^2$，ivgtt，第 1 天
- 多西他赛 $40mg/m^2$，ivgtt，第 1 天，每 21 天重复

3. XELOX、FOLFOX 或 SOX 方案 见"新辅助化疗"。

4. XP 方案

- 顺铂 $80mg/m^2$，ivgtt，第 1 天（水化）
- 卡培他滨 $825mg/m^2$，po，bid，第 1～14 天

- 每 3 周重复

5. SP 方案

- 替吉奥 40mg/m^2，po，bid，第 1～21 天
- 顺铂 80mg/m^2，ivgtt，第 8 天
- 每 5 周重复

以上化疗方案联合曲妥珠单抗(限 HER-2 阳性患者)，HER-2 阳性胃癌患者在化疗联合曲妥珠单抗治疗基础上加用帕博利珠单抗可提高治疗有效率。

【说明】　晚期胃癌患者需常规筛选 HER-2 表达状态，如果为 HER-2（+++），或为 HER-2（++）同时荧光原位杂交（FISH）显示基因扩增，应首先选择曲妥珠单抗联合化疗，联合的化疗方案推荐选择氟尿嘧啶或卡培他滨联合顺铂或奥沙利铂。对于不能耐受联合化疗的老年 HER-2 阳性胃癌患者，可以使用单药氟尿嘧啶类药物联合曲妥珠单抗。

对于 PD-L1 表达 CPS≥5 分患者，可在 FOLFOX/XELOX 联合化疗基础上加用纳武利尤单抗或信迪利单抗。对于 CPS≥1 且 < 5 的患者，针对 CheckMate 649、KEYNOTE-062 及 KEYNOTE-590 研究中相关亚组的分析显示联合免疫治疗并不能延长患者生存期，因此并不常规推荐这一类患者在化疗的基础上联合免疫治疗。推荐使用 Dako（22C3）平台进行 PD-L1 检测。

对于 dMMR/MSI-H 人群，KEYNOTE-177 研究显示在肠癌患者中一线应用帕博利珠单抗单药可以获益，但在 dMMR/MSI-H 胃癌患者中还缺乏类似的较大规模 Ⅲ 期研究证据。KEYNOTE-062 研究共纳入了 50 例 MSI-H 胃癌患者，一线应用帕博利珠单抗单药中位 PFS 为 11.2 个月（95% CI 1.5 个月～NR），一线应用帕博利珠单抗联合化疗中位 PFS 未达到（95% CI 3.6 个月～NR），均显著优于单纯化疗组（中位 PFS 约为 6.6 个月）。

■ 二线治疗

1. 多西他赛单药

- 多西他赛 75mg/m^2，ivgtt，第 1 天

- 每 21 天重复

【说明】 在 COUGAR-02 研究中，与最佳支持治疗（BSC）比较，OS 分别为 5.2 个月和 3.6 个月（P=0.01），推荐用于氟尿嘧啶和铂类药物治疗进展的胃癌患者。

2. 紫杉醇单药

- 紫杉醇 135～175mg/m^2，ivgtt（3h），第 1 天
- 每 21 天重复

或

- 紫杉醇 80mg/m^2，ivgtt，第 1、8、15 天
- 每 28 天重复

【说明】 推荐用于氟尿嘧啶和铂类药物治疗进展的胃癌患者，周疗法更适合 PS 评分 2 分的患者。

3. 伊立替康单药

- 伊立替康 150～180mg/m^2，ivgtt，第 1 天
- 每 14 天重复

或

- 伊立替康 125mg/m^2，ivgtt，第 1、8 天
- 每 21 天重复

【说明】 在 AIO Ⅲ 期研究中，采用二线伊立替康和 BSC，OS 分别为 4.2 个月和 2.4 个月（P=0.012）。

4. 白蛋白结合型紫杉醇单药

- 白蛋白结合型紫杉醇 100mg/m^2，ivgtt，第 1、8、15 天
- 每 28 天重复

【说明】 在日本开展的一项 Ⅲ 期多中心临床研究（ABSOLUTE）中，对比白蛋白结合型紫杉醇周方案、3 周方案和常规紫杉醇方案，在主要终点指标 OS 方面，白蛋白结合型紫杉醇周方案非劣效于常规紫杉醇方案（11.1 个月 vs. 10.9 个月，P=0.0085）。

5. 紫杉醇联合雷莫西尤单抗

- 紫杉醇 80mg/m^2，ivgtt，ivgtt，第 1、8、15 天

- 雷莫西尤单抗 8mg/kg, ivgtt, 第 1、15 天, 每 28 天重复

【说明】 RAINBOW-Asia 研究显示, 对比紫杉醇单药, 联合雷莫西尤单抗治疗显著延长患者中位 PFS (4.17 个月 vs. 3.15 个月, P=0.0184), 并显示出 OS 获益 (8.71 个月 vs. 7.92 个月)。

6. 赫赛汀+紫杉醇(如 HER-2 过表达患者既往未应用曲妥珠单抗)

- 赫赛汀初始负荷剂量为 8mg/kg, 随后 6mg/kg, ivgtt, 第 1 天
- 紫杉醇(多西他赛)单药(同前述 2)
- 每 21 天重复

【说明】 HER-2 阳性并且一线没有使用抗 HER-2 治疗的患者, 如果一线氟尿嘧啶联合铂类治疗失败, 可以选择赫赛汀联合紫杉类方案。一项单臂研究(JFMC45-1102)证实, 对于 HER-2 阳性并且一线没有使用抗 HER-2 治疗的患者, 给予赫赛汀联合紫杉醇方案, 中位 OS 为 16.8 个月。不推荐曲妥珠单抗的跨线使用。

7. PD-1 单抗(dMMR/MSI-H 人群)

- 帕博利珠单抗 200mg, ivgtt, 第 1 天, 每 21 天重复
- 恩沃利单抗 150mg, sc, 每周重复
- 替雷利珠单抗 200mg, ivgtt, 第 1 天, 每 3 周重复
- 斯鲁利单抗 200mg, ivgtt, 第 1 天, 每 3 周重复

【说明】 KEYNOTE-016 研究证实, 帕博利珠单抗用于 dMMR/MSI-H 型肿瘤一线治疗失败患者, 总 PR 率为 53%, 其中 CR 率为 21%, OS 未达到。KEYNOTE-158 研究进一步证实帕博利珠单抗在二线 dMMR/MSI-H 胃癌治疗中具有 45.8% 的客观有效率, 中位 PFS 为 11 个月, 中位 OS 没有达到。恩沃利单抗是一种新型的皮下注射剂型的 PD-L1 单抗, 在一项国内多中心 II 期研究中(NCT03667170), 恩沃利单抗用于一线治疗失败的 dMMR/MSI-H 胃癌患者, ORR 达到 44.4%, 中位 PFS 时间未达到(全瘤种为 11.1 个月)。替雷利珠单抗在非结直肠癌的

dMMR/MSI-H 患者中，ORR 可达 57.1%（NCT03736889）。国内的一项 II 期研究显示，在常规治疗失败的 dMMR/MSI-H 人群中，斯鲁利单抗单药治疗的 ORR 为 38.2%。

除 dMMR/MSI-H 人群外，多项回顾性研究显示 EBV 感染相关胃癌（EBVaGC）也可能从免疫检查点抑制剂治疗中获益，但目前仍缺乏大规模临床研究证据。

■ 三线治疗

1. 甲磺酸阿帕替尼

- 阿帕替尼 750～850mg，po，qd，餐后 0.5h 以温开水送服
- 28 天为 1 个周期

【说明】　根据国内一项 III 期临床研究，纳入二线及以上化疗失败后的晚期患者共 273 例，结果显示甲磺酸阿帕替尼组与对照组的中位 PFS 分别为 2.6 个月和 1.8 个月，疾病控制率（DCR）分别为 42.05% 和 8.79%（$P<0.0001$）。

2. 帕博利珠单抗

- 帕博利珠单抗 200mg，ivgtt，第 1 天
- 每 21 天重复

【说明】　用于肿瘤细胞 PD-L1 阳性表达（CPS>1 分）胃癌二线治疗失败患者，根据 KEYNOTE-059 或 061 研究，259 例既往至少二线治疗失败的晚期胃癌患者接受帕博利珠单抗单药治疗，PD-L1 阳性表达者 ORR 达 16%。

3. 纳武利尤单抗

- 纳武利尤单抗 3mg/kg，ivgtt，第 1 天
- 每 14 天重复

【说明】　ATTRACTION-2 研究表明，胃癌二线治疗失败的患者采用单药纳武利尤单抗和 BSC，中位 OS 分别为 5.26 个月和 4.14 个月（$P=0.0001$），无论 PD-L1 表达如何，均有显著性差异。

4. 维迪西妥单抗

- 维迪西妥单抗 2.5mg/kg，第 1 天
- 每 14 天重复

【说明】　C-008 研究证实，在 HER-2（++）或（+++）的二线以上治疗胃癌患者中，维迪西妥单抗具有 24.8% 的客观有效率，中位 PFS 和 OS 分别为 4.1 个月和 7.9 个月。类似的，其他尚未在国内上市的抗体偶联药物（ADC）类，如 DS-8201a 也显示出了良好的治疗效果。DESTINY-Gastric01 研究证实，在 HER-2（+++）或（++）且 FISH 阳性的二线以上治疗胃癌患者中，DS-8201a 对比单药伊立替康或紫杉醇，显著延长了患者的中位 OS（12.5 个月 vs. 8.9 个月）。

（四）转化治疗

对于初始不可切除但不伴有远处转移的局部进展期胃癌患者，可考虑化疗或同步放化疗，争取肿瘤缩小后转化为可切除。如仅伴有肝转移、卵巢转移、第 16 组淋巴结转移、腹膜脱落细胞学阳性或局限性腹膜转移，通过转化治疗使肿瘤缩小后，部分患者实现 R0 切除。在临床实践中，必须由多学科团队全面评估，综合考虑患者的年龄、基础疾病、身体状况、依从性、社会支持度、转移部位、病理类型、转化治疗的疗效和不良反应及手术之外的其他选择等，谨慎判断手术的获益和风险。

（沈　琳　李　进）

第十章 小肠肿瘤

小肠肿瘤包括良性及恶性肿瘤,有四十余种组织类型。小肠常见的恶性肿瘤病理类型包括腺癌、神经内分泌癌、间质瘤及淋巴瘤等。小肠肿瘤发病率低,仅占消化系统肿瘤的 2%。小肠腺癌(small bowel adenocarcinoma, SBA)占小肠肿瘤的 30%~40%,在胃肠肿瘤中发生率为 3%~5%。最常见的发生部位为十二指肠(55%~82%),其次为空肠(11%~25%)、回肠(7%~17%),尚有 10% 为原发灶不明的小肠肿瘤。起源于十二指肠壶腹部和乳头的肿瘤不列入小肠腺癌讨论。*TP53*、*KRAS*、*APC*、*SMAD4*、*PIK3CA* 及 *CDKN2A* 基因改变是小肠腺癌中多见的 5 个基因改变。*HER-2* 基因改变的比例在 SBA 中较结直肠癌高。

一、诊 断 要 点

(一)临床表现

小肠恶性肿瘤的症状多不典型,尤其是在早期阶段无特异性症状,导致疾病确诊时多为晚期:35%的患者同时有远处转移,39%的患者有淋巴结受累。

1. 消化道症状及肿瘤消耗症状　小肠恶性肿瘤常见症状包括腹痛、恶心、呕吐、食欲缺乏、腹泻等,肿瘤消耗可引起贫血、体重减轻,肿瘤局部侵犯可致躯体疼痛等症状,回肠、空肠恶性肿瘤症状更隐匿。

2. 出血、穿孔、梗阻症状　晚期患者依据肿瘤发生的部位可并发黄疸、小肠梗阻或穿孔,梗阻较穿孔更为常见,或者消化道出血。患者表现为腹痛、腹胀、黑便等；十二指肠肿瘤肠道梗阻不常见，而胆道梗阻或便血更多见。

3. 局部肿块 腹部触诊可及局部肿块，活动度差，可伴有局部压痛。

（二）检查手段

小肠恶性肿瘤诊断较困难，其检查手段依据肿瘤部位和大小而不同。

1. 上消化道影像学检查 包括全小肠钡剂造影、CT/MRI、肠道造影等，可发现小肠或局部淋巴结肿块，小肠钡剂造影诊断敏感度为 50%。CT 检查在评估原发性肿瘤、周围组织侵犯、淋巴结受累及远处转移等中有重要价值。诊断准确率为 47%，依据原发性肿瘤的位置而不同。CT 小肠造影可以更好地发现隐匿病变，敏感度高达 85%～95%，特异度为 90%～96%。MRI 肠道造影也有助于明确 SBA 的位置和类型。

2. 内镜检查 常规内镜检查可发现近端小肠肿瘤，尤其是超声内镜检查，不仅可以对近端小肠肿瘤进行分期评估，还可鉴别十二指肠附近肿瘤是壶腹部、胆管还是胰头来源。对于影像学检查提示有梗阻的患者，可尝试内镜下支架置入。腹部 CT、胶囊内镜、常规内镜可组合使用，以达到互补。腹部 CT 和胶囊内镜可进行筛查，而常规内镜可进行活检或治疗。

3. 实验室检查 常规的实验室检查包括血常规、肝肾功能等，常见的异常为消化道出血所致的贫血；依据肿瘤生长部位的不同，也可出现肝功能等生化指标异常。此外，实验室检查如肿瘤指标 CEA 和 CA19-9 有一定的辅助诊断价值。

4. 其他检查 PET/CT 在小肠腺癌、肉瘤及部分淋巴瘤中有一定的价值，但对神经内分泌癌不敏感。PET/CT 在小肠肿瘤中不作为常规推荐，对 CT/MRI 检查不能明确的病灶，可考虑行 PET/CT。

（三）TNM 分期

小肠腺癌病理分型接近于结直肠癌。小肠腺癌的分期采用 AJCC TNM 分期系统。依据第八版分期系统，小肠腺癌分期如下（表 10-1，表 10-2）。

该系统仅适用位于十二指肠（非壶腹癌）、空肠和回肠的恶性肿瘤，仅腺癌适用于本分期系统。

表 10-1 小肠腺癌 TNM 分级标准（AJCC 第八版）

原发肿瘤（T）	区域淋巴结（N）	远处转移（M）
Tx 原发肿瘤无法评价	Nx 区域淋巴结无法评价	M0 无远处转移
T0 无原发肿瘤证据		M1 存在远处转移
Tis 高级别上皮内瘤变/原位癌	N0 无区域淋巴结转移	
T1 肿瘤侵犯固有层或黏膜下层	N1 1~2 个区域淋巴结转移	
T1a 肿瘤侵犯固有层	N2 3个或3个以上区域淋巴结转移	
T1b 肿瘤侵犯黏膜下层		
T2 肿瘤侵犯肌层		
T3 肿瘤浸透肌层至浆膜下层，或侵犯至无腹膜覆盖的肌肉周围组织（肠系膜或腹膜后），未穿透浆膜*		
T4 肿瘤穿透脏腹膜或直接侵犯周围其他器官或结构 [如其他节段小肠、相邻结肠的肠系膜、浆膜附近腹壁、侵犯胰腺或胆管（仅限于十二指肠）]		

* 对于 T3 期肿瘤，非腹膜包裹的肌肉周围组织为部分肠系膜（对于空肠和回肠）和部分与胰腺的交界组织（对于缺乏浆膜的十二指肠）。

表 10-2　小肠腺癌 TNM 分期

分期	T	N	M
0 期	Tis	N0	M0
Ⅰ 期	T1~2	N0	M0
ⅡA 期	T3	N0	M0
ⅡB 期	T4	N0	M0
ⅢA 期	任何 T	N1	M0
ⅢB 期	任何 T	N2	M0
Ⅳ期	任何 T	任何 N	M1

二、治 疗 原 则

　　可根治性切除的小肠腺癌，首选手术切除。对于 R0 切除术后的Ⅲ期小肠腺癌、T4 分期、切缘阳性等患者，目前多主张进行术后辅助化疗。晚期不可切除或复发转移的小肠腺癌，以姑息化疗为主，可联合靶向治疗。免疫治疗近年在小肠腺癌中也有新进展，尤其对 dMMR 肿瘤有较大的潜在价值。放疗在小肠肿瘤中的作用有限，故不作推荐，即便对 R1 或 R2 切除或者局部晚期十二指肠肿瘤，也不推荐放疗。

三、治 疗 策 略

（一）辅助化疗

■ 单药化疗方案

1. 卡培他滨单药方案

- 卡培他滨 850~1250mg/m^2, bid, po, 第 1~14 天, q3w, 时间 24 周

2. 5-FU/LV 双周方案

- 亚叶酸钙 400mg/m^2，ivgtt，第 1 天
- 5-FU 400mg/m^2，bolus，第 1 天
- 5-FU 2400mg/m^2，civ（46～48h）
- 每 2 周重复，共 6 个月

【说明】

1）以上方案主要用于 T3N0M0（ⅡA 期）伴 MSS（微卫星稳定）或 pMMR（错配修复正常），不伴高危因素患者的术后辅助治疗。

2）Ⅰ期小肠腺癌，或Ⅱ期伴 dMMR/MSI-H 患者，NCCN 指南推荐仅行手术切除，术后随访观察，无须辅助化疗。

■ **两药化疗方案**

3. FOLFOX4 方案

- 奥沙利铂 85mg/m^2，ivgtt，第 1 天，2h
- 亚叶酸钙 200mg/m^2，ivgtt，第 1～2 天
- 5-FU 400mg/m^2，bolus，第 1～2 天
- 5-FU 600mg/m^2，civ（22h），第 1～2 天
- 每 2 周重复，共 6 个月

4. 改良 FOLFOX6（mFOLFOX6）方案

- 奥沙利铂 85mg/m^2，ivgtt，第 1 天，2h
- 亚叶酸钙 400mg/m^2，ivgtt，第 1 天
- 5-FU 400mg/m^2，bolus，第 1 天
- 5-FU 2400mg/m^2，civ（46～48h）
- 每 2 周重复，共 6 个月

5. XELOX 方案

- 奥沙利铂 130mg/m^2，ivgtt，第 1 天，2h
- 卡培他滨 1000mg/m^2，bid，po，第 1～14 天
- 每 3 周重复，共 6 个月

【说明】

1）以上方案主要适用于 R0 切除后Ⅲ期小肠腺癌；或Ⅱ期肿

瘤伴 MSS 或 pMMR；或有以下高危因素：分期为 pT4，切缘阳性，淋巴结清扫数量不足（十二指肠＜5 个，空肠或回肠＜8 个），肿瘤穿孔。

2）2020 年 NCCN 指南推荐奥沙利铂和 5-FU 为主的方案用于 R0 切除后Ⅲ期小肠腺癌辅助治疗（FOLFOX/LV5-FU2/口服 5-FU），辅助化疗时间推荐为 6 个月。

3）目前，有一项前瞻性Ⅲ期临床研究（PRODIGE33-BALAD 研究；NCT02502370）正在开展，该研究旨在明确Ⅰ～Ⅲ期小肠腺癌术后 5-FU、5-FU/LV、FOLFOX 方案辅助化疗疗效，初步结果将于 2023 年公布，将为临床实践提供循证医学依据。

4）由于未纳入小肠癌患者，IDEA 研究结果不适用于小肠腺癌辅助化疗。

（二）姑息一线治疗

■ 单药化疗方案

1. 卡培他滨单药方案

- 卡培他滨 850～1250mg/m^2，bid，po，第 1～14 天，q3w

2. 5-FU/LV 双周方案

- 亚叶酸钙 400mg/m^2，ivgtt，第 1 天
- 5-FU 400mg/m^2，bolus，第 1 天
- 5-FU 2400mg/m^2，civ（46～48h）
- 每 2 周重复

【说明】 以上方案主要适用于高龄，体力评分为 2～3 分，不能耐受强度较大的化疗方案的患者。

■ 两药/三药化疗方案

3. FOLFOX4 方案

- 奥沙利铂 85mg/m^2，ivgtt，第 1 天，2h
- 亚叶酸钙 200mg/m^2，ivgtt，第 1～2 天
- 5-FU 400mg/m^2，bolus，第 1～2 天
- 5-FU 600mg/m^2，civ（22h），第 1～2 天

- 每 2 周重复

4. mFOLFOX6 方案

- 奥沙利铂 85mg/m^2，ivgtt，第 1 天，2h
- 亚叶酸钙 400mg/m^2，ivgtt，第 1 天
- 5-FU 400mg/m^2，bolus，第 1 天
- 5-FU 2400mg/m^2，civ（46~48h）
- 每 2 周重复

5. XELOX 方案

- 奥沙利铂 130mg/m^2，ivgtt，第 1 天，2h
- 卡培他滨 1000mg/m^2，bid，po，第 1~14 天
- 每 3 周重复

6. FOLFOXIRI 方案

- 伊利替康 165mg/m^2，ivgtt，第 1 天，2h
- 奥沙利铂 85mg/m^2，ivgtt，第 1 天，2h
- 亚叶酸钙 400mg/m^2，ivgtt，第 1 天
- 5-FU 3200mg/m^2，civ（48h），第 1 天
- 每 2 周重复

【说明】

1）一项 Ⅱ 期临床研究评估 FOLFOX 方案在小肠腺癌姑息一线的疗效，入组 33 例受试者，RR 为 48.5%；另一项相似的 Ⅱ 期临床研究结果显示 FOLFOX 姑息一线治疗方案，ORR 为 45%，中位 PFS 和 OS 分别为 5.9 个月和 17.3 个月。

2）一项 Ⅱ 期临床研究评估 XELOX 方案在小肠腺癌姑息一线治疗中的作用，共入组 30 例受试者，结果显示 ORR 为 50%，其中 10% 达到完全缓解。

3）一项多中心回顾性临床研究评估了 LV/5-FU2（n=10）、FOLFOX（n=48）、FOLFIRI（n=19）及 LV/5-FU2+铂类（n=16）在小肠腺癌中的作用，结果显示中位 PFS 分别为 7.7、6.9、6.0 和 4.8 个月，中位 OS 分别为 13.5、17.8、10.6 和 9.3 个月，从该研究结果来看，使用 FOLFOX 方案患者获益较多。NADEGE 队

列研究也显示，一线使用 FOLFOX（80%）、FOLFOXIRI（12%）和 LV/5-FU2（5%）患者中，5-FU 联合铂类治疗方案最为有效。

4）一项入组了 33 例受试者的 II 期临床研究结果显示，CAPIRINOX 三药方案用于小肠腺癌姑息一线治疗，反应率为 37.5%，10 例达到 PR，2 例达到 CR，中位 PFS 和 OS 分别为 8.9 个月和 13.4 个月。不过，介于其毒副反应，NCCN 指南不推荐 CAPIRINOX 三药方案用于小肠腺癌治疗，但参照该研究结果，FOLFOXIRI 方案可作为推荐，主要用于有潜在转化可能的患者。在化疗过程中，需要定期评估转化效果。若未转化为可切除病灶，需考虑调整为姑息化疗方案。

■ 化疗联合靶向治疗方案

7. 卡培他滨+贝伐珠单抗

- 卡培他滨 850～1250mg/m^2，bid，po，第 1～14 天，q3w
- 贝伐珠单抗 7.5mg/kg，ivgtt，第 1 天，q3w

8. 5-FU/LV 双周方案+贝伐珠单抗

- 5-FU/LV 双周方案具体剂量同前
- 贝伐珠单抗 5mg/kg，ivgtt，第 1 天，q2w

9. FOLFOX+贝伐珠单抗

- FOLFOX（FOLFOX4 或 mFOLFOX6）具体剂量同前
- 贝伐珠单抗 5mg/kg，ivgtt，第 1 天，q2w

10. XELOX+贝伐珠单抗

- XELOX 具体剂量同前
- 贝伐珠单抗 7.5mg/kg，ivgtt，第 1 天，q3w

11. FOLFOXIRI+贝伐珠单抗

- FOLFOXIRI 具体剂量同前
- 贝伐珠单抗 5mg/kg，ivgtt，第 1 天，q2w

【说明】

1）MD Anderson 一项针对 437 例小肠腺癌的回顾性分析显示，晚期小肠腺癌一线治疗中以 5-FU 为基础的方案及一线应用贝伐珠单抗是小肠腺癌延长 TTP 的独立预测因子。

2）对于体力情况较差，不能耐受强度较大治疗的患者，可考虑单药卡培他滨或 5-FU/LV 联合贝伐珠单抗治疗。

3）一项 II 期临床研究结果显示，XELOX 联合贝伐珠单抗在小肠腺癌中安全性及有效性良好。回顾性分析也显示，在化疗基础上增加贝伐珠单抗，并未增加明显毒副反应。

4）一项临床研究入组了 28 例受试者，探讨贝伐珠单抗在 mSBA 中的作用，结果显示贝伐珠单抗联合化疗患者与单纯化疗组患者比较，ORR 为 58.3% vs. 43.7%；中位 PFS 为 9.6 个月 vs. 7.7 个月；mOS 为 18.5 个月 vs. 14.8 个月，但差异无统计学意义。但一些 II 期临床研究均证实了贝伐珠单抗联合化疗在小肠腺癌中的作用，此类结果有待大型的临床研究进一步证实。

5）FOLFOXIRI 主要用于有潜在转化可能性的患者，在治疗过程中，需要定期评估转化效果。若未能转化为可切除病灶，需考虑调整为姑息化疗方案。

6）对于存在出血、穿孔、梗阻风险的患者，需慎重使用贝伐珠单抗。

7）2017 年，一项回顾性研究结果显示，对小肠腺癌 RAS 野生型患者使用含西妥昔单抗方案，疗效不确切。2018 年，一项 II 期临床研究结果显示，针对 RAS 野生型患者使用帕尼单抗无临床获益，故在小肠腺癌靶向治疗中，不推荐使用西妥昔单抗或帕尼单抗。

（三）二线及以上治疗

1. FOLFIRI 方案

- 伊利替康 180mg/m^2，ivgtt（30～90min），第 1 天
- 亚叶酸钙 400mg/m^2，ivgtt，第 1 天
- 5-FU 400mg/m^2，bolus，第 1 天
- 5-FU 2400mg/m^2，civ（46～48h）
- 每 2 周重复

【说明】

1）一项队列研究显示，FOLFIRI 方案作为一线铂类失败患者的二线治疗，ORR 为 20%，DCR 为 52%，中位 PFS 和 OS 分别为 3.2 和 10.5 个月，该方案可作为铂类为基础一线治疗失败后的二线治疗选择。

2）尽管瑞戈非尼、呋奎替尼、TAS102 推荐作为晚期结直肠癌后线治疗，但此类药物在小肠腺癌中尚无证据，故不作推荐。

2. 免疫检查点抑制剂

- 帕博利珠单抗 200mg，ivgtt，第 1 天，q3w

或

- 纳武利尤单抗 3mg/kg，ivgtt，第 1 天，q2w

【说明】

1）免疫检查点抑制剂主要用于 dMMR/MSI-H 晚期小肠腺癌二线及以上治疗。

2）一项针对 dMMR 患者的 II 期临床研究结果显示，在纳入的 2 例 dMMR 的小肠腺癌患者中，ORR 为 40%。另一项多中心 II 期临床研究 ZEBRA 报道，入组 40 例经治的晚期小肠腺癌患者应用帕博利珠单抗，3 例达到 PR，中位 PFS 和 OS 分别为 2.8 和 7.1 个月。该研究未达到预设的 30% ORR。

3）一项 II 期临床研究评估 PD-L1 单抗阿维鲁单抗（avelumab）在经治小肠腺癌的有效性，7 例可评估患者中 2 例达到 PR，响应率为 29%，DCR 71%，中位 OS 为 8.0 个月，显示了初步有效性。不过该研究由于入组速度过慢而提前结束。

4）II 期临床研究 KEYNOTE-158 探讨帕博利珠单抗在 dMMR 实体瘤中的作用，其中纳入 19 例小肠腺癌患者，ORR 为 42.1%，中位 PFS 为 9.2 个月，而中位 OS 尚未达到。

5）CheckMate 142 为一项 II 期单臂临床研究，针对 dMMR/MSI-H 晚期结直肠癌患者使用纳武利尤单抗单药或联合伊匹木单抗，免疫检查点抑制剂显示出了良好的效果。基于此项研究结果及帕博利珠单抗在小肠癌中的疗效，NCCN 指南推荐纳武利尤单抗或帕博利珠单抗用于 dMMR/MSI-H 晚期小肠腺癌二线及以上治疗。

6）国产 PD-1 药物，包括卡瑞利珠单抗、信迪利单抗、特瑞普利单抗、替雷利珠单抗、派安普利单抗、恩沃利单抗、舒格利单抗、斯鲁利单抗等在小肠腺癌中的治疗尚无充分证据。

3. 含紫杉醇方案

- 白蛋白结合型紫杉醇 260mg/m²，ivgtt，第 1 天，q3w

1）一项 II 期临床研究评估白蛋白结合型紫杉醇在难治性小肠腺癌中的有效性，入组了 13 例奥沙利铂、5-FU 治疗失败的小肠腺癌患者，10 例可评估的患者中 2 例达到 PR，另外 3 例为 SD，DCR 为 50%，中位 PFS 为 3.2 个月。

2）另一项单中心回顾性分析显示，在入组的 20 例受试者中应用含紫杉醇方案治疗后，30%治疗有响应，35%为 SD，中位 PFS 为 3.8 个月，中位 OS 为 10.7 个月。因此，含紫杉醇的方案或者白蛋白结合型紫杉醇可以作为小肠腺癌二线及以上治疗推荐。

3）一项 II 期临床研究（SWOG NCT04205968）探讨雷莫卢单抗联合紫杉醇对比 FOLFIRI 在奥沙利铂、氟尿嘧啶治疗失败的晚期小肠腺癌中的作用，该研究正在进行中。

4）其他靶向药物包括 EGFR TKI（厄罗替尼）、靶向 HER-2 治疗药物（曲妥珠单抗）、NTRK 抑制剂（entrectinib，larotrectinib）等在小肠腺癌中的作用研究正在开展中。

（薛俊丽）

第十一章 大 肠 癌

大肠癌是较常见的胃肠道恶性肿瘤,在经济发达的国家和地区常见,如北美、西欧、澳大利亚、新西兰等地。近年来,我国大肠癌的发病率逐年上升,且有年轻化的趋势,在大城市的发病率已居恶性肿瘤的第 2~3 位。

一、临 床 诊 断

(一)临床表现

1. 便血 是所有大肠癌最常见的症状之一,通常是直肠癌首发症状,常为鲜血;由于粪便在乙状结肠内停留的时间较长,乙状结肠癌患者便血的颜色会变暗,以至排出绛紫色或黑紫色的粪便;降结肠以上部位肿瘤的便血通常与粪便相混,不易察觉,粪便隐血试验有助于诊断。

2. 排便习惯改变 包括排便时间、次数的改变,以及便秘或不明原因的腹泻。患者排便次数增多,但每次排便量不多,可为黏液血便、黏液脓血便或溏薄的稀便,可伴有里急后重感。部分患者以腹泻为首发症状,或反复交替出现便秘与腹泻。

3. 粪便形状异常 正常的粪便呈圆柱形,癌肿突出在直肠腔内,压迫粪便,粪便会出现压痕或变细,同时伴有排便困难和肛痛。

4. 腹痛 部分患者以腹部隐痛为首发或突出的症状,另一些患者表现为典型的不完全性肠梗阻性腹痛,即疼痛为阵发性绞痛,并伴有腹胀。

5. 乏力、贫血　大肠上段特别是升结肠部位肿瘤的出血不易被发现，由于长期的便血及毒素吸收，患者会出现不同程度的贫血、乏力等全身症状。

（二）诊断要点

1. 直肠指检　是一种简单但非常重要的诊断方法。指检时手指可触及直肠内 7~8cm 的病变，半数以上直肠癌位于这一范围内，因此应将此简易方法作为临床常规的初筛方法和程序。检查时应注意肿块基底部是否固定，前列腺与膀胱是否受累。当癌表面已发生溃破时，指套上常染有血液及黏液。

2. 肿瘤标志物　目前有多种肿瘤标志物应用于大肠癌的诊断，CEA 是应用较早、较多的一种，CEA 的升高与大肠癌预后有一定关系。CA19-9 可用于大肠癌的诊断，但其特异性也不强。虽然两个肿瘤标志物的敏感度均不高，但两者联合检测对大肠癌的诊断和随访观察有一定意义。

3. 影像学检查　B 超、CT 等影像学检查对大肠癌本身确诊意义不大，但在确定邻近器官侵犯、远隔器官转移、淋巴转移、术后复查等方面有其优越性，是钡灌肠造影、纤维结肠镜诊断大肠癌的重要补充手段。

4. 结肠镜　近 20 年来，结肠镜的诊断价值逐步提高，在临床检查中要尽可能做全结肠检查。漏诊情况与肠道准备是否充分及检查者的技术水平有很大关系。当不具备纤维结肠镜检查条件、患者不能耐受、肿瘤或其他原因造成肠腔狭窄时，不能继续进镜，故有可能遗漏狭窄部位以上的肿瘤；单纯的结肠镜检查有时对肿瘤定位不准确，同时与下消化道造影检查相互补充通常会做出更准确的诊断。

（三）TNM 分期

1. 大肠癌 TNM 分级标准　见表 11-1。

表 11-1 大肠癌 TNM 分级标准（AJCC 第八版）

原发肿瘤（T）	区域淋巴结（N）	远处转移（M）
Tx 原发肿瘤无法评价	Nx 区域淋巴结无法评价	Mx 远处转移无法评价
T0 无原发肿瘤证据	N0 无区域淋巴结转移	M0 无远处转移
Tis 原位癌：局限于上皮内或侵犯黏膜固有层	N1 有 1~3 个区域淋巴结转移	M1 有远处转移
	N1a 有 1 个区域淋巴结转移	M1a 远处转移局限于单个远离部位或器官，无腹膜转移
T1 肿瘤侵犯黏膜下层	N1b 有 2~3 个区域淋巴结转移	
T2 肿瘤侵犯固有肌层		
T3 肿瘤穿透固有肌层到达浆膜下层，或侵犯无腹膜覆盖的结直肠旁组织	N1c 浆膜下、肠系膜、无腹膜覆盖结肠/直肠周围组织内有肿瘤结节，无区域淋巴结转移	M1b 远处转移分布于两个及以上的远离部位或器官，无腹膜转移
T4a 肿瘤穿透脏腹膜		M1c 腹膜转移，伴或不伴其他部位或器官转移
T4b 肿瘤直接侵犯或粘连于其他器官或结构	N2 有 4 个以上区域淋巴结转移	
	N2a 4~6 个区域淋巴结转移	
	N2b 7 个及更多区域淋巴结转移	

2. 大肠癌 TNM 分期 见表 11-2。

表 11-2 大肠癌 TNM 分期

分期	T	N	M
0 期	Tis	N0	M0
Ⅰ 期	T1	N0	M0
	T2	N0	M0
Ⅱ A 期	T3	N0	M0
Ⅱ B 期	T4a	N0	M0
Ⅱ C 期	T4b	N0	M0

续表

分期	T	N	M
ⅢA 期	T1～2	N1/N1c	M0
	T1	N2a	M0
ⅢB 期	T3～4a	N1/N1c	M0
	T2～3	N2a	M0
	T1～2	N2b	M0
ⅢC 期	T4a	N2a	M0
	T3～4a	N2b	M0
	T4b	N1～2	
ⅣA 期	任何 T	任何 N	M1a
ⅣB 期	任何 T	任何 N	M1b
ⅣC 期	任何 T	任何 N	M1c

二、治 疗 原 则

　　大肠癌的治疗方法有手术、化疗、放疗、靶向治疗及免疫治疗等，其中以外科手术为最主要的治疗手段。大肠癌的内科治疗主要有以下几种：新辅助放化疗、辅助化疗、转化治疗和晚期大肠癌的姑息治疗。

　　1. 新辅助放化疗　主要用于局部晚期直肠癌，通常与放疗联合应用于直肠癌（T3、T4 或≥N1），可以提高保肛率，改善患者的生活质量，减少术后复发，新辅助放化疗结合手术是局部晚期直肠癌的首选方案。

　　2. 辅助化疗　是大肠癌综合治疗的一个重要组成部分，其机制在于消灭根治术后的残留病灶。

　　（1）pT1～2N0M0，Ⅰ期患者，建议不考虑辅助化疗，术后观察。

（2）pT3N0M0，Ⅱ期无高危因素的患者，建议常规免疫组化检测 MMR，或者微卫星不稳定检测，如果不属于 dMMR/MSI-H，考虑氟尿嘧啶类单药（卡培他滨或 5-FU/LV）化疗，如属于 dMMR/MSI-H，则观察。

（3）pT3～4N0M0，Ⅱ期伴一项高危因素的患者（高危因素包括肠梗阻、肠穿孔、T4、低分化肿瘤、有脉管或神经侵犯、切缘阳性/情况不明/切缘安全距离不足、病理学检查淋巴结＜12个）。常规行术后辅助化疗，化疗方案以 5-FU/LV 为基础联合奥沙利铂，或卡培他滨联合奥沙利铂。

（4）pT1～3N1M0，低危Ⅲ期患者，建议术后行 FOLFOX 或 CapeOX 方案的辅助化疗。低危Ⅲ期患者，术后辅助化疗，FOLFOX 方案建议 6 个月或 12 个周期，或 CapeOX 方案 4 个周期（3 个月）。

（5）pT4 或 N2 且 M0，高危Ⅲ期患者，建议术行 FOLFOX 或 CapeOX 方案的辅助化疗。高危Ⅲ期患者，术后辅助化疗，FOLFOX 方案建议 6 个月或 12 个周期，或 CapeOX 方案 8 个周期（6 个月）。

（6）直肠癌辅助治疗，对术后 T3、T4 或 N 阳性，术前未行放化疗的患者，建议行术后补救性放化疗。通常补救性放疗在术后辅助化疗中间进行。

3. 转化治疗　主要针对晚期结直肠癌单个器官转移如肝转移，且评估为潜在可切除的患者，通过选择高反应率的术前化疗±靶向治疗，转化为可切除病灶。通过术前的转化治疗，可显著提高 R0（尤其是肝转移灶）切除率和患者预后。

4. 姑息治疗　一些在诊断时已出现远处转移或术后复发转移的大肠癌患者，通过化疗联合靶向治疗可延长生存期，提高生活质量。

5. 免疫治疗　对于 dMMR/MSI-H 晚期大肠癌患者，针对免疫检查点的免疫治疗，如 PD-1 单抗（帕博利珠单抗和纳武利尤单抗等），可作为转化治疗、姑息一线/二线治疗、常规治疗失败后的后线选择。

三、治 疗 策 略

（一）直肠癌新辅助放化疗

1. XRT+5-FU 连续输注

- 5-FU 225mg/（$m^2 \cdot d$），civ（24h），qd，每周 5 天
- 放疗 50.4Gy

2. XRT+5-FU/叶酸

- 亚叶酸钙 20mg/m^2，iv，qd，4 天，放疗的第 1、5 周给予
- 5-FU 400mg/（$m^2 \cdot d$），iv，qd，4 天，放疗的第 1、5 周给予
- 放疗 50.4Gy

3. XRT+卡培他滨

- 卡培他滨 825mg/m^2，po，bid，每周 5 天
- 放疗 50.4Gy

4. XRT+卡培他滨

- 卡培他滨 1000mg/m^2，po，bid，第 1～14 天，每 3 周重复
- 放疗 50.4Gy

【说明】 主要针对局部晚期直肠癌患者，T3、T4 或 N+，目的是降低患者局部复发率、提高保肛率、提高生活质量。CSCO 指南将术前同步放化疗作为局部进展期直肠癌的 I 级推荐，将低危患者不做术前治疗作为 II 级推荐。

（二）大肠癌术后辅助化疗

1. mFOLFOX6 方案

- 奥沙利铂 85mg/m^2，ivgtt，第 1 天
- LV 400mg/m^2，ivgtt，第 1 天
- 5-FU 400mg/（$m^2 \cdot d$），iv，第 1 天，然后 1200mg/（$m^2 \cdot d$）×

2 天，civ（总量 $2400mg/m^2$，46～48h）

- 每 2 周重复

2. CapeOX 方案

- 奥沙利铂 $130mg/m^2$，iv，第 1 天
- 卡培他滨 $1000mg/m^2$，po，bid，第 1～14 天
- 每 3 周重复

3. 改良 De Gramont 方案

- LV $400mg/m^2$，ivgtt，第 1 天
- 5-FU $400mg/(m^2 \cdot d)$，iv，第 1 天，然后 $1200mg/(m^2 \cdot d) \times$ 2 天，civ（总量 $2400mg/m^2$，46～48h）
- 每 2 周重复

4. 卡培他滨单药方案

- 卡培他滨 $1000～1250mg/m^2$，po，bid，第 1～14 天
- 每 3 周重复×24 周

（三）晚期大肠癌的一线化疗

1. mFOLFOX6 方案

- 方案见辅助治疗

2. FOLFOX 方案+贝伐珠单抗

- FOLFOX 同辅助治疗
- 贝伐珠单抗 5mg/kg，ivgtt，第 1 天
- 每 2 周重复

【说明】 ①贝伐珠单抗联合化疗可以作为一线或二线用药，贝伐珠单抗的应用必须联合有效的化疗药物；②对 65 岁以上患者，如果既往有高血压、出血、血栓、蛋白尿事件，谨慎应用；③术前、术后 4～6 周尽量避免应用，以免伤口愈合障碍。

3. FOLFOX 方案+西妥昔单抗：RAS 野生型

- FOLFOX 同辅助治疗
- 西妥昔单抗 $400mg/m^2$，ivgtt（第一次滴注时间大于 2h），然后 $250mg/m^2$，ivgtt（>60min），每周重复

或

- 西妥昔单抗 500mg/m^2，ivgtt，第 1 天，每 2 周重复

【说明】 目前，西妥昔单抗可以联合化疗应用于大肠癌的治疗，也可单药或联合伊立替康应用于化疗耐药的患者。目前西妥昔单抗可以和 FOLFOX 或 FOLFIRI 方案联合，但不推荐和 CapeOX 方案或卡培他滨联合。只有 RAS 和 BRAF 野生型患者才能从西妥昔单抗的治疗中获益，因此，所有应用西妥昔单抗的患者必须检测 *RAS* 和 *BRAF* 状态。

4. CapeOX 方案

5. CapeOX 方案 +贝伐珠单抗

- 贝伐珠单抗 7.5mg/kg，ivgtt，第 1 天
- 每 3 周重复

6. FOLFIRI 方案

- 伊立替康 180mg/m^2，ivgtt（>30~90min），第 1 天
- LV 400mg/m^2，ivgtt（配合伊立替康滴注时间），第 1 天
- 5-FU 400mg/（m^2·d），iv，第 1 天，然后 1200mg/（m^2·d）×2 天，civ（总量 2400mg/m^2，46~48h）
- 每 2 周重复

7. FOLFIRI 方案+贝伐珠单抗

- FOLFIRI 方案同上
- 贝伐珠单抗 5mg/kg，ivgtt，第 1 天
- 每 2 周重复

8. FOLFIRI 方案 + 西妥昔单抗：RAS 野生型

- FOLFIRI 方案同上
- 西妥昔单抗 400mg/m^2，ivgtt（第一次滴注时间>2h），然后 250mg/m^2，ivgtt（>60min），每周重复

或

- 西妥昔单抗 500mg/m^2，ivgtt，第 1 天，每 2 周重复

9. FOLFOXIRI 方案

- 伊立替康 165mg/m^2，ivgtt，第 1 天

- 奥沙利铂 85mg/m^2，ivgtt，第 1 天
- LV 400mg/m^2，ivgtt，第 1 天
- 5-FU 1600mg/（m^2·d）×2 天，civ（总量 3200mg/m^2，>48h）
- 每 2 周重复

10. FOLFOXIRI 方案+贝伐珠单抗

- FOLFOXIRI 方案同上
- 贝伐珠单抗 5mg/kg，ivgtt，第 1 天
- 每 2 周重复

【说明】 三药（FOLFOXIRI）方案+贝伐珠单抗较两药方案（FOLFOX/ CapeOX/FOLFIRI)+贝伐珠单抗或 FOLFOXIRI 方案可进一步提高疗效，但副作用大，临床主要应用于以缩瘤为目的、体能评分 0～1 分的患者的治疗（主要用于晚期肠癌转化治疗）和 *BRAF* 突变患者的标准治疗。

11. 简化的双周 5-FU/LV 方案（LV/5-FU）

- LV 400mg/m^2，ivgtt，第 1 天
- 5-FU 400mg/（m^2·d)，iv，第 1 天，然后 1200mg/（m^2·d）×2 天，civ（总量 2400mg/m^2，46～48h）
- 每 2 周重复

12. 卡培他滨

- 卡培他滨 1000～1250mg/m^2，po，bid，第 1～14 天
- 每 3 周重复

13. 卡培他滨+贝伐珠单抗

- 贝伐珠单抗 7.5mg/kg，ivgtt，第 1 天
- 每 3 周重复

14. 伊立替康

- 伊立替康 125mg/m^2，ivgtt（>30～90min），第 1、8 天，每 3 周重复

或

- 伊立替康 180mg/m^2，ivgtt（>30～90min），第 1 天，每 2

周重复

或

- 伊立替康 300～350mg/m², ivgtt（＞30～90min），第 1天，每 3 周重复

15. 伊立替康+西妥昔单抗：RAS 野生型

- 西妥昔单抗 400mg/m²，ivgtt（第一次滴注时间＞2h），然后 250mg/m²，ivgtt（＞60min），每周重复

或

- 西妥昔单抗 500mg/m²，ivgtt，第 1 天，每 2 周重复

16. 西妥昔单抗：RAS 野生型

- 西妥昔单抗 400mg/m²，ivgtt（第一次滴注时间＞2h），然后 250mg/m²，ivgtt（＞60min），每周重复

或

- 西妥昔单抗 500mg/m²，ivgtt，第 1 天，每 2 周重复

17. 帕博利珠单抗：dMMR/MSI-H 型

- 帕博利珠单抗 2mg/kg，ivgtt，第 1 天，每 3 周重复

或

- 帕博利珠单抗 200mg，ivgtt，第 1 天，每 3 周重复

18. 纳武利尤单抗：dMMR/MSI-H 型

- 纳武利尤单抗 3mg/kg，ivgtt，第 1 天，每 2 周重复

或

- 纳武利尤单抗 240mg，ivgtt，第 1 天，每 2 周重复

【说明】 尽管中国人群尚无 PD-1 单抗在 dMMR/MSI-H 大肠癌的相关数据，基于国际上 KEYNOTE-117 临床研究发现 dMMR/MSI-H 转移性大肠癌人群一线 PD-1 单抗治疗优于化疗联合靶向及 2021 版 NCCN 指南和 2021 版 CSCO 指南推荐，对于 dMMR/MSI-H 晚期大肠癌患者可接受免疫检查点抑制剂（PD-1 单抗）治疗，包括一线治疗和转化治疗（表 11-3）。

表 11-3　基于不同治疗目标、原发灶、RAS、BRAF 状态的大肠癌
治疗策略

转移性结直肠癌（mCRC）类型	目标	
	缩小肿瘤	疾病控制
左半 RAS 野生型	首选 两药化疗+EGFR 单抗	首选 两药化疗+EGFR 单抗
	可选 FOLFOXIRI 方案±贝伐珠单抗	可选 两药化疗+贝伐珠单抗
右半 RAS 野生型	首选 FOLFOXIRI 方案±贝伐珠单抗	首选 两药化疗+贝伐珠单抗
	可选 两药化疗+EGFR 单抗/贝伐珠单抗	可选 FOLFOXIRI 方案±贝伐珠单抗
RAS 突变	首选 FOLFOXIRI 方案±贝伐珠单抗	首选 两药化疗+贝伐珠单抗
	可选 两药化疗+贝伐珠单抗	可选 FOLFOXIRI 方案±贝伐珠单抗
BRAF 突变	FOLFOXIRI 方案±贝伐珠单抗	

（四）晚期大肠癌的一线维持化疗

1. 卡培他滨

2. 5-FU/CF

3. 贝伐珠单抗+卡培他滨

4. 西妥昔单抗

（五）晚期大肠癌的二线化疗

奥沙利铂为主的联合方案与伊立替康为主的联合方案可以互为一、二线用药，顺序不影响疗效。

1. FOLFIRI/FOLFOX 方案+贝伐珠单抗

2. mXELIRI 方案±贝伐珠单抗

• 伊立替康 200mg/m²，ivgtt，第 1 天

- 卡培他滨 800mg/m², po, bid, 第 1～14 天
- 贝伐珠单抗 7.5mg/kg, ivgtt, 第 1 天
- 每 3 周重复

3. FOLFIRI/FOLFOX 方案+西妥昔单抗: RAS 野生型

【说明】 ①一线化疗应用贝伐珠单抗联合化疗出现疾病进展后, 二线化疗换为含西妥昔单抗治疗并不优于持续贝伐珠单抗治疗, 继续予以贝伐珠单抗进行跨线治疗是合理的选择。②目前抗 EGFR 的靶向药物无跨线使用证据。

4. 帕博利珠单抗: dMMR/MSI-H 型

- 帕博利珠单抗 2mg/kg, ivgtt, 第 1 天, 每 3 周重复
  或
- 帕博利珠单抗 200mg, ivgtt, 第 1 天, 每 3 周重复

5. 纳武利尤单抗: dMMR/MSI-H 型

- 纳武利尤单抗 3mg/kg, ivgtt, 第 1 天, 每 2 周重复
  或
- 纳武尤利单抗 240mg, ivgtt, 第 1 天, 每 2 周重复

【说明】 对于 dMMR/MSI-H 晚期大肠癌患者, 一线未使用免疫检查点抑制剂, 则二线可使用 PD-1 单抗治疗。

6. VIC 方案: RAS 野生型且 $BRAF^{V600E}$ 突变

- 伊立替康 180mg/m², ivgtt, 第 1 天, 每 2 周重复
- 西妥昔单抗 500mg/m², ivgtt, 第 1 天, 每 2 周重复
- 维罗非尼 960mg, po, bid

7. 达拉非尼+西妥昔单抗±曲美替尼: RAS 野生型且 $BRAF^{V600E}$ 突变

- 达拉非尼 150mg, po, bid
- 西妥昔单抗 500mg/m², ivgtt, 第 1 天, 每 2 周重复
- 曲美替尼 2mg, po, bid

【说明】 VIC 三药联合(维罗非尼、西妥昔单抗和伊立替康)较 IC 组显著改善 ORR、PFS 和 OS, 证实了 VIC 在难治性 $BRAF^{V600E}$ 突变型 mCRC 中的临床获益。VIC 方案已作为

BRAF^V600E 突变型 mCRC 的二线标准治疗于 2018 年写入 NCCN 指南。参考 BEACON 及 2021 年 NCCN 指南推荐 BRAF 抑制剂+西妥昔单抗可用于 *BRAF*^V600E 突变型 mCRC 二线及以后治疗。对于转移部位广泛及瘤负荷较重，伴随肿瘤相关症状的患者可考虑 BRAF 抑制剂+西妥昔单抗+MEK 抑制剂。

（六）晚期大肠癌的三线及以后化疗

1. 西妥昔单抗±伊立替康（仅 RAS、BRAF 野生型）

【说明】 氟尿嘧啶/奥沙利铂/伊立替康治疗失败、既往未行抗 EGFR 治疗的 101 例 mCRC，对比了瑞戈非尼与西妥昔单抗±CPT-11 不同顺序，即分为 R-C 方案组和 C-R 方案组。结果发现，R-C 方案组显著延长 OS，治疗失败时间及两组生活质量评分相当。

2. 瑞戈非尼单药

- 瑞戈非尼 160mg，po，qd，第 1~21 天，每 28 天重复
或
- 可采用剂量滴定的方法：第 1 周 80mg/d，第 2 周 120mg/d，第 3 周 160mg/d。后续疗程：根据滴定最终耐受剂量，瑞戈非尼 120mg 或 160mg，po，qd，第 1~21 天
- 每 28 天重复

3. 呋喹替尼单药

- 呋喹替尼，5mg，po，qd，第 1~21 天，每 28 天重复

4. 曲氟尿苷替匹嘧啶（TAS-102，FTD/TPI）

- TAS-102 35mg/m^2（单次最大量 80mg），po，bid，第 1~5 天和第 8~12 天，每 28 天重复

5. 曲氟尿苷替匹嘧啶（TAS-102，FTD/TPI）+贝伐珠单抗

- TAS-102 35mg/m^2（单次最大量 80mg），po，bid，第 1~5 天和第 8~12 天，每 28 天重复
- 贝伐珠单抗 5mg/kg，ivgtt，第 1 天，每 2 周重复
或
- TAS-102 35mg/m^2（单次最大量 80mg），po，bid，第 1~

　5 天，每 14 天重复
- 贝伐珠单抗 5mg/kg，ivgtt，第 1 天，每 2 周重复

6. 帕博利珠单抗：dMMR/MSI-H 型

- 帕博利珠单抗 2mg/kg，ivgtt，第 1 天，每 3 周重复

　或

- 帕博利珠单抗 200mg，ivgtt，第 1 天，每 3 周重复

7. 纳武利尤单抗：dMMR/MSI-H 型

- 纳武利尤单抗 3mg/kg，ivgtt，第 1 天，每 2 周重复

　或

- 纳武利尤单抗 240mg，ivgtt，第 1 天，每 2 周重复

【说明】 对于 dMMR/MSI-H 晚期大肠癌患者，一线、二线治疗未使用免疫检查点抑制剂，则三线治疗可使用 PD-1 单抗治疗。

8. 曲妥珠单抗+帕妥珠单抗：HER-2 基因扩增

- 曲妥珠单抗，首次 8mg/kg，以后 6mg/kg，ivgtt，第 1 天，每 3 周重复

- 帕妥珠单抗，首次 840mg，以后 420mg，ivgtt，第 1 天，每 3 周重复

9. 曲妥珠单抗+拉帕替尼：HER-2 基因扩增

- 曲妥珠单抗，首次 8mg/kg，以后 6mg/kg，ivgtt，第 1 天，每 3 周重复

- 拉帕替尼 1000mg，po，qd

【说明】 尽管在我国尚缺乏 HER-2 基因扩展 mCRC 靶向治疗数据，借鉴 2021 年 NCCN 指南和 2021 年 CSCO 指南推荐，曲妥珠单抗+帕妥珠单抗或曲妥珠单抗+拉帕替尼可用于 HER-2 基因扩增的 mCRC 三线治疗。

（徐瑞华　高　勇　何明明）

第十二章　原发性肝癌

原发性肝癌为高发并严重威胁我国人民生命健康的恶性肿瘤之一。全球范围内，肝癌发病率居恶性肿瘤发病率的第 5 位，死亡率居第 3 位。由于乙肝病毒的高感染率，我国的肝癌发病形势尤为严峻，发病率居恶性肿瘤的第 4 位，每年新发病例约 35 万，占全球的 50% 以上，死亡率居第 2 位。肝癌明确诊断时大多已为中晚期，治疗效果差。手术治疗（包括肝移植）为首选且唯一可能根治的方法，尤其是甲胎蛋白（AFP）结合 B 超筛查发现的亚临床肝癌（无临床症状的肝癌）与小肝癌（最大径不超过 3cm）的手术治疗（包括肝移植）取得了良好效果。对于不可切除的肝癌，可采用多种局部治疗方法。分子靶向药物索拉非尼为首个经Ⅲ期临床研究证实可延长肝癌患者生存期的全身治疗药物，仑伐替尼、瑞戈非尼及以纳武利尤单抗为代表的抗 PD-1 免疫治疗近年来在肝癌的治疗中占有重要地位。

一、诊 断 要 点

（一）临床表现

1. 症状　肝癌无特异性症状，症状可来自肝癌或肝炎、肝硬化背景，与良性肝病常难以鉴别。肝癌起病比较隐匿，可分为亚临床肝癌与临床肝癌，肝癌早期可无症状，筛查或健康体检时发现的大多为小肝癌。患者出现明显的临床症状时通常已是中晚期，临床表现可因肝癌部位、大小、血管侵犯、邻近器官受侵犯程度、病程、转移情况及有无并发症而异。首发症状以肝区疼痛最为常见，其次是上腹部包块、食欲缺乏、乏力、消瘦、腹胀、原因不明的发热、腹泻、腹痛和右肩酸痛等。此外，出血倾向、下肢水肿、急腹症也是其常见表现。也有部分患者表现为肝硬化的一些并发症，如黑便、呕血、黄疸等。个别患者因肺、脑、骨转移引起的症状而入院，如咯血、偏瘫、骨痛等。

2. 体征 原发性肝癌多在慢性肝炎、肝硬化的基础上发展而来，因此不少患者常有慢性肝病及肝硬化的一些体征，如慢性肝病面容、肝掌、蜘蛛痣、腹壁静脉曲张、体质虚弱、男性乳房发育和下肢水肿等，除此之外，肝癌患者也有一些特殊的体征，如进行性肝大、脾大、黄疸、腹水、肝区血管杂音、巴德-吉亚利（Budd-Chiari）综合征。晚期肝癌还可发生肺、肾上腺、骨、脑、淋巴结等远处转移，如发生骨转移可有压痛，发生颅内转移可有神经定位体征、锁骨上淋巴结肿大等。

（二）检查手段

1. 肝癌标志物

（1）AFP：为肝细胞肝癌（HCC）诊断中最有价值的肿瘤标志物。我国肝癌患者 AFP 阳性率为 60%～70%。AFP＞400μg/L 持续 1 个月或 AFP＞200μg/L 持续 2 个月，应怀疑肝癌可能，需进一步行影像学检查明确诊断。AFP 可协助早期发现肝癌，在症状出现前 6～12 个月即可做出诊断。AFP 结合 B 超用于筛查与体检，可发现亚临床肝癌与小肝癌。AFP 还可用于监测病情变化、治疗效果、早期检出治疗后的复发与转移。AFP 异质体的检测有助于良恶性肝肿瘤的鉴别诊断、原发性与转移性肝癌的鉴别。AFP 升高者需要排除慢性或活动性肝炎、肝硬化、睾丸或卵巢胚胎源性肿瘤及妊娠等情况。

（2）其他：α-L-岩藻糖苷酶（AFU）、γ-谷氨酰转移酶同工酶、碱性磷酸酶同工酶、异常凝血酶原（DCP）等在肝癌的辅助诊断与病情的监测中也有一定价值。

2. 影像学检查

（1）超声：为最常用的肝癌定位诊断方法之一，并可协助鉴别良恶性肝脏肿瘤，可发现直径 1cm 甚至更小的肝癌。由于其具有无创、费用低、易重复应用、无放射性损伤、敏感度高等优点，常用于筛查、体检与怀疑肝癌后的初筛。近年来利用超声造影剂使用后散射回声增强的实时超声造影技术明显提高了超声诊断的分辨率、敏感度和特异度，揭示肝肿瘤的血流动力学改变，在肝肿瘤的检出和定性诊断中具有重要价值，在评估肝肿瘤的微血管灌注和引导介入治疗方面具有优势。

（2）CT：为肝癌诊断的常用方法，可提供肿瘤大小、部位、与周围结构的关系等信息，并可协助鉴别病变性质（肝癌大多呈低密度占位，动脉相多血供病灶可明显充填）。临床上一般需要采用多期动态增强 CT 技术，显示肝占位在动脉期快速不均质血管强化，而静脉期或延迟期快速洗脱。其缺点为有放射性、检查费用高于超声。

（3）MRI：同样可提供肿瘤大小、部位、与周围结构的关系等全面信息，并可协助病变性质的鉴别（肝癌结节大多在 T_1 加权像呈低信号，T_2 加权像呈高信号）。MRI 具有无放射性损伤，软组织分辨率较好，能获得横断面、冠状面与矢状面三重图像等优点。若结合肝细胞特异性对比剂（Gd -EOB-PTA）使用，可提高最大径 1.0cm 肝癌的检出率和对肝癌诊断及鉴别诊断的准确性。

（4）肝血管造影：主要有选择性腹腔动脉、肝动脉造影和门脉造影，其不仅可显示肿瘤大小、数目及肝动脉的解剖变异，还有助于病变性质的鉴别。但其为有创性检查，通常仅用于超声或 CT、MRI 等仍未能做出定位诊断时，或用于肝动脉栓塞治疗前了解肿瘤血供及血管畸形等。

3. 病理检查 包括细胞学与组织学病理检查，可在 B 超或 CT 引导下行细针穿刺获得细胞学检查，或行粗针穿刺获得组织学检查，或行术中活检，或行手术切除标本进行组织学检查。组织学分型包括 HCC、胆管细胞癌、肝细胞胆管细胞混合癌，以 HCC 最常见。病理检查还可以结合免疫组化指标进行鉴别诊断，常用的肝细胞性标志物有 Hep Par-1、GPC-3、CD10、Arg-1 和 GS 等。肝穿刺活检主要的风险是出血或针道种植，结合患者基础疾病，术前应检查血小板和凝血功能，对于有严重出血倾向或严重心肺、脑、肾病和全身衰竭的患者，应避免肝穿刺活检。为了避免肿瘤结节破裂和针道种植，在选择穿刺路径时应经过正常的肝组织，避免直接穿刺肝表面的结节。

4. 肝癌的临床诊断标准 2017 年 6 月国家卫生和计划生育委员会(现国家卫生健康委员会)委托中华医学会组织修订了《原发性肝癌诊疗规范》，发布了原发性肝癌的临床诊断标准，具体如下：①有乙型肝炎或丙型肝炎者，或者由任何原因引起肝硬化者，至少每隔 6 个月进行一次超声及 AFP 检测，对于发现肝内直径≤2cm 的结节，动态增强 MRI、动态增强 CT、超声造影及普美显（Gd-EOB-DTPA）动态增强 MRI 四项检查中至少有两项显示动脉期病灶明显强化、门脉或延迟期强化下降的"快进快出"的肝癌典型特征，则可做出肝癌的临床诊断；对于发现肝内直径＞2cm 的结节，则上述 4 种影像学检查中只要一项有典型的肝癌特征，即可临床诊断为肝癌。②有乙型肝炎或丙型肝炎者，或者由任何原因引起肝硬化者，对于随访发现肝内最大径≤2cm 的结节，若上述 4 种影像学检查中无或只有一项检查有典型的肝癌特征，可进行肝穿刺活检或每 2～3 个月密切的影像学随访以确立诊断；对于发现肝内直径＞2cm 的结节，若上述 4 种影像学检查无典型的肝癌特征，则需进行肝穿刺活检以明确诊断。③有乙型肝炎或丙型肝炎者，或者由任何原因引起肝硬化者，如 AFP 升高，特别是持续增高，应该进行上述 4 种影像学检查以明确肝癌的诊断，如未发现肝内结节，在排除妊娠、活动性肝病、生殖胚胎源性肿瘤等疾病的前提下，应该密切随访 AFP 水平，并每隔 2～3 个月复查一次影像学。

（三）临床分期

1. 原发性肝癌 TNM 分级标准 见表 12-1。

表 12-1 原发性肝癌 TNM 分级标准（AJCC 第八版）

	原发肿瘤（T）	区域淋巴结（N）	远处转移（M）
Tx	原发瘤无法评估	Nx 区域淋巴结无法评估	M0 没有远处转移
T0	原发瘤无明显证据		
T1	单发肿瘤≤2cm，或单发肿瘤＞2cm 且没有血管侵犯	N0 没有区域淋巴结转移	M1 伴有远处转移
	T1a 单发肿瘤≤2cm	N1 伴有区域淋巴结转移	
	T1b 单发肿瘤＞2cm 且没有血管侵犯		
T2	单发肿瘤＞2cm 且伴有血管侵犯，或多发肿瘤，最大径不超过 5cm		
T3	多发肿瘤，肿瘤最大径＞5cm		
T4	无论肿瘤数目和肿瘤大小，只要有门静脉或肝静脉主要分支的血管侵犯，或者肿瘤直接侵犯胆囊或腹膜以外的其他脏器		

2. 原发性肝癌 TNM 分期 见表 12-2。

表 12-2 原发性肝癌 TNM 分期

分期	T	N	M
Ⅰ A 期	T1a	N0	M0
Ⅰ B 期	T1b	N0	M0
Ⅱ 期	T2	N0	M0
Ⅲ A 期	T3	N0	M0
Ⅲ B 期	T4	N0	M0
Ⅳ A 期	任何 T	N1	M0
Ⅳ B 期	任何 T	任何 N	M1

3. 原发性肝癌国内分期　依据我国的具体国情及实践积累，推荐下述肝癌的分期方案，包括ⅠA期、ⅠB期、ⅡA期、ⅡB期、ⅢA期、ⅢB期、Ⅳ期（图 12-1）。

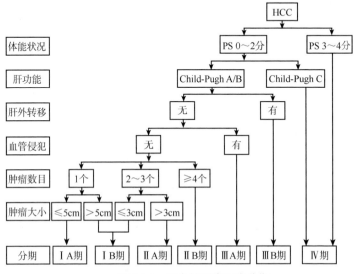

图 12-1　原发性肝癌国内分期

二、治　疗　原　则

原发性肝癌治疗的特点是多学科、多方法共存，必须重视 MDT 模式，避免单学科治疗的局限性。MDT 学科构成应包括肝胆外科（普外科）、肿瘤内科、介入治疗科、影像科、放疗科、病理科和感染科（肝病科），必要时还应包括超声科、消化内科、病理科及营养科等相关科室人员，通过 MDT 模式共同决定最佳的治疗方法。对于小肝癌，首先考虑手术切除，可取得 60%~70% 的五年生存率；存在手术禁忌证或因肿瘤部位无法做根治性切除的小肝癌，可行射频消融治疗、瘤内无水乙醇注射等局部治疗；

对于伴严重肝硬化或肝功能失代偿的小肝癌，可行肝移植。对于大肝癌，首选手术切除；对于不可切除的大肝癌，首选介入性肝动脉化疗栓塞（TACE），TACE结合瘤内无水乙醇注射或射频治疗或放射治疗等局部方法，可提高部分患者的疗效。对于无手术指征的肝癌，尤其是无TACE治疗指征或TACE治疗失败者，可选择索拉非尼、仑伐替尼等分子靶向药物。不可切除的肝癌经内科治疗后肿瘤缩小者应再次评估可切除性，二期切除者仍可取得良好的疗效。全身化疗有一定价值。对于伴黄疸、腹水或肝功能失代偿的晚期肝癌患者，以对症支持治疗为主。根据肝癌不同分期，主要的治疗原则如下。

ⅠA期：手术切除、射频消融、肝移植。

ⅠB期：手术切除、TACE、射频消融+TACE、肝移植。

ⅡA期：手术切除、TACE、肝移植。

ⅡB期：TACE、手术切除、全身治疗（索拉非尼/仑伐替尼/FOLFOX4等化疗）。

ⅢA期：TACE、全身治疗（索拉非尼/仑伐替尼/FOLFOX4等化疗）、手术切除、放疗。

ⅢB期：全身治疗（索拉非尼/仑伐替尼/FOLFOX4等化疗）、TACE、放疗。

Ⅳ期：对症支持治疗。

三、治 疗 策 略

（一）TACE

TACE是中晚期肝癌最有效的治疗方法，采用灌注化疗药物与栓塞剂相结合。目前常用的化疗药物为氟尿嘧啶500～1250mg、顺铂60～100mg或奥沙利铂100～150mg、多柔比星60～80mg或表柔比星70～80mg或吡柔比星50～70mg、丝裂霉素10～20mg等，常选择其中2或3种药物联合使用。栓塞剂常采用远端栓塞剂碘油与近端栓塞剂明胶海绵。水剂化疗药氟尿嘧啶直接灌注，粉剂化疗药可与碘油混合成混悬液再灌注，可发挥缓释的作用。近年来微球或载药微球作为栓塞剂得到广泛应用。TACE 在控制肿瘤瘤体破裂出血、栓堵动静脉瘘、控制局部疼痛及早期发现术后残癌及复发方面也具有较好的疗效。

【说明】　TACE 的疗效主要来源于栓塞，阻断癌灶的血供，使肿瘤坏死、缩小，化疗是否在 TACE 中发挥一定作用仍有争论。

（二）局部消融治疗

由于肝癌患者大多合并有肝硬化，或在确诊时大部分患者已为中晚期，能获得手术切除机会的患者只占 20%～30%。近年来广泛应用的局部消融治疗手段具有创伤小、疗效确切的特点，使一些不耐受手术切除的肝癌患者也可获得根治的机会。局部消融方法主要包括射频消融、微波消融、冷冻治疗、高功率超声聚焦消融及无水乙醇注射治疗等。其主要适应证包括单个肿瘤直径≤5cm，或肿瘤结节不超过 3 个、最大肿瘤直径≤3cm，无血管、胆管和邻近器官侵犯及远处转移，肝功能分级为 Child-Pugh A 级或 B 级的肝癌患者，部分患者可考虑联合 TACE 等治疗手段。

（三）放射治疗

对于小肝癌而言，立体定向放疗可以作为根治性治疗手段，而对于中晚期肝癌，立体定向放疗大多属于姑息性治疗手段，其目的是缓解症状、减轻痛苦和延长生存期等。

（四）分子靶向药物治疗

1. 索拉非尼　400mg，po，bid，直至疾病进展或不能耐受。

【说明】　索拉非尼为多靶点酪氨酸激酶抑制剂，通过抑制 VEGF 与 PDGF 受体，进而抑制肿瘤新生血管的形成及通过抑制 RAF/MEK/ERK 信号转导通路抑制肿瘤的生长，为第一个可改善 OS 的全身治疗药物，SHARP 研究显示，索拉非尼可延长肝癌患者的中位 OS 近 3 个月（10.7 个月 vs. 7.9 个月），针对亚太地区特别是中国人群的 ORIENTAL 研究显示，中位 OS 改善 2.3 个月（6.5 个月 vs. 4.2 个月）。其主要不良反应为皮肤毒性（皮肤干燥、瘙痒、皮疹、手足综合征）、高血压、乏力、胃肠道反应（腹泻、恶心、食欲缺乏）等。

2. 仑伐替尼 8mg（体重＜60kg）或 12mg（体重≥60kg），po, qd，直至疾病进展或不能耐受。

【说明】 仑伐替尼为多靶点酪氨酸激酶抑制剂，通过抑制 VEGFR-1、VEGFR-2、VEGFR-3、FGFR-1、FGFR-2、FGFR-3、FGFR-4、PDGFR、RET 和 KIT 等控制肿瘤生长及肿瘤血管生长。REFLECT 研究是仑伐替尼与索拉非尼头对头比较的非劣效研究，结果显示，在主要终点 OS 上，两组无明显差异，仑伐替尼组的中位 PFS（7.4 个月 vs. 3.7 个月）、中位 TTP（8.9 个月 vs. 3.7 个月）和 ORR（24% vs. 9%）均优于索拉非尼组，其中我国患者亚群的仑伐替尼组 OS 延长了 4.8 个月，对于乙型肝炎病毒（HBV）相关的 HCC，仑伐替尼组具有生存优势，在安全性方面，仑伐替尼与索拉非尼无明显差异，主要不良反应为高血压、腹泻、食欲缺乏、体重减轻和疲劳等。

3. 多纳非尼 0.2g, po, bid，直至疾病进展或不耐受。

【说明】 多纳非尼是一种新型口服多靶点多激酶抑制剂类小分子靶向药物，是将索拉非尼分子上的一个甲基取代为三氘代甲基而形成的全新的专利药物分子，该氘代化取代位点涉及药物的氧化、酰胺水解、去甲基和葡萄糖醛酸化等多个代谢途径。多纳非尼可抑制血管内皮生长因子受体（VEGF）、血小板衍生生长因子受体（PDGF）等多种受体酪氨酸激酶的活性，也可直接抑制各种 Raf 激酶及下游的 RAF/MEK/ERK 信号转导通路，抑制肿瘤细胞增殖和肿瘤血管的形成，发挥双重抑制、多靶点阻断的抗肿瘤作用。与索拉非尼相比，多纳非尼在 FAS（12.1 个月 vs. 10.3 个月，HR=0.831）和 ITT（12.0 个月 vs. 10.1 个月，HR=0.839）中 OS 均显著延长，中位 PFS、ORR 和 DCR 无显著性差异。多纳非尼是迄今唯一的单药头对头比较试验中 OS 优效于索拉非尼的药物。多纳非尼与索拉非尼不良反应发生率基本相似，多纳非尼显示出较索拉非尼更优的总体安全性趋势，多纳非尼组患者≥3 级不良反应发生率更低。

4. 瑞戈非尼　160mg，po，qd，二线使用，直至疾病进展或不能耐受。

【说明】　瑞戈非尼是一种口服的多靶点激酶抑制剂，可抑制 VEGFR-1、VEGFR-2、VEGFR-3、TIE-2、BRAF、KIT、RET、PDGFR 和 FGFR，其结构与索拉非尼相似。RESORCE 研究是一项国际性、多中心、随机、安慰剂对照试验，入组了 573 例既往接受过索拉非尼治疗的 HCC 患者，评估瑞戈非尼的临床疗效和安全性。研究结果显示，瑞戈非尼组的中位 OS 延长了 2.8 个月（10.6 个月 vs. 7.8 个月，$P<0.05$），TTP 延长了 1.7 个月（3.2 个月 vs. 1.5 个月，$P<0.05$），ORR 提高了 7%（11% vs. 4%，$P<0.05$），在研究预设的各亚组均观察到了一致的获益，主要的不良反应为高血压、手足皮肤反应、疲劳和腹泻。欧美和我国已批准其应用于二线治疗晚期 HCC。

（五）免疫治疗

纳武利尤单抗 3mg/kg 或 240mg，ivgtt，每 2 周重复；或 480mg，ivgtt，每 4 周重复，二线使用，直至疾病进展或不能耐受。

【说明】　CheckMate 040 是一项将纳武利尤单抗用于晚期 HCC 的 I / II 期剂量递增及扩展的临床试验。该研究纳入了既往接受/未接受索拉非尼治疗的 HBV 感染/HCV 感染/未感染患者，二线治疗 182 例，一线治疗 80 例。研究纳入的亚洲人群近一半（85 例），其中我国患者占 53%。在包含欧美患者的总人群中，纳武利尤单抗一线治疗的客观有效率达到 20%，二线治疗的客观有效率为 14%~19%，一线、二线治疗的疾病控制率都达到 54%~55%，缓解持续时间达到 17 个月（未接受过索拉非尼）和 16.6~

19个月（接受过索拉非尼）。亚洲队列分析发现，接受过索拉非尼治疗的亚洲患者与总人群的治疗反应和生存率相当，二线治疗的客观有效率也在15%左右。一线治疗的中位OS达到28.6个月，二线治疗的中位OS为15.6个月（剂量爬坡组）和15.0个月（剂量扩展组）。在亚洲患者人群，中位OS达到14.9个月，其中约1/3（34.5%）的亚洲患者经过纳武利尤单抗二线治疗后生存期可超过2年，疾病稳定（SD）患者的中位OS为17.5个月。目前，国家批准纳武利尤单抗的适应证为晚期非小细胞肺癌，但CSCO原发性肝癌诊疗指南已经对肝癌的二线治疗推荐了纳武利尤单抗。此外，与纳武利尤单抗具有类似药理作用的帕博利珠单抗因KEYNOTE-224研究的支持，也得到了CSCO原发性肝癌诊疗指南的二线推荐。总体而言，免疫治疗的不良反应发生率低，严重程度轻，但可发生于全身各个系统，与化疗、靶向治疗相比，免疫治疗具有不同的不良反应发生谱和特点，需要密切随访，以早期诊断和治疗。

（六）分子靶向药物联合免疫治疗

1. 阿替利珠单抗联合贝伐珠单抗（T+A）方案 阿替利珠单抗1200mg，ivgtt，q3w+贝伐珠单抗15mg/kg，ivgtt，q3w。

【说明】 在IMbrave150研究中，对501例晚期肝癌患者一线予以阿替利珠单抗联合贝伐珠单抗（T+A）方案对比索拉非尼单药，结果显示T+A组显著优于索拉非尼单药组：中位OS，未达到vs. 13.2个月；中位PFS，6.8个月vs. 4.3个月；ORR，33% vs. 13%（mRECIST标准）。2020年EASL会议中，秦叔逵教授发布的基线相对较差的我国亚组显示了同样的获益：中位OS，未达到vs. 11.2个月；中位PFS，5.7个月vs. 3.2个月；安全性数据与全球队列一致。阿替利珠单抗+贝伐珠单抗的非高危患者与高危患者之间，总体安全性具有显著性差异，且与每种药物的已知安全性一致。

2. 卡瑞利珠单抗联合阿帕替尼 卡瑞利珠单抗［静脉注射，

200mg（适用于体重≥50kg）或 3mg/kg（适用于体重<50kg），每 2 周 1 次]+阿帕替尼（250mg/d，4 周为 1 个周期）。

【说明】 RESCUE 研究纳入了 170 例晚期 HCC 患者，其中未经治疗的 70 例，一线靶向治疗难治 HCC 患者 120 例，予以卡瑞利珠单抗+阿帕替尼。一线治疗和二线治疗结果显示：ORR，34% vs. 23%；中位 PFS，5.7 个月 vs. 5.5 个月；中位 OS，20.3 个月 vs. 未达到。最常见的治疗相关不良事件（TRAE）为高血压（72.6%）、谷草转氨酶升高（63.2%）、蛋白尿（61.6%）、高胆红素血症（61.6%）。77.4%患者出现 3 级及以上 TRAE，最常见的为高血压（34.2%）、谷氨酰基转移酶升高（11.6%），中性粒细胞减少（11.1%）。27.9%的患者发生了免疫治疗相关不良事件，最常见的为甲状腺功能减退（8.4%）、皮疹（3.7%）和高血糖（3.2%）。

3. 信迪利单抗注射液（200mg，第 1 天，ivgtt，q3w）**联合贝伐珠单抗注射液**（15mg/kg，第 1 天，ivgtt，q3w） 直至出现疾病进展或不可接受的毒性。

【说明】 ORIENT-32 是一项随机、开放、多中心 2/3 期临床试验，在不可切除乙肝相关肝细胞癌一线治疗中，评估了信迪利单抗（PD-1 抑制剂）联合贝伐珠单抗生物类似药 IBI305 对比索拉非尼的疗效和安全性。研究共入组 571 例初始不可切除的晚期肝癌患者，2：1 随机分组接受信迪利单抗联合 IBI305（n=380）或口服索拉非尼（n=191），结果显示 OS 分别为未达到和 10.4 个月，死亡风险显著降低 43%；中位 PFS 分别为 4.6 个月和 2.8 个月，疾病进展风险显著降低 44%。信迪利单抗的中位治疗持续时间为 7.0 个月，贝伐珠单抗（达攸同）为 6.6 个月，而靶向治疗为 3.5 个月。

4. PD-L1 单抗度伐利尤单抗（durvalumab 1500mg，ivgtt，q4w）**联合 CTLA-4 单抗**（tremelimumab 300mg，ivgtt，q4w）

【说明】 STRIDE 方案共纳入 1171 例患者，按照 1：1：1 的比例随机接受 STRIDE 方案、度伐利尤单抗或索拉非尼治疗，

STRIDE 方案降低了 22%的死亡风险（HR 0.78，95% CI 0.65～0.93），中位 OS 为 16.4 个月，而索拉非尼单药中位 OS 为 13.8 个月。STRIDE 方案组 3 年时仍有 30.7%的患者生存，较索拉非尼单药组（20.2%）提高了约 50%。必须注意的是，索拉非尼组有近 22.9%的患者后续接受了免疫治疗。在客观缓解率（ORR）方面，STRIDE 方案组 ORR 较对照组提高了 3 倍（20.1% vs. 5.1%），中位缓解持续时间长达 22.3 个月。研究未发现新的安全性信号，3 级或 4 级 TRAE 发生率为 25.8%，低于索拉非尼组的 36.9%，未增加严重肝毒性和出血风险。

（七）全身化疗

肝癌对化疗表现为原发性耐药，化疗在肝癌术后辅助治疗中不能提高疗效，在晚期肝癌的姑息治疗中缓解率较低。近年有一些采用全身化疗治疗不可切除肝癌或转移性 HCC 的 Ⅱ 期临床试验报道，肿瘤缓解率为 5%～25%，疾病控制率为 34%～76%，中位 TTP 或 PFS 为 2～6 个月，中位 OS 为 8～12 个月。近期有一项 Ⅲ 期临床试验报道采用 FOLFOX4 方案化疗较多柔比星化疗提高了 RR、PFS 及 OS，尤其是在目标人群为我国患者的试验中，中位 OS 显著延长。

1. FOLFOX4 方案

- 奥沙利铂 85mg/m^2，ivgtt，第 1 天
- 亚叶酸钙 200mg/m^2，ivgtt；氟尿嘧啶 400mg/m^2，iv，随即 600mg/m^2，civ；第 1～2 天
- 每 2 周重复

【说明】 开放、随机对照的国际多中心 Ⅲ 期临床研究（EACH 研究）采用该方案治疗无局部治疗指征的局部进展期或转移性 HCC，我国患者占 75%，结果显示肿瘤缓解率为 8.15%[高于对照组多柔比星（ADM）治疗的 2.67%，$P=0.02$]，中位 PFS 为 2.93 个月（长于 ADM 治疗组 1.77 个月，$P<0.001$），中位 OS 较 ADM 治疗组有延长趋势（6.47 个月 vs. 4.97 个月，$P=0.07$）。主要目标

人群为我国患者的中位 OS 显著延长（5.9 个月 vs. 4.3 个月，$P=0.0281$）。2013 年 3 月，国家食品药品监督管理总局（CFDA）批准 FOLFOX4 方案用于晚期 HCC 的一线治疗。

2. XELOX 方案

- 卡培他滨 $1000mg/m^2$，po，bid，第 1～14 天
- 奥沙利铂 $130mg/m^2$，ivgtt，第 1 天
- 每 3 周重复

【说明】　有报道显示，该方案一线治疗 50 例不可切除的 HCC，肿瘤缓解率为 6%，疾病控制率为 72%，中位 PFS 为 4.1 个月，中位 OS 为 9.3 个月。

3. XP 方案

- 卡培他滨 $1000mg/m^2$，po，bid，第 1～14 天
- 顺铂 $60mg/m^2$，ivgtt（需水化），第 1 天
- 每 3 周重复

【说明】　有报道显示，该方案一线治疗 33 例转移性的 HCC，肿瘤缓解率为 6.3 %，疾病控制率为 34.4%，中位 TTP 为 2.0 个月，中位 OS 为 12.2 个月。

4. GEMOX 方案

- 吉西他滨 $1000mg/m^2$，ivgtt，第 1 天
- 奥沙利铂 $100mg/m^2$，ivgtt，第 2 天
- 每 2 周重复

【说明】　有报道显示，该方案一线治疗 34 例不可切除的 HCC，肿瘤缓解率为 18%，疾病控制率为 76%，中位 PFS 为 6.3 个月，中位 OS 为 11.5 个月。

5. ADM+奥沙利铂方案

- 多柔比星 $60mg/m^2$，iv，第 1 天
- 奥沙利铂 $130mg/m^2$，ivgtt，第 1 天
- 每 3 周重复

【说明】　有报道显示，该方案一线治疗 40 例不可切除的 HCC，肿瘤缓解率为 15.6%，中位 PFS 为 3 个月，中位 OS 为 7.8

个月。

（八）现代中药制剂

阿可拉定软胶囊 600mg，po，bid，直至疾病进展或不耐受。

【说明】　阿可拉定是从传统中药淫羊藿分离的淫羊藿提取物经酶解产生的小分子药物。可通过直接结合并作用于在免疫系统和癌症发生机制中起重要作用的 TLR/NF-kB 信号转导通路中的靶点蛋白 MyD88 和 IKKα，调控以 IL-6/JAK/STAT3 为主的炎症和免疫调节信号通路，从而调节肿瘤细胞、肿瘤免疫微环境中不同免疫细胞的多个生物学功能，包括促进肿瘤细胞凋亡，抑制肿瘤细胞生长，抑制肿瘤细胞干性，抑制炎症因子 IL-6、IL-8、IL-10 和 TNF-α 表达，抑制免疫检查点 PD-L1 表达。有研究纳入 280 例既往未接受过一线系统治疗的晚期或转移性 HCC 患者，按 1:1 随机接受阿可拉定或华蟾素治疗，同时进行生物标志物检测。富集人群（具有 ≥2 项以下特征：AFP≥400ng/ml、TNF-α<2.5pg/ml、IFN-γ≥7.0pg/ml）临床疗效显示，阿可拉定组的中位总生存显著优于对照组，分别为 13.54 个月 vs. 6.87 个月（HR=0.43，P=0.0092），降低死亡风险 57%。研究期间未接受标准肝细胞癌系统性治疗，但疾病进展（PD）后继续用药的富集人群中，阿可拉定组的中位总生存比对照组显著延长，分别为 18.97 个月 vs. 11.43 个月（HR=0.14，P=0.0094）。

（九）其他内科治疗药物

在我国，原发性肝癌患者大多存在肝炎、肝硬化和肝功能异常等基础疾病，与肝癌常常相互影响，形成恶性循环。基础肝病及并发症的发展也常是患者死亡的直接原因。基础肝病的治疗包括有效抗病毒治疗、保护肝功能、利胆及其他对症支持治疗。需要密切随访患者的病毒载量及肝炎活动、肝损害等情况。必要时，需要同肝病科等科室组成 MDT，以决定内科诊疗措施。

国内有临床研究支持亚砷酸治疗中晚期肝癌，认为具有一定的姑息治疗作用，可以改善生活质量和延长生存期，2004年获得国家食品药品监督管理局批准。榄香烯、康莱特、华蟾素、消癌平、槐耳颗粒、肝复乐、金龙胶囊和艾迪注射液等在内的中药制剂应用于中晚期肝癌的治疗具有一定的临床价值，但缺乏严格设计的高质量临床研究支持，临床上需要根据患者病情将这些中药制剂作为辅助治疗药物。

（潘宏铭　秦叔逵）

第十三章　胆道系统癌

第一节　胆　管　癌

胆道系统癌主要包括胆管癌和胆囊癌。胆管癌是指原发于左/右肝管、肝总管、胆总管上段肝外胆管的原发恶性肿瘤，亦称肝外胆管癌。一般不包括肝内胆管、胆囊管、胆总管中下段和壶腹部的恶性肿瘤。

一、诊断要点

（一）临床表现

1. 症状　常不典型，上腹部不适、隐痛、腹胀最为多见，出现梗阻性黄疸时有皮肤、巩膜黄染等症状及消化道症状，继发感染时可有高热。

2. 体征　初期常无明显体征，进展期或晚期表现为全身皮肤、巩膜黄染，重度消瘦，梗阻时伴有肝大、脾大、胆囊大，进而形成上腹包块。

（二）检查手段

1. 血生化检查　胆道梗阻时出现碱性磷酸酶增加，造成肝损害时氨基转移酶可升高，白蛋白水平低下，凝血功能障碍。

2. 肿瘤标志物　血 CEA、CA19-9、CA12-5、CA50、CA24-2 等肿瘤相关抗原对胆管癌的诊断、监测复发和预后判断有重要价值。

3. 影像学检查 CT、MRI、B 超、内镜逆行胰胆管造影（ERCP）、胆道镜及超声内镜等检查对判定胆管肿瘤部位，确定肿瘤性质、毗邻关系及判断是否能切除具有重要意义。

4. 病理学检查 胆管癌组织学主要为腺癌，来自胆管壁立方上皮，多为中、高分化腺癌，部分可呈印戒细胞癌。

（三）TNM 分期

1. 远端胆管癌 TNM 分级标准 见表 13-1。

表 13-1 远端胆管癌 TNM 分级标准（AJCC 第八版）

原发肿瘤（T）		区域淋巴结（N）		远处转移（M）	
Tx	原发肿瘤不能评估	Nx	区域淋巴结无法估计	M0	无远处转移
T0	无原发肿瘤的证据			M1	有远处转移
Tis	原位癌	N1	1～3 个区域淋巴结转移		
T1	肿瘤侵犯至胆管壁内，深度小于 5mm	N2	4 个或以上区域淋巴结转移		
T2	肿瘤侵犯至胆管壁内，深度为 5～12mm				
T3	肿瘤侵犯至胆管壁内，深度超过 12mm				
T4	肿瘤侵犯腹腔干、肠系膜上动脉和（或）肝总动脉				

2. 远端胆管癌 TNM 分期 见表 13-2。

表 13-2　远端胆管癌 TNM 分期

分期	T	N	M
0 期	Tis	N0	M0
Ⅰ 期	T1	N0	M0
ⅡA 期	T1	N1	M0
ⅡA 期	T2	N0	M0
ⅡB 期	T2	N1	M0
ⅡB 期	T3	N0	M0
ⅡB 期	T3	N1	M0
ⅢA 期	T1	N2	M0
ⅢA 期	T2	N2	M0
ⅢA 期	T3	N2	M0
ⅢB 期	T4	N0	M0
ⅢB 期	T4	N1	M0
ⅢB 期	T4	N2	M0
Ⅳ期	任何 T	任何 N	M1

3. 肝门部胆管癌 TNM 分级标准　见表 13-3。

表 13-3　肝门部胆管癌 TNM 分级标准

T	N	M
Tx 原发肿瘤不能评估	Nx 区域淋巴结无法估计	M0 无远处转移
T0 无原发肿瘤的证据	N0 无区域淋巴结转移	
Tis 原位癌	N1 1～3 个区域淋巴结转移(包括沿胆囊管、胆总管、肝动脉、胰十二指肠后、门静脉分布的淋巴结)	M1 有远处转移
T1 组织学上肿瘤局限于胆管内,可浸润到肌层或纤维组织		
T2a 肿瘤侵犯超出胆管壁到周围脂肪组织		
T2b 肿瘤侵犯周围肝实质	N2 4 个以上区域(N1 中描述的)淋巴结转移	
T3 肿瘤侵犯到门静脉或肝动脉的一侧分支		
T4 肿瘤侵犯到门静脉主干或同时侵犯其两个分支;或肝固有动脉;或双侧二级胆管;或单侧二级胆管根部并伴对侧门静脉或肝动脉累及		

4. 肝门部胆管癌 TNM 分期 见表 13-4。

表 13-4 肝门部胆管癌 TNM 分期

分期	T	N	M
0 期	Tis	N0	M0
Ⅰ 期	T1	N0	M0
Ⅱ 期	T2a～b	N0	M0
ⅢA 期	T3	N0	M0
ⅢB 期	T4	N0	M0
ⅢC 期	任何 T	N1	M0
ⅣA 期	任何 T	N2	M0
ⅣB 期	任何 T	任何 N	M1

二、治 疗 原 则

胆管癌的治疗主要是以外科治疗为主的综合治疗。达到 R0 切除，且区域淋巴结阴性，或切缘呈原位癌者可观察，或接受氟尿嘧啶的联合放化疗，或接受基于氟尿嘧啶或吉西他滨的化疗；切缘阳性（R1），或肉眼有残留（R2），或淋巴结阳性者可选择基于氟尿嘧啶的放化疗，继而采用基于氟尿嘧啶或吉西他滨的化疗，或对淋巴结阳性的患者给予基于氟尿嘧啶或吉西他滨的化疗。

局部晚期不能切除或有远处转移者，若无胆道梗阻，考虑给予吉西他滨联合顺铂化疗，或以氟尿嘧啶为基础或以吉西他滨为基础的其他方案化疗，或以氟尿嘧啶为基础的放化疗。

三、治 疗 策 略

（一）姑息化疗

1. 吉西他滨联合顺铂（GP）方案

- 吉西他滨 $1000mg/m^2$，ivgtt，第 1、8 天

- 顺铂 25mg/m^2，ivgtt，第 1、8 天
- 每 3 周重复，共 8 个疗程

2. 卡培他滨联合奥沙利铂方案

- 卡培他滨 1000mg/m^2，po，bid，第 1～14 天
- 奥沙利铂 130mg/m^2，ivgtt，第 1 天（水化）
- 每 3 周重复

3. GS 方案

- 吉西他滨 1000mg/m^2，ivgtt（30～60min），第 1、8 天
- 替吉奥 30mg/m^2，po，bid，第 1～14 天
- 每 3 周重复

4. GEMOX 方案

- 吉西他滨 1000mg/m^2，ivgtt，第 1 天［恒定滴速 10mg/（m^2·min）］
- 奥沙利铂 100mg/m^2，ivgtt，第 2 天
- 每 2 周重复

5. mGEMOX 方案

- 吉西他滨 900mg/m^2，ivgtt，第 1、8 天
- 奥沙利铂 80mg/m^2，ivgtt，第 1、8 天
- 每 3 周重复

6. 吉西他滨联合卡培他滨方案

- 吉西他滨 1000mg/m^2，ivgtt（30～60min），第 1、8 天
- 卡培他滨 650mg/m^2，po，bid，第 1～14 天
- 每 3 周重复

7. 卡培他滨联合顺铂方案

- 卡培他滨 1250mg/m^2，po，bid，第 1～14 天
- 顺铂 60mg/m^2，ivgtt，第 1 天（水化）
- 每 3 周重复

8. 吉西他滨联合顺铂及白蛋白结合型紫杉醇方案

- 白蛋白结合型紫杉醇 125mg/m^2，ivgtt，第 1、8 天
- 吉西他滨 1000mg/m^2，ivgtt（30min），第 1、8 天

- 顺铂 25mg/m^2，ivgtt，第 1、8 天
- 每 3 周重复

9. 吉西他滨单药方案

- 吉西他滨 1250mg/m^2，ivgtt（30～60min），第 1、8、15 天
- 每 4 周重复

【说明】　该方案耐受性很好，恶心和中性粒细胞下降是最常见的不良反应，总有效率约为 30%。

10. 单药替吉奥方案

- 替吉奥 40mg/m^2，po，bid，第 1～28 天
- 每 6 周重复

11. 卡瑞利珠单抗联合 GEMOX 方案

- 卡瑞利珠单抗 3mg/kg，ivgtt，第 1、15 天
- 吉西他滨 800mg/m^2，ivgtt，第 1、15 天
- 奥沙利铂 85mg/m^2，ivgtt，第 1、15 天
- 每 3 周重复，共 8 个疗程

12. 帕博利珠单抗方案

- 帕博利珠单抗 200mg，ivgtt，第 1 天
- 每 3 周重复

13. 纳武利尤单抗方案

- 纳武利尤单抗 3mg/kg 或 240mg，ivgtt，第 1 天
- 每 2 周重复

14. mFOLFOX 方案

- 奥沙利铂 85mg/m^2，ivgtt，第 1 天
- 左旋四氢叶酸 175mg（或四氢叶酸 350mg），ivgtt，第 1 天
- 氟尿嘧啶 400mg/m^2，iv，第 1 天
- 氟尿嘧啶 1200mg/（m^2·d），civ，24h，第 1、2 天
- 每 2 周重复

【说明】　ABC06 研究中 mFOLFOX 组联合积极的症状控制（ASC）较单纯 ASC 延长了患者生存期。

（二）辅助化疗

1. 卡培他滨单药

- 卡培他滨　$1250mg/m^2$，po，bid，第 1～14 天
- 每 3 周重复

2. 吉西他滨联合顺铂　见本节姑息化疗中 1

3. 卡培他滨联合奥沙利铂　见本节姑息化疗中 2

4. 吉西他滨联合卡培他滨　见本节姑息化疗中 6

5. 氟尿嘧啶联合奥沙利铂　见本节姑息化疗中 14

（三）新辅助化疗

1. 吉西他滨联合顺铂及白蛋白结合型紫杉醇　见本节姑息化疗中 8

2. 氟尿嘧啶联合奥沙利铂　见本节姑息化疗中 14

3. 卡培他滨联合奥沙利铂　见本节姑息化疗中 2

4. 吉西他滨联合卡培他滨　见本节姑息化疗中 6

5. 吉西他滨联合顺铂　见本节姑息化疗中 1

第二节　胆　囊　癌

胆囊癌为胆道系统中最常见、进展最快的恶性肿瘤，发病隐匿，治疗以外科手术为主，但多数患者就诊时已为晚期，无法手术治疗。好发年龄为 50～70 岁，女性多见，男女比为 1：（2～5）。胆囊癌与肝门部胆管癌相比，预后更差。

一、诊断要点

（一）临床表现

1. 症状

（1）上腹胀痛：是最常见的症状，为持续性胀痛，可伴向右肩

部放射。

（2）黄疸：多为阻塞性黄疸，进行性加重。

（3）消化道症状：有食欲缺乏、恶心、厌油腻等表现。

（4）上腹包块：为肿大的胆囊、肝或脾。

2. 体征

（1）黄疸：为胆囊癌常见的体征。

（2）右上腹肿块：为肿大的胆囊或肿瘤本身，硬且有触痛。

（3）其他：腹水、腹壁静脉曲张，凝血功能异常导致的皮肤出血点，淋巴结转移体征。

（二）检查手段

1. 血生化检查　可出现贫血，胆道梗阻时出现碱性磷酸酶、谷氨酰转肽酶增高，氨基转移酶升高及凝血功能障碍。CEA、CA19-9、CA12-5、CA50、CA24-2 等指标缺乏特异性，敏感度也低。

2. 影像学检查　B 超、CT、MRI 对胆囊癌的诊断有重要意义。出现黄疸的患者，磁共振胰胆管成像（MRCP）是首选的无创检查。

（三）TNM 分期

1. 胆囊癌 TNM 分级标准　见表 13-5。

表 13-5　胆囊癌 TNM 分级标准（AJCC 第八版）

原发肿瘤（T）	区域淋巴结（N）	远处转移（M）
Tx　原发肿瘤不能评估	Nx　区域淋巴结无法估计	M0　无远处转移
T0　无原发肿瘤的证据	N0　无区域淋巴结转移	M1　有远处转移
Tis　原位癌	N1　1～3 个区域淋巴结	
T1　肿瘤侵犯限于黏膜层或肌层	转移	
T1a　肿瘤侵犯黏膜层	N2　4 个以上区域淋巴结	
T1b　肿瘤侵犯肌层	转移	
T2a 肿瘤侵犯腹膜面的肌周结缔组织，但未超过浆膜		

续表

原发肿瘤（T）	区域淋巴结（N）	远处转移（M）
T2b 肿瘤侵及肝面的肌周结缔组织，但未侵入肝		
T3 肿瘤穿透浆膜和（或）直接侵犯肝和（或）一个其他邻近脏器或结构，如胃、十二指肠、结肠、胰腺、网膜或肝外胆管		
T4 肿瘤侵犯门静脉主干或肝动脉，或者侵犯两个或更多肝外器官或结构		

2. 胆囊癌 TNM 分期 见表 13-6。

表 13-6 胆囊癌 TNM 分期

分期	T	N	M
0 期	Tis	N0	M0
Ⅰ 期	T1	N0	M0
ⅡA 期	T2a	N0	M0
ⅡB 期	T2b	N0	M0
ⅢA 期	T3	N0	M0
ⅢB 期	T1～3	N1	M0
ⅣA 期	T4	N0～1	M0
ⅣB 期	任何 T	N2	M0
ⅣB 期	任何 T	任何 N	M1

二、治疗原则

对于超出黏膜层者，若能排除远处转移，均应再行胆囊癌根治术。

术后辅助化疗或放化疗仍缺乏高级别证据。术后辅助化疗或放化疗越来越被更多的肿瘤学家所接受。

姑息化疗方面，Ⅱ期临床试验显示含氟尿嘧啶方案的联合化疗较最佳支持治疗提高了胆囊癌患者的生活质量和总生存率，但目前没有形成标准一线化疗方案，通常采用含氟尿嘧啶（包括卡培他滨、替吉奥）、吉西他滨、铂类的方案（吉西他滨联合铂类、氟尿嘧啶联合铂类、吉西他滨联合卡培他滨/替吉奥）。

三、治 疗 策 略

（一）辅助放化疗或辅助化疗

1. 放疗联合同期氟尿嘧啶化疗

- 放疗：照射范围主要是胆囊窝和区域淋巴结（最后对胆囊窝区缩野照射），总量 50.4Gy/28 次
- 同期氟尿嘧啶 500mg/（$m^2 \cdot d$），iv，放疗的第 1 周内连续 3 天；放疗第 5 周内重复

2. 吉西他滨单药

- 吉西他滨 1250mg/m^2，ivgtt（30～60min），第 1、8、15 天
- 每 4 周重复

【说明】　胆囊癌的术后辅助化疗缺乏大样本的Ⅲ期随机对照临床试验，辅助化疗是基于一些样本较大的回顾性分析而形成的专家共识，目前并没有标准的辅助化疗方案。多数专家建议选择含氟尿嘧啶的放化疗方案，或单药吉西他滨、氟尿嘧啶化疗。

3. 其余辅助化疗方案　参考本章第一节胆管癌的辅助化疗。

（二）姑息化疗

参考本章第一节胆管癌的姑息化疗。

（朱晓东　李　进）

第十四章 胰 腺 癌

胰腺癌是一种恶性程度极高的消化系统肿瘤，起病隐匿，早期即发生浸润、转移，其五年生存率约为 9%，预后极差。近年来，其发病率在全球呈上升趋势。

一、诊 断 要 点

（一）临床表现

胰腺癌的临床表现与肿瘤部位及侵犯范围有关。早期无特异性症状，可表现为厌食、不明原因的体重减轻、上腹部不适或疼痛、血糖浓度升高、血栓性静脉炎、焦虑、抑郁、失眠等精神症状，位于胰头部的肿瘤还会出现黄疸和胆囊大等。

（二）检查手段

1. 实验室检查 血液生化检查，包括血胆红素和肝功能等；肿瘤标志物，包括 CA19-9、CA50、CA24-2 和 CEA 等，其中 CA19-9 升高并排除胆道梗阻和胆系感染则高度提示胰腺癌。

2. 影像学检查 包括 B 超、CT、MRI、PET/CT、ERCP、MRCP、EUS，选择合适的影像学检查是诊断胰腺占位的前提。

3. 组织病理学及细胞学检查 是诊断胰腺癌的唯一依据和金标准，主要包括 EUS 或影像引导下穿刺活检、脱落细胞学检查，必要时行诊断性腹腔镜检查等。

（三）病理学类型及 TNM 分期

本章所指的胰腺癌为导管上皮性恶性肿瘤，其他来源的胰腺肿瘤治疗方法与此处胰腺癌不同。

1. 胰腺癌 WHO 组织学分型　见表 14-1。

表 14-1　胰腺癌 WHO 组织学分型（2010 年第四版）

起源于胰腺导管上皮的恶性肿瘤	起源于非胰腺导管上皮的恶性肿瘤
导管腺癌	腺泡细胞癌
腺鳞癌	腺泡细胞囊腺癌
胶样癌（黏液性非囊性癌）	导管内乳头状黏液性肿瘤伴相关的浸润性
肝样腺癌	混合性腺泡-导管癌
髓样癌	混合性腺泡-神经内分泌癌
印戒细胞癌	混合性腺泡-神经内分泌-导管癌
未分化癌	混合性导管-神经内分泌癌
未分化癌伴破骨细胞样巨细胞	黏液性囊性肿瘤伴相关的浸润性癌
	胰母细胞瘤
	浆液性囊腺癌
	实性-假乳头状肿瘤

2. 胰腺癌病理分级标准　本章采用 UICC/AJCC TNM 分级标准系统（第八版），详见表 14-2。

表 14-2　胰腺癌 TNM 分级标准（UICC/AJCC 第八版）

	原发肿瘤（T）		区域淋巴结（N）		远处转移（M）
T	原发肿瘤	Nx	区域淋巴结无法评估	M0	无远处转移灶
Tx	原发肿瘤无法评价				
T0	无原发肿瘤证据	N0	无区域淋巴结转移	M1	有远处转移灶
Tis	原位癌[包括高级别的胰腺上皮内瘤变（PanIN-3）、导管内乳头状黏液性肿瘤伴高度异型增生、导管内管状乳头状	N1	1～3 个区域淋巴结转移		
		N2	≥4 个区域淋巴结转移		

续表

	原发肿瘤（T）	区域淋巴结（N）	远处转移（M）
	肿瘤伴高度异型增生和胰腺黏液性囊性肿瘤伴高度异型增生〕		
T1	肿瘤最大径≤2cm		
	T1a 肿瘤最大径≤0.5cm		
	T1b 肿瘤最大径＞0.5cm且＜1cm		
	T1c 肿瘤最大径≥1cm且≤2cm		
T2	肿瘤最大径＞2cm且≤4cm		
T3	肿瘤最大径＞4cm		
T4	肿瘤不论大小，侵及腹腔干、肠系膜上动脉和（或）肝总动脉		

3. 胰腺癌 TNM 分期 见表 14-3。

表 14-3　胰腺癌 TNM 分期

分期	T	N	M
0 期	Tis	N0	M0
Ⅰ A 期	T1	N0	M0
Ⅰ B 期	T2	N0	M0
Ⅱ A 期	T3	N0	M0
Ⅱ B 期	T1、T2、T3	N1	M0
Ⅲ期	任何 T	N2	M0
	T4	任何 N	M0
Ⅳ期	任何 T	任何 N	M1

二、治 疗 原 则

治疗前应行多学科综合讨论，全面评估患者的体能状况。胰腺癌患者全面体能状态的评估应包括体能状态评分（ECOG 评分）、胆道梗阻情况、疼痛及营养状况。根据患者的整体状态，制订不同的治疗策略。

病变局限、经检查可行手术者，争取剖腹探查，行根治术。体能状态较好的患者，可选择联合化疗方案或同步放化疗；体能较差的患者使用单药方案或仅行最佳支持治疗。

对于剖腹探查不可切除的胰腺癌患者（不可重建的肠系膜上静脉-门静脉侵犯；胰头癌包绕肠系膜上动脉超过 180°或累及腹腔干和下腔静脉；胰尾癌累及肠系膜上动脉或包绕腹腔动脉干超过 180°），及局部晚期患者部分可行姑息性手术（胆管减压引流或胃空肠吻合术等），或放置支架±开放性乙醇腹腔神经丛阻滞。活检取得病理后，体能状态较好的患者给予全身化疗±同步放/化疗；体能状态较差的患者单用化疗或最佳支持治疗。

手术后只有局部复发的患者，先前未行同步放/化疗者可予同步放/化疗。对于术后全身转移或诊断时即为转移性胰腺癌的患者，治疗的目的是延长生存期和改善生活质量。体能状态较好的患者能够从化疗中获益，体能状态较差的患者也有可能从化疗中获益，但最佳支持治疗更为重要。

三、治 疗 策 略

（一）辅助化疗

1. 吉西他滨（GEM）单药方案

- GEM 1000mg/m^2，ivgtt（30min），第 1 天，每周 1 次，连用 7 个疗程，停用 1 周；此后每周 1 次，连用 3 个疗程，停用 1 周，给药至 6 个月

可调整 GEM 单药方案

- GEM 1000mg/m^2，ivgtt（30min），第 1、8 天，每 3 周重复，给药至 6 个月

2. 替吉奥单药方案

- 替吉奥 80mg/d，po，bid，第 1～28 天，每 6 周重复，给药至 6 个月

可调整替吉奥单药方案

- 替吉奥 60～120mg/d，po，bid，第 1～14 天，每 3 周重复，给药至 6 个月

3. 5-FU 单药方案

- 5-FU 425mg/（$m^2 \cdot d$），ivgtt，第 1～5 天
- LV 20mg/m^2，ivgtt，第 1～5 天
- 每 4 周重复，给药至 6 个周期

可调整氟尿嘧啶单药方案

- LV 400mg/m^2，ivgtt（2h），第 1 天
- 5-FU 400mg/（$m^2 \cdot d$），静脉冲入，第 1 天；然后 2400mg/m^2，civgtt（46h）
- 每 2 周重复，给药至 6 个月

4. GEM 联合 Cap 方案

- GEM 1000mg/m^2，ivgtt（30min），第 1、8、15 天，每 4 周重复，共 6 个周期
- 卡培他滨 1660mg/（$m^2 \cdot d$），po，分两次，第 1～21 天，每 4 周重复，共 6 个周期

可调整 GEM 联合 CAP 方案

- GEM 1000mg/m^2，ivgtt（30min），第 1、8 天，每 3 周重复，共 6～8 个周期
- 卡培他滨 825～1000mg/m^2，po，bid，第 1～14 天，每 3 周重复，共 6～8 个周期

5. mFOLFIRINOX 方案

- 奥沙利铂 85mg/m^2，ivgtt（2h），第 1 天
- 伊立替康 150mg/m^2，ivgtt（90min），第 1 天
- LV 400mg/m^2，ivgtt（2h），第 1 天
- 5-FU 2400mg/m^2，civgtt（46h）

• 每 2 周重复，给药至 6 个月

（二）辅助放/化疗

（1）参加临床试验。

（2）5-FU 类或 GEM 同步放化疗，后续 5-FU 或 GEM 维持治疗。

（3）GEM 化疗 2 个周期，后续进行以 GEM 为基础的同步放/化疗。

（4）GEM 同步放/化疗，后续进行 GEM 维持治疗。

【说明】 目前缺乏足够的循证医学证据，建议开展多中心临床研究。

（三）新辅助化疗

1. FOLFIRINOX 方案

• 奥沙利铂 85mg/m^2，ivgtt（2h），第 1 天
• 伊立替康 180mg/m^2，ivgtt（90min），第 1 天
• LV 400mg/m^2，ivgtt（2h），第 1 天
• 5-FU 2400mg/m^2，civgtt（46h）
• 每 2 周重复

2. GEM+白蛋白结合型紫杉醇方案

• 白蛋白结合型紫杉醇 125mg/m^2，ivgtt，第 1、8、15 天
• GEM 1000mg/m^2，ivgtt（30min），第 1、8、15 天
• 每 4 周重复

可调整 GEM+白蛋白结合型紫杉醇方案

• 白蛋白结合型紫杉醇 125mg/m^2，ivgtt，第 1、8 天
• GEM 1000mg/m^2，ivgtt（30min），第 1、8 天
• 每 3 周重复

3. GEM 联合替吉奥方案

• GEM 1000mg/m^2，ivgtt（30min），第 1、8 天
• 替吉奥 60～100mg/d，po，bid，第 1～14 天

- 每 3 周重复

可调整 GEM 联合替吉奥方案

- GEM 1000mg/m^2, ivgtt（30min）第 1、8 天
- 替吉奥 40～60mg/d, po, bid, 第 1～14 天
- 每 3 周重复

（四）晚期胰腺癌的化疗

1. 一线治疗

（1）体能状况较好者采用如下方案。

1）GEM+白蛋白结合型紫杉醇方案（参见新辅助化疗中 2）

- 每 3 周重复

2）FOLFIRINOX 方案（参见新辅助化疗中 1）

- 每 2 周重复

3）GEM 联合替吉奥方案（参见新辅助化疗中 3）

4）GEM 单药方案（参见辅助化疗中 1）

5）替吉奥单药方案（参见辅助化疗中 2）

【说明】 Ⅲ期临床试验显示，替吉奥单药用于局部晚期或转移性胰腺癌的亚洲患者，总生存期不劣于吉西他滨单药。

6）GEM 联合尼妥珠单抗方案

- GEM 1000mg/m^2, ivgtt（30min），第 1、8、15 天，每 4 周重复
- 尼妥珠单抗 400mg, ivgtt（30min），每周 1 次

可调整 GEM 联合尼妥珠单抗方案

- GEM 1000mg/m^2, ivgtt（30min），第 1、8 天，每 3 周重复
- 尼妥珠单抗 400mg, ivgtt（30min），每周 1 次

7）对于 *BRCA1/2* 胚系突变患者，使用铂类为基础的一线治疗方案，16 周后仍稳定的患者，奥拉帕尼 300mg、po、bid 维持治疗。

【说明】 Ⅲ期 POLO 临床试验显示，*BRCA1/2* 胚系突变的胰

腺癌患者，在使用一线铂类为基础方案的治疗后，奥拉帕尼维持治疗可显著延长 PFS。

（2）体能状况较差者采用如下方案。

1）GEM 单药方案（给药方法同上所述）。

2）5-FU 类单药：替吉奥单药或持续灌注 5-FU（给药方法同上所述）。

3）最佳支持治疗。

2. 二线治疗

（1）体能状况较好者采用如下方案。

1）一线使用 GEM 为基础的方案，二线建议使用 5-FU 为基础的方案。

2）一线使用 5-FU 类为基础的方案，二线建议使用 GEM 为基础的方案。

3）对于术后发生远处转移者，若距离辅助治疗结束时间＞6 个月，除选择原方案全身化疗外，也可选择替代性化疗方案。

4）纳米脂质体伊立替康+5-FU/LV 方案

- 纳米脂质体伊立替康 $80mg/m^2$，iv（＞90min），第 1 天
- LV $400mg/m^2$，ivgtt（＞30min），第 1 天
- 5-FU $2400mg/m^2$，civ（46h）
- 每 2 周重复

5）参加临床研究。

【说明】 ①对于未用过 GEM 的患者，二线治疗可考虑应用 GEM。②CONKO 003 研究显示 5-FU/LV 方案中加入奥沙利铂可显著提高总生存率。NAPOLI-1 Ⅲ期临床试验显示，MM-398 联合 LV 作为二线方案，可显著延长以 GEM 为基础的一线治疗失败后患者的生存期。

（2）体能状况较差、不能耐受及不适合化疗的患者采用如下方案。

1）GEM 或 5-FU 类为基础的单药化疗（方案和用药同上所述）。

2）最佳支持治疗。

四、随　访

建议每 2~3 个月随访 1 次。对于胰腺癌术后患者，术后第 1 年，每 3 个月随访 1 次；第 2~3 年，每 3~6 个月随访 1 次；之后每 6 个月进行 1 次全面检查，以便尽早发现肿瘤复发或转移。对于晚期或转移性胰腺癌患者，应至少每 2~3 个月随访 1 次。

（王理伟　虞先濬）

第十五章 泌尿系统及男性生殖系统肿瘤

第一节 肾 癌

肾肿瘤中约 95% 为恶性，主要为肾细胞癌（简称肾癌），其次为肾盂癌。在肾癌病理类型中，75%～85% 为透明细胞癌，其他类型包括嫌色细胞型、乳头状细胞型及集合管型。肾癌发病率在泌尿系统肿瘤中仅次于膀胱癌而居第二位，肾癌占成人肾恶性肿瘤的 80%～85%。肾癌占所有癌症的 2%～3%，约占癌症相关死亡的 2%。肾癌的发病率和病死率逐年上升，约 1/3 的患者初诊时即伴有远处转移，中位生存期为 7～11 个月，两年生存率低于 20%，五年生存率约 10%。

一、诊 断 要 点

（一）临床表现

1. 血尿 肉眼血尿或镜下血尿是肾癌最常见的症状。间歇性无痛性肉眼血尿为泌尿系统肿瘤特有的症状，大多数是肿瘤侵入肾盂、肾盏所致。

2. 腰痛 多数为钝痛，局限于侧腰部或背部。主要是膨大的肿瘤使肾包膜张力增高所致。

3. 肿块 有 10% 的肾癌患者腰部或上腹部可触及肿块。在消瘦患者或肿块位于肾下极时，体格检查可扪及。

4. 全身症状　有些患者是以不明发热、贫血、消瘦或肺、骨转移而就诊。少数首诊原因为局部缺血或肾盂受压发生高血压，或因红细胞生成素水平增高而引起红细胞增多症。

5. 其他　由于目前体检的逐渐普及，无症状、由体检发现的肾癌逐渐增多。

（二）检查手段

1. 腹部 B 超检查　是最基本、最简便的检查方法。随着其应用日益广泛，偶尔检测出肾癌的概率也增多，其中也有肾癌体积很大但无临床症状者。

2. CT 扫描　可提示肿瘤的密度、局部蔓延及淋巴结和静脉受累等情况。

3. 肾血管增强 MR 检查　合并肾静脉或下腔静脉瘤栓的患者行肾血管增强 MR 能够更好地判断瘤栓的形态、位置、肾静脉瘤栓或血管及下腔静脉中瘤栓下方血栓的情况。

4. 下腔静脉造影检查　对于合并下腔静脉瘤栓患者，可提供关于下腔静脉引流区侧支循环的信息，可为手术方案提供参考。

5. 主动脉造影检查和选择性肾动脉血管造影检查　可用于确定肾肿瘤的性质，并精确地提供所见肾动脉数目和血管走行，以便手术处理；对于侧支循环丰富的大肿瘤或肾门处理较为复杂的病例，可同期进行肾动脉栓塞。

6. 其他检查　因局部晚期肾癌可能合并出现同期转移，其中以肺、骨转移较常见，故需行胸部 CT、骨扫描或 PET/CT 对患者进行全身评价。

（三）TNM 分期

1. 肾癌 TNM 分级标准　见表 15-1。

表 15-1 **肾癌 TNM 分级标准**（AJCC 第八版）

原发肿瘤（T）	区域淋巴结（N）	远处转移（M）
Tx 原发肿瘤无法评估	Nx 区域淋巴结无法评估	M0 无远处转移
T0 无原发肿瘤的证据		M1 有远处转移
T1 肿瘤局限于肾，肿瘤最大径≤7cm	N0 无区域淋巴结转移	
T1a 肿瘤局限于肾，肿瘤最大径≤4cm		
T1b 肿瘤局限于肾，4cm＜肿瘤最大径≤7cm	N1 区域淋巴结转移	
T2 肿瘤局限于肾，肿瘤最大径＞7cm		
T2a 肿瘤局限于肾，7cm＜肿瘤最大径≤10cm		
T2b 肿瘤局限于肾，肿瘤最大径＞10cm		
T3 肿瘤延伸至大静脉或肾周围组织，但未累及同侧肾上腺，也未超过肾周围筋膜		
T3a 肿瘤侵及肾静脉内或肾静脉分支的肾段静脉，或侵犯肾盂肾盏系统，或侵犯肾周围脂肪和（或）肾窦脂肪，但未超过肾周围筋膜		
T3b 肿瘤侵及横膈膜下的下腔静脉		
T3c 肿瘤侵及横膈膜上的下腔静脉或侵及下腔静脉壁		
T4 肿瘤浸透肾周筋膜，包括直接延伸侵及同侧肾上腺		

2. 肾癌 TNM 分期 见表 15-2。

表 15-2 **肾癌 TNM 分期**

分期	T	N	M
Ⅰ期	T1	N0	M0
Ⅱ期	T2	N0	M0

续表

分期	T	N	M
Ⅲ期	T1~2	N1	M0
	T3	Nx，N0~1	M0
Ⅳ期	T4	任何N	M0
	任何T	任何N	M1

二、治 疗 原 则

手术切除是局限期肾癌的主要治疗方法，其中包括保留肾单位的手术和根治性肾切除术；两种方式各有优劣，需要平衡远期肾功能保护和无疾病生存之间的风险获益。

Ⅰ期肾癌中 T1a 首选保留肾单位的手术；如果部分切除不可行或为中心病灶，应行根治性肾切除术；不宜接受手术的患者行肿瘤消融治疗或冷冻治疗是一种选择；部分患者可积极监测随访。Ⅰ期肾癌中 T1b 肾癌部分切除术和肾癌根治术可根据肿瘤位置、术者经验及与患者沟通情况综合考虑选择合适的手术方式。Ⅱ、Ⅲ期肾癌宜选择肾癌根治术。对于功能性或解剖性孤立肾及遗传性肾癌（VHL 综合征）患者，应尽量选择保留肾单位的手术。

关于淋巴结清扫术对于治疗的意义，目前尚无统一结论。NCCN 指南建议对于术前影像学（CT/MR）提示的 N1 或术中可扪及肿大淋巴结者，应行区域淋巴结清扫术。

建议肾上极的大肿瘤或影像学表现提示肾上腺异常者，行同期同侧肾上腺切除术；对于影像学表现正常、肿瘤位置和大小判断为非高危的患者，建议保留同侧肾上腺。

Ⅲ期透明细胞癌、术后复发风险较高的患者，建议口服舒尼替尼 1 年作为辅助治疗。

Ⅳ期肾癌伴有孤立转移病灶的患者，可考虑同时切除原发灶和转移灶；针对转移灶较多，不可同期切除的，既往细胞因子时代的前瞻性试验和靶向治疗时代的回顾性试验，均支持减瘤手术可作为有选择的患者延长生存的治疗手段之一。

对于不可手术根治的复发转移性肾癌，可分为透明细胞为主型和非透明细胞为主型进行治疗。其对化疗不敏感，高剂量 IL-2、干扰素及一系列分子靶向药物（包括舒尼替尼、索拉非尼、培唑帕尼、阿昔替尼、卡博替尼、贝伐珠单抗、替西罗莫司、依维莫司、厄洛替尼）是重要的治疗手段。以现有的循证证据为基础，靶向药物联合并未体现出治疗优势，而毒副反应的严重程度和发生率则显著增加，所以当前多数指南并未推荐靶向药物的联合应用。当然，最佳支持治疗必不可少，同时应鼓励患者参加临床研究。

三、治 疗 策 略

（一）晚期肾癌的一线治疗

1. 舒尼替尼

- 舒尼替尼 50mg，po，qd，连用 4 周，停 2 周
- 每 6 周为 1 个周期

【说明】　舒尼替尼一线治疗转移性肾细胞癌中国患者的多中心Ⅳ期临床研究结果显示，客观有效率为 31.1%，其中位 PFS 为 14.2 个月，中位 OS 为 30.7 个月。

舒尼替尼用于低危患者一线治疗复发或无法切除的Ⅳ期肾癌（透明细胞为主型），对于非透明细胞为主型的肾癌则为ⅡA 类证据。近来扩大临床试验的亚组分析显示，舒尼替尼治疗脑转移、非透明细胞为主型、预后差的肾癌安全有效。其主要不良反应为腹泻、乏力、高血压、口腔黏膜炎、手足综合征、3 度中性粒细胞减少等。

2. 培唑帕尼

- 培唑帕尼 800mg，po，qd

【说明】　培唑帕尼的主要不良反应为腹泻、高血压、头发颜色改变、恶心、食欲缺乏、呕吐、乏力、虚弱、腹痛与头痛，最常见的 3 级不良反应为以 ALT 或 AST 升高为表现的肝毒性，部分患者会发生心律失常。NCCN 指南已将培唑帕尼作为 I 类证据推荐用于复发或无法手术的Ⅳ期低危肾癌（透明细胞为主型）的一线治疗，对于非透明细胞为主型的肾癌则为ⅡA 类证据。

3. 替西罗莫司

- 替西罗莫司　25mg，ivgtt，每周 1 次

【说明】　替西罗莫司是特异性 mTOR 受体阻滞剂。其主要不良反应为皮疹、口腔黏膜炎、疼痛、感染、外周水肿、血小板减少、中性粒细胞减少、高脂血症、高胆固醇血症及高血糖。NCCN 指南已将替西罗莫司作为 I 类证据推荐用于预后不良的透明细胞为主型或非透明细胞为主型的转移性肾癌患者的可选方案。

4. 贝伐珠单抗+干扰素 α-2a

- 贝伐珠单抗　10mg/kg，ivgtt，每 2 周 1 次
- 干扰素 α-2a 900 万 IU，sc，每周 3 次（最多 52 周，可减量至 600 万 IU 和 300 万 IU）

【说明】　目前 NCCN 指南推荐贝伐珠单抗联合干扰素 α-2a 治疗作为透明细胞为主型转移性肾癌的一线可选方案（ I 类证据）。对于非透明细胞癌，一线单独使用贝伐珠单抗也是一种治疗选择。

5. IL-2

- IL-2 60 万～72 万 U/kg，iv，每 8h 1 次，连续 5 天
- 每 2 周重复

【说明】　高剂量 IL-2 总反应率为 15%～25%，CR 率为 3%～10%。在美国 IL-2 曾是唯一被批准应用于转移性肾癌的药物，目前推荐用于一线肾透明细胞癌的可选治疗方案。高剂量 IL-2 副作用较大，耐受性差，建议选择体能状态较好、KPS 评分≥80 分的患者应用。主要的副作用有发热、毛细血管渗透综合征、水

钠潴留、低血压等。

6. 索拉非尼

- 索拉非尼 400mg，po，bid

【说明】　索拉非尼具有良好的耐受性，并在亚洲人群中显示了较高的有效率，目前在国内索拉非尼仍被推荐为部分肾癌患者一线治疗方案使用。索拉非尼药物相关的不良事件包括皮疹、腹泻、手足综合征、脱发、瘙痒、恶心、高血压和疲乏。

7. 阿昔替尼

- 阿昔替尼 5mg，po，bid

【说明】　阿昔替尼是多靶点酪氨酸激酶抑制剂，也是第二代口服的选择性血管内皮细胞生长因子受体抑制剂。阿昔替尼被大多数指南推荐为二线治疗用药，被 NCCN 指南推荐作为一线可选方案。毒副反应主要为恶心、呕吐、乏力、腹泻、高血压。

8. 依维莫司

- 依维莫司 10mg，po，qd

【说明】　依维莫司是一种口服的 mTOR 受体阻滞剂。大多数指南推荐依维莫司用于二线治疗后。

9. 厄洛替尼

- 厄洛替尼 150mg，po，qd

【说明】　厄洛替尼为口服 EGFR 抑制剂，用于晚期乳头状肾癌。52 例患者经厄洛替尼治疗后，ORR 达到 11%，DCR 达到 64%，中位 OS 达到 27 个月。

（二）晚期肾癌的二线治疗

对于非透明细胞为主型肾癌，没有二线治疗推荐，建议参加临床研究。对于透明细胞为主型晚期肾癌，如一线治疗已经使用过靶向药物，则Ⅰ类推荐阿昔替尼、卡博替尼、依维莫司，ⅡA 类推荐索拉非尼、舒尼替尼、培唑帕尼，ⅡB 类推荐替西罗莫司和贝伐珠单抗；如一线使用了细胞因子治疗，则二线Ⅰ类推荐阿昔替尼、索拉非尼、舒尼替尼、培唑帕尼，ⅡA 类推荐替西罗莫司和贝伐珠单抗。当然高剂量的 IL-2 也可以在部分患者中使用（ⅡB 类证据）。

1. 卡博替尼

- 卡博替尼 140mg，po，qd

【说明】 卡博替尼是 MET 及 VEGFR 双通道抑制剂。Ⅲ期 METEOR 研究对比了卡博替尼和依维莫司（目前标准治疗方案）治疗进展期肾癌的疗效，两组的中位 PFS 分别为 7.4 个月和 3.8 个月，ORR 分别为 21% 和 5%。卡博替尼已成为接受过 VEGFR 靶向治疗的进展期肾癌患者二线治疗的标准方案。

2. 仑伐替尼（lenvatinib）联合依维莫司 仑伐替尼为新型受体酪氨酸激酶抑制剂，主要靶点为 VEGFR1～3、成纤维细胞生长因子受体 1～4（FGFR1～4）、PDGFRA、RET 及 KIT。目前 NCCN 推荐其用于肾透明细胞癌二线治疗，其他二线药物用法均同一线药物。

第二节 膀 胱 癌

膀胱癌是发病率在男性中居第 4 位、在女性中居第 8 位的常见恶性肿瘤。在国外，膀胱肿瘤发病率居男性泌尿生殖系统肿瘤的第 2 位，仅次于前列腺癌，而在我国则居首位。男性膀胱癌发病率是女性的 2.6 倍，白色人种发病率是黑色人种的 2 倍。膀胱癌高发年龄为 50～80 岁。病理分型：90% 以上来源于尿路上皮，5% 为鳞癌，1%～2% 为腺癌，其他为平滑肌肉瘤、小细胞未分化癌等。

一、诊 断 要 点

（一）临床表现

1. 血尿 约 80% 的患者以血尿就诊。间歇性无痛性肉眼血尿为其典型和常见症状。

2. 尿路刺激症状　早期膀胱癌较少出现尿路刺激症状（尿频、尿急、尿痛），原位癌可伴有上述症状。

3. 排尿困难　因肿瘤较大，或膀胱肿瘤发生于膀胱颈部，或血块形成，可造成尿流梗阻，排尿困难。

4. 晚期表现　晚期时盆底周围浸润或有远处转移。常见转移部位为肝、肺、骨等。当肿瘤浸润前列腺、后尿道、直肠时会出现相应症状。当肿瘤浸润输尿管引起梗阻时可导致肾积水、肾功能不全。

（二）检查手段

1. 腹部 B 超检查　经腹部 B 超检查的诊断准确率与肿瘤的大小成正比。其由于方便、无创的特点，可作为常规的筛选检查。

2. 尿路平片和静脉肾盂造影检查　可作为常规诊断方法，静脉肾盂造影对膀胱早期肿瘤的诊断意义不大，无法清楚显示膀胱肿瘤，主要用以排除肾盂、输尿管原发性肿瘤，同时了解肾功能和上尿路梗阻情况。

3. 盆腔 CT 扫描　对于向腔内生长的膀胱肿瘤和转移淋巴结，CT 检查的诊断准确率在80%左右，有助于病变的分期。

4. MRI 检查　通过分析膀胱壁的局部增厚及其与膀胱壁周围脂肪的关系，有助于病变分期。

5. 尿液脱落细胞学检查　对于泌尿系上皮细胞肿瘤的诊断具有重要意义，可作为筛选膀胱肿瘤的早期诊断方法，具有方便、无痛苦的特点。

6. 膀胱镜检查　对于高度怀疑膀胱癌的患者，应首先考虑通过膀胱镜检查了解肿瘤的形态学特征，同时进行组织活检，病理确诊。尿路上皮肿瘤具有多中心性的特点，因此在活检时不但应钳取肿瘤表面标本，还应钳取肿瘤深部标本并对正常膀胱壁标本进行随机活检，以确定肿瘤是否为多中心性。

（三）TNM 分期

1. 膀胱癌 TNM 分级标准 见表 15-3。

表 15-3 **膀胱癌 TNM 分级标准**（AJCC 第八版）

原发肿瘤（T）	区域淋巴结（N）	远处转移（M）
Tx 原发肿瘤无法评估	Nx 区域淋巴结无法评估	M0 无远处转移
T0 无原发肿瘤证据	N0 无区域淋巴结转移	M1 有远处转移
Ta 非浸润性乳头状癌	N1 单个真骨盆内淋巴结	M1a 仅存在髂总
Tis 原位癌	（膀胱周围、闭孔、髂	以外的淋巴
T1 肿瘤侵及固有层（上皮下	内、髂外或骶前）	结转移
结缔组织）	N2 多个真骨盆内淋巴结	M1b 除淋巴结
T2 肿瘤侵及固有肌层	（膀胱周围、闭孔、髂	转移外的
T2a 肿瘤侵及浅肌层（内	内、髂外或骶前）	远处转移
1/2）	N3 髂总淋巴结	
T2b 肿瘤侵及深肌层（外		
1/2）		
T3 肿瘤侵及膀胱周围组织		
T3a 镜下可见		
T3b 肉眼可见		
T4 肿瘤侵及以下任何部位：		
前列腺、精囊、子宫、阴		
道、盆壁、腹壁		
T4a 肿瘤侵及前列腺、子		
宫、阴道		
T4b 肿瘤侵及盆壁、腹壁		

2. 膀胱癌 TNM 分期 见表 15-4。

表 15-4 **膀胱癌 TNM 分期**

分期	T	N	M
0a 期	Ta	N0	M0
0is 期	Tis	N0	M0

续表

分期	T	N	M
Ⅰ期	T1	N0	M0
Ⅱ期	T2a	N0	M0
	T2b	N0	M0
ⅢA期	T3a	N0	M0
	T3b	N0	M0
	T4a	N0	M0
ⅢB期	T1~4a	N2, N3	M0
ⅣA期	T4b	任何N	M0
	任何T	任何N	M1a
ⅣB期	任何T	任何N	M1b

二、治 疗 原 则

　　Ⅰ期患者可行经尿道膀胱肿瘤切除术（TURBT）等，术后建议 24h 内即刻膀胱内灌注化疗药物，其目的是降低手术切除过程中肿瘤细胞种植的机会、预防手术后局部复发。膀胱内有可疑穿孔或创面较大的患者不适合术后即刻灌注治疗。对非肌层浸润性膀胱癌患者，建议 TURBT 时应完全切除原发肿瘤，依据术后复发的危险因素评分选择膀胱灌注治疗方案；对于病理为高级别、分期为 T1 期、标本中未见膀胱肌层及第一次电切未切除干净的患者，建议术后 2~6 周进行二次 TURBT；而对于多发的 T1 期高级别肿瘤、T1 期伴有原位癌、电切的病理结果中伴有微乳头样变或淋巴血管浸润，以及卡介苗（BCG）灌注治疗失败的患者，都应考虑行全膀胱切除术。

　　Ⅱ～Ⅲ期患者主要行全膀胱切除+尿流改道手术，并常规行标准的盆腔淋巴结清扫。有文献报道，扩大淋巴结清扫术有益于提高治疗效果，并且清除淋巴结的数量与患者 PFS 和 OS 相关；应根据肿瘤特点及患者的意向选择合适的尿流改道方式，包括原位新膀胱术、回肠膀胱术或输尿管皮肤造口术等。可依据病情行术前新辅助放化疗或术后辅助放化疗。支持分期为 T2 或 T3 的膀胱癌患者行膀胱全切术前接受以顺铂为主的新辅助化疗（NCCN 指南 I 类证据），两项随机临床研究显示新辅助化疗具有生存获益，尤其是对于临床分期为 T3 的病变。

IV期中 cT4a 期患者经过新辅助化疗后仍可行膀胱癌根治术，而 cT4b 且无远处转移的患者，经化疗和（或）放疗后缓解的，部分可考虑行膀胱切除术，但大多数处理同晚期复发转移性膀胱癌的治疗过程，即以放疗和化疗为主。目前联合化疗的有效率可达 60%～70%，CR 率达 20%左右。

三、治 疗 策 略

（一）膀胱灌注治疗

该治疗方法适用于各期患者，尤对 0～I 期表浅肿瘤效果好，对其他已有深部浸润的病灶不能发挥良好的治疗作用，但对浅表病灶者仍有治疗作用。

常用药物包括丝裂霉素 C（MMC，20～60mg），羟喜树碱（HCPT）（10～20mg），吉西他滨（1000～2000mg），蒽环类（多柔比星 30～50mg、表柔比星 50～80mg、吡柔比星 30～50mg），将其加入生理盐水 40～60ml 中灌入膀胱，每 15min 变换体位，保留 1～2h。要求每周 1 次，10～12 次后改为每月 1 次，总疗程至少维持 1 年。膀胱灌注前应排空尿液、避免大量饮水，以保持膀胱内药物浓度。根据目前发表的文献，尚无法评价哪种化学药物灌注的疗效更好。

卡介苗也用于膀胱内灌注治疗，是中高危膀胱癌电切术后的首选灌注药物，除了可以减少术后复发外，还可以减少肿瘤进展的概率。卡介苗可诱导非特异性免疫反应，引起 Th1 细胞介导的免疫应答和抗肿瘤活性，从而降低肿瘤进展及复发风险。用法为卡介苗 60～120mg 加入生理盐水 40～50ml 中灌入膀胱，每周 1 次，共 6 次。以后每 2～4 周 1 次，持续 2 年。不良反应为尿路刺激征、低热，少数患者可发生结核性膀胱炎。

（二）围术期化疗（新辅助或辅助化疗）

基于剂量密集 MVAC 方案（甲氨蝶呤、长春新碱、多柔比星和顺铂）在晚期膀胱癌中较传统 MVAC 方案具有更佳的耐受性与疗效，以及 GC 方案（吉西他滨+顺铂）与传统 MVAC 方案等效的原因，新辅助化疗方案推荐剂量密集 MVAC（DDMVAC）方案，GC 方案或 CMV 方案（甲氨蝶呤、长春碱、顺铂）治疗 3～4 个周期。而对于肾功能不全的患者，NCCN 指南不建议将卡铂作为顺铂的替代用药用于新辅助化疗中，肾功能不全的患者不推荐进行新辅助化疗。

对于膀胱癌的术后辅助化疗，由于缺乏大规模的前瞻性随机对照临床研究，相应的一些临床研究结论存在冲突，现阶段尚不能证实辅助化疗能延缓复发或延长生存。通常认为对于病理分期为 T2 及其以下的病变，且无淋巴结转移的膀胱癌患者，其复发风险较低，不建议接受术后辅助化疗。而对于病理分期为 T3、T4 或淋巴结阳性的患者，由于其高危易复发，已有研究证实这部分高危患者术后辅助化疗可能降低死亡率，因此如果这类患者术前未接受新辅助化疗，通常建议术后辅助化疗，推荐证据为 2B 级。辅助化疗同样不建议使用卡铂替代顺铂，如果肾功能轻度异常，可考虑分次给予顺铂，如 3mg/m^2，第 1、2 天或第 1、8 天；确实无法耐受顺铂的患者，尚无明确替代推荐。

1. DDMVAC 方案（3～4 个周期）

- 甲氨蝶呤 30mg/m^2，iv，第 1 天
- 长春碱 3mg/m^2，iv，第 2 天
- 多柔比星 30mg/m^2，iv，第 2 天
- 顺铂 70mg/m^2，ivgtt，第 2 天（水化）
- 14 天为 1 个周期，化疗期间预防性使用 G-CSF

2. GC 方案（21 天或 28 天方案均可，前者延迟较少，共 4 个周期）

- 吉西他滨 1000mg/m², ivgtt，第 1、8、15 天（21 天方案则为第 1、8 天）
- 顺铂 70mg/m²，ivgtt，第 2 天（水化）
- 28 天为 1 个周期

【说明】 一项Ⅲ期临床研究入组 405 例Ⅳ期尿路上皮癌患者，分别随机给予 GC 或标准 MVAC，两者 ORR 分别为 49% 和 46%，长期随访显示中位 OS 分别为 14.0 个月与 15.2 个月，中位 PFS 分别为 7.7 个月与 8.3 个月，均无显著性差异，证实 GC 方案与标准 MVAC 方案等效，而在耐受性方面，GC 方案明显优于 MVAC 方案。另一项 MSKCC 回顾性研究探讨了 GC 方案新辅助化疗的疗效，发现与 MVAC 方案类似。

3. CMV 方案（3 个周期）

- 甲氨蝶呤 30mg/m²，ivgtt，第 1、8 天
- 长春碱 4mg/m²，ivgtt，第 1、8 天
- 顺铂 100mg/m²，ivgtt，第 2 天（水化，时间大于 4h，甲氨蝶呤和长春碱之后 12h 使用）
- 21 天为 1 个周期

【说明】 对于老年或有心脏病史的晚期肾癌患者，可以用 CMV 替代 MVAC 方案。Harker 等完成的一项Ⅱ期临床试验表明 CMV 与含蒽环类的 MVAC 方案有效率类似，CR 率可达 28%（14/50）。对于新辅助化疗，BA06 30894 研究提示术前 CMV 方案（3 个周期）可以降低 16% 的死亡风险。

（三）转移性膀胱癌的化疗

1. 一线标准化疗方案 自 1976 年顺铂被发现对进展期尿路上皮癌有效后，以顺铂为基础的化疗方案一直沿用至今。对于能够耐受顺铂的患者，具体选取何种化疗方案，与患者的身体状态、合并疾病、化疗相关不良反应及医生偏好相关。

传统 MVAC 和 DDMVAC：EORTC 30924 研究结果提示，DDMVAC 方案能够改善 OS（15.1 年 vs. 14.9 年，P=0.042；HR：0.76；95%CI：0.58～0.99）；中位随访 7.3 年，两组 OR 分别为 24.6% 和 13.2%。综上所述，DDMVAC 疗效优于 MVAC，并且由于常规使用 GM-CSF，3 级以上的粒细胞减少也低于 MVAC 组。

MVAC 和 GC：2005 年，von Der Maase 等报道的Ⅲ期临床试验结果证实了 GC 方案与 MVAC 方案能够使转移性膀胱癌患者得到相似的生存获益（GC 14 个月 vs. MVAC 15.2 个月，P=0.66）。两者毒性反应谱不尽相同，GC 方案以血小板减少和贫血为主，而 MVAC 方案以中性粒细胞减少和黏膜炎为主。GC 方案被广泛用于转移性患者的治疗。

由于尚无大规模头对头临床试验比较 GC 和 DDMVAC+GM-CSF，故均为转移性膀胱癌患者治疗的可选方案。

2. 不适合使用顺铂患者的治疗选择 不适合接受顺铂化疗的患者包括 ECOG＞1 分、肾功能受损［肌酐清除率（CrCl）＜60ml/（min·1.73m^2）］、大于 2 级的听力缺失或神经病变、心功能不全达到 NYHA Ⅲ级。一般要求接受顺铂的患者 CrCl＞60ml/（min·1.73m^2），但对于 CrCl 为 50～60ml/（min·1.73m^2）的患者，可以选择剂量分割的顺铂方案（即将 70mg/m^2 第 1 天，变为 35mg/m^2 第 1、2 天）或更换为卡铂。EORTC 30986 试验针对不适合使用顺铂的患者，研究了 GCa 方案和 MCAVI 方案的优劣：两组患者的 ORR 显示 GCa 方案更优，但并未达到显著性差异（41.2% vs. 30.3%，P=0.08），两组中位生存期相似（9.3 个月 vs. 8.1 个月，P=0.64）；MCAVI 组中严重不良反应比例较高（21.2% vs. 9.3%），故该试验结论倾向于 GCa 方案更优。

3. 含铂类治疗进展后的二线化疗方案 对于含铂类治疗进展后的二线化疗方案目前并无推荐，长春氟宁是唯一经Ⅲ期临床试验证明可改善生存的药物，但由于该试验对照组为支持治疗且获益并不显著，此药仅在欧洲获批用于转移性膀胱癌的二线治疗。总体上看，序贯使用单药进行治疗是目前获得共识推荐的治疗方式之一。目前，NCCN 指南推荐的二线治疗包括紫杉类（紫杉醇或多西他赛）、吉西他滨和培美曲塞。但总而言之，一旦转移性膀胱癌患者出现铂类失效，进一步化疗的获益均十分有限。

第三节　前列腺癌

前列腺癌是男性泌尿生殖系统常见的恶性肿瘤，发病率随年龄增长而增加，其发病率有明显的地区差异，欧美地区较高，而我国由于人口老龄化和生活方式变化，近年来发病率也有所增加，其中香港、台湾地区为前列腺癌高发的热点区域，长江三角洲和珠江三角洲地区其次，而广大农村地区前列腺癌发病率较低。前列腺癌 98% 为腺癌，常从前列腺萎缩的外周部分发生，大多数为多病灶。

一、诊 断 要 点

（一）临床表现

（1）排尿困难，呈渐进性。

（2）尿频、尿急、血尿，排尿时有疼痛或烧灼感。

（3）背下部、大腿上部或骨盆处连续疼痛等。良性前列腺增生、前列腺炎产生的症状和癌症相似。

（4）前列腺癌的主要原发部位为后侧包膜下腺体，呈潜伏性缓慢生长，肿瘤体积小时无任何临床表现，常以转移症状为最早的就诊原因，因此单靠临床症状很难早期诊断。

（二）检查手段

1. 前列腺直肠指检　是诊断前列腺癌的主要方法，80%的患者可通过此检查获得诊断。对 45 岁以上患者做直肠指检普查可早期发现前列腺癌，并可提高手术率。

2. 前列腺特异性抗原（PSA） 是前列腺癌最敏感的肿瘤标志物，总的阳性率为 70%，晚期患者阳性率为 90% 以上。

3. 超声引导的前列腺穿刺活检 可获得组织病理学标本，有助于确诊。

4. 盆腔 MRI 检查 目前基于 PI-RADS 评分系统的诊断流程对临床显著癌的检出效率较高，可用于前列腺癌诊断及术前评价周围毗邻脏器侵犯情况。

5. ECT 骨扫描 NCCN 建议所有 T 分期≥2，或 PSA＞10ng/ml，或 Gleason 评分危险度分层 4～5 者，均应在初诊时行骨扫描进行准确分期；CT、MRI、^{18}F-PET/CT 或 PET/MRI、^{11}C-PET/CT 或 PET/MRI 也可作为等效评价手段。

6. 胚系检测 对于家族史高危或可疑的胚系突变（如 *BRCA1/2*，Lynch 相关突变），或穿刺病理中出现导管内癌者，建议行遗传咨询后进行胚系检测。

（三）临床分期

1. 前列腺癌 TNM 分级标准 见表 15-5。

表 15-5　前列腺癌 TNM 分级标准（AJCC 第八版）

原发肿瘤（T）	区域淋巴结（N）	远处转移（M）
临床 T 分期	Nx 区域淋巴结无法评估	M0 无远处转移
cTx 原发肿瘤无法评估		M1 有远处转移
cT0 无原发肿瘤证据	N0 无区域淋巴结转移	M1a 非区域淋巴结转移
cT1 临床不明显的肿瘤，不可扪及		
cT1a 组织学检查意外发现的肿瘤，少于或等于切除组织的 5%	N1 区域淋巴结转移	M1b 骨转移
cT1b 组织学检查意外发现的肿瘤，超过切除组织的 5%		M1c 其他部位，伴或不伴骨转移
cT1c 通过细针活检诊断的肿瘤，一侧叶或双侧叶，但不可扪及		

续表

原发肿瘤（T）	区域淋巴结（N）	远处转移（M）

cT2 肿瘤局限于前列腺内

 cT2a 少于或等于单侧叶的 1/2

 cT2b 超过一侧叶的 1/2，但未累及另一侧叶

 cT2c 肿瘤累及两侧叶

cT3 肿瘤超出前列腺包膜但未固定或侵犯其他邻近结构

 cT3a 肿瘤腺外侵犯，单侧或双侧

 cT3b 肿瘤侵及精囊

cT4 肿瘤固定或侵犯精囊外的其他邻近结构，如外括约肌、直肠、膀胱、肛提肌和（或）盆壁

病理 T 分期

pT2 病灶局限于前列腺内

pT3 前列腺外受侵

 pT3a 前列腺外受侵（单侧或双侧）或显微镜下可见侵及膀胱颈

 pT3b 肿瘤侵犯单侧或双侧精囊

pT4 肿瘤固定或侵犯精囊外的其他邻近结构，如外括约肌、直肠、膀胱、肛提肌和（或）盆壁

2. 前列腺癌 TNM 分期及病理分组　见表 15-6。

表 15-6　前列腺癌 TNM 分期及病理分组

分期	T	N	M	PSA（ng/ml）	病理分组
Ⅰ期	cT1a～c	N0	M0	PSA＜10	1
	cT2a	N0	M0	PSA＜10	1
	pT2	N0	M0	PSA＜10	1
ⅡA 期	T1a～c	N0	M0	10≤PSA＜20	1
	cT2a	N0	M0	10≤PSA＜20	1

续表

分期	T	N	M	PSA（ng/ml）	病理分组
	pT2	N0	M0	10≤PSA<20	1
	cT2b	N0	M0	PSA<20	1
	cT2c	N0	M0	PSA<20	1
ⅡB期	T1~2	N0	M0	PSA<20	2
ⅡC期	T1~2	N0	M0	PSA<20	3
	T1~2	N0	M0	PSA<20	4
ⅢA期	T1~2	N0	M0	PSA≥20	1~4
ⅢB期	T3~4	N0	M0	任何	1~4
ⅢC期	任何T	N0	M0	任何	5
ⅣA期	任何T	N1	M0	任何	任何
ⅣB期	任何T	任何N	M1	任何	任何

3. 国际泌尿病理学会（The International Society of Urological Pathology，ISUP）**病理分级分组** 见表 15-7。

表 15-7　ISUP 病理分级分组

病理分级分组（GG）	Gleason 评分（分）	Gleason 评分
1	≤6	≤3+3
2	7	3+4
3	7	4+3
4	8	4+4，3+5，5+3
5	9 或 10	4+5，5+4，5+5

4. 局限期肿瘤的临床危险度分层及评价 见表 15-8。

表 15-8　局限期肿瘤的临床危险度分层及评价

危险度分层	临床病理特征	胚系检测
低危	cT1～2a 且 GG 1 组且 PSA< 10ng/ml	若有阳性家族史或导管内癌，推荐接受胚系检测
中危	cT2b 或 GG 2～3 组或 PSA 10～ 20ng/ml	若有阳性家族史或导管内癌，推荐接受胚系检测
高危	cT2c 或 GG 4～5 组或 PSA> 20ng/ml	推荐
局部晚期	cT3b～4 或 cN+	推荐

二、治 疗 原 则

　　前列腺癌确诊后根据分期分级，可分为局限性前列腺癌、局部晚期前列腺癌、初发转移性前列腺癌三个阶段，在初始治疗后，根据疾病进展的性质，还可分为确定性治疗后复发、未转移性去势抵抗前列腺癌、转移性去势抵抗前列腺癌三个阶段。不同的阶段采取的治疗措施不同。初始治疗中，局限性前列腺癌患者多指 T1～2N0M0 患者，属于早期，多数采取根治性治疗；局部晚期前列腺癌患者多指 T3～4N0～1M0 患者，一般采取以根治性治疗联合新辅助/辅助内分泌治疗为主的综合治疗；初发转移性前列腺癌主要采用内分泌治疗为主的综合治疗。

三、治 疗 策 略

（一）局限性前列腺癌的治疗

　　1. 根治性手术　　根治性前列腺切除术是当前治愈局限性前列腺癌最有效的方法之一。

　　（1）适应证：①分期为 T2、T3 期；②预期寿命＞10 年且身体状况良好；③高危前列腺癌患者。一般在围术期加用内分泌治疗。

（2）禁忌证：①患有显著增加手术危险性的疾病，如严重心血管疾病、肺功能不良、严重出血倾向、血液凝固性疾病；②预期寿命不足 10 年或不愿积极治疗的患者。

2. 体外放射治疗（external beam radiotherapy，EBRT）　与手术治疗一样，是前列腺癌的根治性治疗手段。

3. 近距离放射治疗（brachytherapy）　适用于不能耐受或不愿行前列腺癌根治术的高龄前列腺癌患者。

4. 单纯内分泌治疗或辅助内分泌治疗

（1）单纯去势（药物去势）

1）戈舍瑞林

- 1 个月剂型：3.6mg，sc，每月 1 次
- 3 个月剂型：10.8mg，sc，每 3 个月 1 次

2）亮丙瑞林

- 1 个月剂型：3.75mg，sc，每月 1 次
- 3 个月剂型：11.25mg，sc，每 3 个月 1 次

3）曲普瑞林

- 1 个月剂型：3.75mg，sc，每月 1 次
- 3 个月剂型：15mg，sc，每 3 个月 1 次

（2）单一抗雄激素治疗

- 比卡鲁胺　50mg，po，qd
- 氟他胺，每次 250mg，po，tid

（3）雄激素生物合成抑制剂

- 阿比特龙 1000mg，po，qd，需要空腹给药

（4）最大限度的雄激素阻断（maximal androgen blockade，MAB）

- 去势+抗雄激素药物（如比卡鲁胺、氟他胺）

（5）根治性治疗前新辅助内分泌治疗（neoadjuvant hormonal therapy，NHT）：新辅助内分泌治疗主要适用于 T2 或 T3 期患者，

推荐行 MAB 治疗，时间为 3～9 个月。在 RP 术前，对前列腺癌患者进行一定时间的内分泌治疗，可以缩小肿瘤体积、降低临床分期、降低前列腺切缘肿瘤阳性率，但是对总生存时间并无明显改善。

（6）间歇内分泌治疗（intermittent hormonal therapy，IHT）：优势在于提高患者生存质量，降低治疗成本，多采用联合雄激素阻断方法。IHT 的停止治疗标准目前尚不统一，国内推荐停药标准为 PSA≤0.2ng/ml，持续 3～6 个月。目前国内推荐 PSA＞4ng/ml 后开始新一轮治疗。该方案主要适用于局限性前列腺癌、无法行根治性手术或放疗的患者。

（7）根治治疗后辅助内分泌治疗（adjuvant hormonal therapy，AHT）：目的在于治疗切缘残余病灶、残余的阳性淋巴结、微小转移病灶，提高长期生存率。适应证：①根治术后病理切缘阳性；②术后病理淋巴结阳性（pN+）；③术后病理证实为 T3 期（pT3）或≤T2 期但伴高危因素（Gleason 评分＞7 分，PSA＞20ng/ml）；④局限性前列腺癌若伴高危因素（Gleason 评分＞7 分，PSA＞20ng/ml），在根治性放疗后可进行辅助内分泌治疗；⑤局部晚期的前列腺癌放疗后。采用的治疗方式包括 MAB、药物或手术去势、抗雄激素治疗，目前多主张在术后或放疗后即刻开始，辅助治疗时间至少为 18 个月。

（二）局部晚期前列腺癌的治疗

1. 以手术治疗为主的综合治疗　局部晚期前列腺癌的主要治疗方法依然是根治性前列腺切除术、内分泌治疗和放疗，以及观察、化疗等。目前多主张多种治疗手段联合使用。

2. 以放疗为主的综合治疗　此时的放疗通常需联合内分泌治疗，联合治疗的目的是消灭局部微转移灶而降低远处转移的风险，其次通过增强放疗诱导细胞程序性死亡而减少局部复发。在局部晚期前列腺癌患者中，EBRT 一般联合 2～3 年的内分泌治疗。

3. 其他治疗 目前,冷冻治疗技术用于局部晚期前列腺癌患者治疗的报道较少。有学者对局部晚期前列腺癌患者行冷冻治疗(33例)和行 EBRT 31 例进行了比较研究,治疗前后联合内分泌治疗共 6 个月,随访发现冷冻治疗组和 EBRT 组 4 年无病生存率分别为 13%、47%,DSS 与 OS 接近,均未见严重并发症,但 EBRT 组在胃肠道方面的副作用较多。实验中冷冻治疗效果似乎并不及 EBRT 理想。

总之,临床上局部晚期前列腺癌的主要治疗手段包括内分泌治疗、放疗及手术的综合治疗。

(三)转移性激素敏感前列腺癌的治疗

1. 内分泌治疗 通常采用内分泌治疗为主的治疗方案。药物去势针中常用的促性腺激素释放激素(GnRH)激动剂包括戈舍瑞林、亮丙瑞林、曲普瑞林。GnRH 拮抗剂为地加瑞克。特别注意在第一次应用 GnRH 激动剂前推荐使用一代抗雄激素药物(比卡鲁胺或氟他胺)治疗≥7d,以避免或降低睾酮"闪烁"效应造成承重骨病情加重。

(1)戈舍瑞林
- 1 个月剂型:3.6mg,sc,每月 1 次
- 3 个月剂型:10.8mg,sc,每 3 个月 1 次

(2)亮丙瑞林
- 1 个月剂型:3.75mg,sc,每月 1 次
- 3 个月剂型:11.25mg,sc,每 3 个月 1 次

(3)曲普瑞林
- 1 个月剂型:3.75mg,sc,每月 1 次
- 3 个月剂型:15mg,sc,每 3 个月 1 次

(4)地加瑞克
- 地加瑞克 80mg,sc,每月 1 次

(5)比卡鲁胺
- 比卡鲁胺 50mg,po,qd

（6）氟他胺

- 氟他胺，250mg，po，tid

（7）阿帕他胺

- 阿帕他胺，qd，240mg，空腹口服

（8）雌莫司汀+阿司匹林

- 雌莫司汀，280mg，po，bid
- 阿司匹林，25mg，po，bid

2. 寡转移的原发灶放疗或原发灶切除术 寡转移状态：是指局限性疾病与广泛性转移之间的过渡阶段，肿瘤生物侵袭性较为温和，转移瘤数目有限且转移器官具有特异性。研究表明，前列腺癌根治术联合内分泌治疗在转移性前列腺癌尤其是寡转移性前列腺癌的治疗中能改善预后。诸多研究结果显示，针对原发灶的局部治疗可以提高局部控制率和获得总生存受益。国内研究提示，患者行寡转移性前列腺癌根治术治疗，其并发症发生率和严重程度可控，手术安全、有效且不影响患者的生活。

（四）前列腺癌确定性治疗后复发的治疗

1. 前列腺癌根治术后生化复发 在影像学检查结果阴性的前提下，根治术后连续 2 次 PSA≥0.2ng/ml 定义为生化复发。前列腺癌根治术后生化复发，早期行放疗仍有治愈可能，在 PSA 上升至 0.5ng/ml 以前，通过挽救性放疗可使 60%的患者 PSA 再次下降至检测不出的水平。

挽救性放疗推荐加用 2 年比卡鲁胺抗雄激素治疗，该治疗方案可以延长患者的 DSS 和 OS，也可延长患者 PFS。对于存在放疗禁忌、前列腺癌术后尿控无法恢复或不愿意接受放疗的患者也可单独使用内分泌治疗。

挽救性内分泌治疗的有效性尚没有被大规模 RCT 证明。回顾性研究结论尚有争议。部分学者认为早期施行内分泌治疗有助于延长患者生存期，但也有其他观点没有得出类似结论，甚至得

出内分泌治疗不利于预后的结论。这些争议可能与肿瘤生物学行为的异质性有关。内分泌治疗对于存在高危因素的患者可能有效。这些高危因素包括较短的 PSA 倍增时间（<6～12 个月）、较高的 Gleason 评分、较高的 PSA 水平等。

对于低危患者（PSA 倍增时间>12 个月，术后至生化复发>3 年，Gleason 评分≤7 分及 T 分期≤T3a 期），预期寿命<10 年且拒绝接受挽救治疗者，则可行观察随访；对于承重骨或存在症状的骨转移病灶者可行姑息性放疗，单次 8Gy 可有效缓解症状。

2. 前列腺癌根治性放疗后复发　低危患者直到出现有明显的转移性疾病之前都可以进行观察，而预期寿命<10 年、不愿接受挽救治疗的患者也可以进行观察。从生化复发到转移的中位时间约为 8 年，从转移到死亡的中位时间约为 5 年。挽救性前列腺切除是最有可能达到局部控制的方法。

（五）去势抵抗前列腺癌的治疗

去势抵抗前列腺癌（CRPC）的定义：血清睾酮维持在去势水平（<50ng/ml 或 1.7nmol/L），同时 PSA 至少相隔 1 周连续 3 次上升，最后一次数值相比第一次数值升高超过 50%且 PSA>2ng/ml，或者出现明确的新发病灶：骨扫描提示≥2 处新发骨病灶，CT 或 MR 提示软组织病灶进展。

1. 未转移性去势抵抗前列腺癌的治疗　近几年提出了未转移性去势抵抗前列腺癌（nmCRPC）的概念。它是前列腺癌疾病发展的一个过渡类型。考虑到相当一部分比例的局限期或局部晚期患者采用放疗，随访中出现 PSA 持续升高，符合 CRPC 定义而影像学又未发现转移，则可认为进入了 nmCPRC 阶段。

nmCRPC 的外科治疗存在争议。对于部分患者，在其充分知情和完全评估的前提下可考虑实施局部治疗手段，如减瘤性前列腺切除术或针对前列腺的放疗。

2. 转移性去势抵抗前列腺癌的治疗

（1）内分泌治疗

1）阿比特龙

- 阿比特龙 1000mg，po，qd，空腹给药
- 泼尼松 5mg，po，qd

2）恩杂鲁胺

- 恩杂鲁胺 160mg，po，qd，空腹给药

（2）化疗

1）DP 方案

- 多西他赛 75mg/m²，ivgtt，第 1 天
- 泼尼松 5mg，po，bid，第 1～21 天
- 21 天为 1 个周期

【说明】 卡巴他赛的推荐剂量为 20mg/m²，每 3 周 1 次，需联合内分泌治疗。卡巴他赛对多西他赛耐药的前列腺癌具有抗肿瘤活性。卡巴他赛最显著的不良反应为血液学毒性，但神经毒性比多西他赛轻。

2）MP 方案

- 米托蒽醌 10～12mg/m²，iv，第 1 天
- 泼尼松 5mg，po，bid，第 1～21 天
- 21 天为 1 个周期

3）EMP 方案

- 雌莫司汀 600mg/（m²·d），分 2 次口服
- 共 3～4 个月

4）CFP 方案

- 顺铂 50mg/m²，ivgtt，第 1 天
- 环磷酰胺 500mg/m²，ivgtt，第 1 天
- 氟尿嘧啶 500mg/m²，ivgtt，第 1 天
- 21 天为 1 个周期

5）FAM 方案

- 多柔比星 50mg/m²，iv，第 1 天

- 丝裂霉素 5mg/m^2，ivgtt，第 1、2 天
- 氟尿嘧啶 750mg/m^2，ivgtt，第 1 天
- 21 天为 1 个周期

（3）Sipuleucel-T

【说明】　相关研究表明，采用此方案时无症状或轻微症状的转移性去势抵抗前列腺癌患者有生存获益。Sipuleucel-T 耐受性良好，常见不良反应有头痛、发热、寒战等流感样症状。

（4）镭-223：注射 1 次，持续 6 个月。

【说明】　该药能显著改善患者生存质量且可获得生存受益。Ⅲ期临床试验（ALSYMPCA）提示镭-223 可使中位 OS 延长 3.6 个月，主要不良反应为血液学毒性，其他还包括恶心、呕吐、腹泻。

第四节　睾　丸　肿　瘤

睾丸肿瘤占男性泌尿生殖系统肿瘤的 3%～9%，在病理上分为生殖细胞瘤（GCT）和非生殖细胞瘤，其中前者占绝大多数（95%）。GCT 又可分为精原细胞瘤和非精原细胞瘤，其中前者约占 40%。近 40 年来，GCT 的发生率增加了近一倍，在上海市登记资料中，该病发病率为 0.8/10 万。GCT 也可原发于性腺外部位，如松果体、纵隔、腹膜后，治疗仍按睾丸原发 GCT 处理，但预后相对较差。

睾丸肿瘤的分类方法很多。WHO 对睾丸肿瘤诊断的病理标准进行了规范。其中 GCT 由 5 个基本的细胞类型组成：精原细胞瘤、胚胎癌、卵黄囊瘤、畸胎瘤和绒毛膜上皮癌。超过一半的 GCT 包含 2 种或 2 种以上的细胞类型，称为混合性 GCT。

一、诊 断 要 点

（一）临床表现

（1）睾丸恶性肿瘤常见症状和体征是无痛性或疼痛性肿块，急性疼痛少见，如有则表示肿瘤内急性出血或睾丸急性蒂扭转。

（2）约25%的患者因肿瘤转移引起的症状而就诊，腹膜后淋巴结转移压迫可致腹部和腰背部疼痛。

（3）体检时发现睾丸肿大，有实质性肿块，质硬，正常弹性消失，无明显压痛，透光试验阴性。异位睾丸发生恶变时，常于盆腔内或腹股沟内发现肿块，同侧睾丸缺如。

（4）必须检查有无男性乳腺女性化，触诊全身浅表淋巴结和腹部包块，明确有无转移病灶。

（二）检查手段

1. 睾丸超声检查　如果体检发现睾丸异常，可行睾丸超声检查，进一步的甲胎蛋白（AFP）、乳酸脱氢酶（LDH）和人绒毛膜促性腺激素 β（β-HCG）检测及胸部 X 线检查有助于进行正确的临床诊断及分期。

2. 肿瘤标志物检查　AFP、LDH 和 β-HCG 在睾丸生殖细胞肿瘤的诊断、治疗、预后和随访中起着非常重要的作用。精原细胞瘤和非精原细胞瘤患者 LDH 和 β-HCG 都可能增高，但 AFP 的增高仅见于非精原细胞瘤患者。

3. CT 及 MRI 检查　后腹膜 CT 或 MRI 检查有助于准确分期及制订治疗策略。

（三）临床分期

1. 睾丸肿瘤 TNM 分级标准　见表 15-9。

表 15-9 睾丸肿瘤 TNM 分级标准（AJCC 第八版）

T	N	M	S	
临床 T 分期	**临床 N 分期**	M0 无远处转移	Sx	血清标志物不可及或无法测定
cTx 原发肿瘤无法评估	cNx 区域淋巴结无法评估	M1 有远处转移	S0	标志物水平均在正常范围内
cT0 无原发肿瘤证据	cN0 无区域淋巴结转移	M1a 非区域淋巴结转移或肺转移	S1	LDH<1.5 倍正常上限且 β-HCG<5000mIU/ml 且 AFP<1000ng/ml
cTis 生殖细胞原位癌	cN1 单个或多个淋巴结转移，最大径均不超过 2cm	M1b 肺外内脏转移	S2	LDH 为 1.5～10 倍正常上限或 β-HCG 5000～50 000mIU/ml 或 AFP 1000～10 000ng/ml
cT4 肿瘤侵犯阴囊，伴或不伴有血管/淋巴管浸润	cN2 单个或多个淋巴结，最大径＞2cm，但不超过 5cm		S3	LDH＞10 倍正常上限或 β-HCG＞50 000mIU/ml 或 AFP＞10 000ng/ml
	cN3 淋巴结转移，最大径＞5cm			
病理 T 分期	**病理 N 分期**			
pTx 原发肿瘤无法评估	pNx 区域淋巴结无法评估			
pT0 无原发肿瘤证据	pN0 无区域淋巴结转移			
pTis 生殖细胞原位癌				
pT1 肿瘤局限于睾丸或附睾，无血管/淋巴管浸	pN1 单个或多个淋巴结，最大径≤2cm			

T	N	M	S
润，可侵及睾丸白膜但未到鞘膜	pN2 单个或多个淋巴结，最大径>2cm，但不超过5cm		
pT1a 肿瘤<3cm			
pT1b 肿瘤≥3cm	pN3 最大径>5cm		
pT2 肿瘤局限于睾丸或附睾，伴血管/淋巴管浸润，或穿透白膜，到达鞘膜，伴或不伴血管/淋巴管浸润			
pT3 肿瘤侵及精索，伴或不伴血管/淋巴管浸润			
pT4 肿瘤侵及阴囊，伴或不伴血管/淋巴管浸润			

2. 睾丸肿瘤 TNM 分期　见表 15-10。

表 15-10　睾丸肿瘤 TNM 分期

分期	T	N	M	S
0 期	pTis	N0	M0	S0
I 期	pT1~4	N0	M0	Sx

续表

分期	T	N	M	S
Ⅰ A 期	pT1	N0	M0	S0
Ⅰ B 期	pT2	N0	M0	S0
	pT3	N0	M0	S0
	pT4	N0	M0	S0
Ⅰ S 期	任何 pT/Tx	N0	M0	S1～3
Ⅱ期	任何 pT/Tx	N1～3	M0	Sx
Ⅱ A 期	任何 pT/Tx	N1	M0	S0
	任何 pT/Tx	N1	M0	S1
Ⅱ B 期	任何 pT/Tx	N2	M0	S0
	任何 pT/Tx	N2	M0	S1
Ⅱ C 期	任何 pT/Tx	N3	M0	S0
	任何 pT/Tx	N3	M0	S1
Ⅲ期	任何 pT/Tx	任何 N	M1	Sx
Ⅲ A 期	任何 pT/Tx	任何 N	M1a	S0
	任何 pT/Tx	任何 N	M1a	S1
Ⅲ B 期	任何 pT/Tx	N1～3	M0	S2
	任何 pT/Tx	任何 N	M1a	S2
Ⅲ C 期	任何 pT/Tx	N1～3	M0	S3
	任何 pT/Tx	任何 N	M1a	S3
	任何 pT/Tx	任何 N	M1b	任何 S

3. 根治性睾丸切除术后进展期肿瘤风险度分级 见表 15-11。

表 15-11　根治性睾丸切除术后进展期肿瘤风险度分级

风险分级	非精原细胞瘤	纯精原细胞瘤
低危	原发于睾丸或腹膜后肿瘤，且无肺外内脏转移，且睾丸切除术后血清学标志物（同时满足下列要求）： AFP＜1000ng/ml HCG＜5000IU/L LDH＜1.5 倍正常上限	任意初发部位且无肺外内脏转移，且 AFP 正常 任意 HCG 任意 LDH
中危	原发于睾丸或腹膜后肿瘤，且无肺外内脏转移，且睾丸切除术后血清学标志物（任一）： AFP 1000～10 000ng/ml HCG 5000～50 000IU/L LDH 1.5～10 倍正常上限	任意初发部位且存在肺外内脏转移，且 AFP 正常 任意 HCG 任意 LDH
高危	原发于纵隔，或出现肺外内脏转移，或睾丸切除术后血清学标志物（任一）： AFP＞10 000ng/ml HCG＞50 000IU/L LDH＞10 倍正常上限	任何患者均不会分类至高危组

二、治 疗 原 则

所有睾丸恶性肿瘤都应行经腹股沟高位睾丸切除术，目的在于明确睾丸肿瘤的病理学类型，用于指导治疗。病理上任何非精原细胞瘤成分都会影响患者的预后。精原细胞瘤是指组织学上纯精原细胞瘤成分和血清 AFP 阴性。

睾丸生殖细胞瘤的术后治疗主要取决于肿瘤的分期。睾丸精原细胞瘤的术后治疗原则主要是根据临床分期进行放疗或化疗。早期（Ⅰ～ⅡB 期）非精原细胞瘤的术后治疗原则需要根据分期和血清肿瘤标志物情况而决定观察、行腹膜后淋巴结清扫术（RPLND）或化疗。

　　晚期非精原细胞瘤单纯手术后，放疗或单药化疗的治愈率仅50%～60%，多药联合化疗显著改善了非精原细胞瘤患者的生存率，联合化疗后生存率增高至85%。EP和BEP方案已成为晚期生殖细胞肿瘤的标准化疗方案，70%～80%的患者经顺铂为基础的联合化疗方案中治愈。

（一）一线治疗

1. 精原细胞瘤

　　（1）Ⅰ期：① pT1～3 期患者如能服从监测计划，则优选监测；②ⅠA和ⅠB期患者可选择主动脉旁区域的预防性放疗（20Gy或25.5Gy）或卡铂单药（AUC=7）化疗1～2个疗程；③ⅠS期患者定期复查血清肿瘤标志物及腹盆腔 CT（可评估病灶）。

　　（2）Ⅱ期：① ⅡA 期标准治疗是实行主动脉旁和同侧髂淋巴结区域的30Gy放疗，多发淋巴结转移时也可给予EP方案4个疗程或BEP方案3个疗程；②ⅡB期精原细胞瘤治疗优选化疗（EP方案4个疗程或BEP方案3个疗程），对于肿块较小（≤3cm）的患者，亦可考虑主动脉旁和同侧髂血管淋巴结区域的36Gy放疗；③ⅡC期精原细胞瘤依据危险程度治疗，预后好的患者选择EP方案4个疗程或BEP方案3个疗程化疗，中等预后的患者选择BEP方案4个疗程化疗或VIP方案化疗4个周期。治疗后，无残留病灶或残留病灶≤3cm 且肿瘤标志物正常的患者可持续随访；治疗后残留病灶＞3cm 但肿瘤标志物正常的患者可在化疗6周后行PET（需覆盖颅底-股骨中上段），如结果呈阴性即随访，呈阳性则考虑 RPLND（技术许可情况下）或二线化疗；治疗后疾病进展（肿瘤增大或标志物异常），按照非精原细胞瘤二线方案处理。

2. 非精原细胞瘤

　　（1）Ⅰ期：①Ⅰ期无危险因素（危险因素包括脉管侵犯、精索侵犯或阴囊侵犯），如果患者能够且愿意遵从长期的监测计划

（至少 5 年），并且可以进行严密的随访，推荐进行监测；如果患者不愿意进行监测，或者监测计划不可行，则采用保留神经的 RPLND 或 BEP 方案化疗 1 个周期；②Ⅰ期有危险因素，监测或采用 1 个疗程的 BEP 方案辅助化疗，如果患者不愿意接受化疗，或者无法耐受化疗，则实施保留神经的 RPLND；③Ⅰ S 期者若睾丸切除术后出现持续性肿瘤标志物水平升高，在排除药物因素造成的假性升高后，应给予 3 个周期的 BEP 方案化疗或 4 个周期的 EP 方案化疗。

（2）Ⅱ期：ⅡA 期患者如果肿瘤标志物正常，可行保留神经的 RPLND 或 EP 方案 4 个疗程或 BEP 方案 3 个疗程。ⅡB 期患者如果肿瘤标志物正常，主要考虑上述化疗，少部分引流区域淋巴结转移患者可行保留神经的 RPLND。治疗后，无残留病灶或残留病灶≤1cm 且肿瘤标志物正常的患者可持续随访，一部分患者可行保留神经的双侧 RPLND；治疗后残留病灶≥1cm 但肿瘤标志物正常的患者可行保留神经的双侧 RPLND。

对于初始行保留神经的 RPLND 的Ⅰ A～Ⅱ B 期患者，pN0 可随访；pN1 优选随访，亦可给予 EP 或 BEP 方案化疗 2 个疗程；pN2 首选 EP 或 BEP 方案化疗 2 个疗程，亦可随访；pN3 建议给予 EP 方案化疗 4 个疗程或 BEP 方案化疗 3 个疗程。

对于预后好的Ⅰ S、ⅡA S1、ⅡB S1、ⅡC、ⅢA 期患者首选 EP 方案化疗 4 个疗程或 BEP 方案化疗 3 个疗程；预后中等的ⅢB 期患者可给予 BEP 方案化疗 4 个疗程或 VIP 方案化疗 4 个周期；预后差的ⅢC 期患者亦可给予 BEP 方案化疗 4 个疗程，部分患者可给予 VIP 方案化疗 4 个疗程。以上患者治疗后完全缓解的，可监测或行双侧 RPLND(部分可保留神经)；部分缓解但 AFP 和 β-HCG 正常的患者或不完全缓解但 AFP 和（或）β-HCG 升高者，可将残留病灶全部切除，如有畸胎瘤或坏死则随访；如有残留胚胎癌、卵黄囊瘤、绒毛膜上皮癌或精原细胞成分，则建议给予 EP、TIP 或 VIP/VeIP 方案化疗 2 个疗程。有脑转移的患者在化疗同时可行局部手术或放疗。

（二）二线治疗

可依据预后因素、肿瘤负荷、睾丸外是否存在病灶、标志物情况、一线治疗缓解的情况及无复发间隔是否超过 2 年决定二线治疗方案。主要包括常规剂量 VeIP（长春碱+异环磷酰胺+顺铂）或 TIP（紫杉醇+异环磷酰胺+顺铂）、大剂量化疗+外周血干细胞输注支持、外科手术切除、参加临床研究。之前未行化疗的患者，如有需求可行精子保存。

三、治　疗　策　略

（一）一线化疗

1. EP 方案

- 依托泊苷 100mg/m^2，ivgtt，第 1～5 天
- 顺铂 20mg/m^2，ivgtt，第 1～5 天
- 每 3 周重复

2. BEP 方案

- 依托泊苷 100mg/m^2，ivgtt，第 1～5 天
- 顺铂 20mg/m^2，ivgtt，第 1～5 天
- 博来霉素 30U，im 或 iv，第 1、8、15 天（或第 2、9、16 天）
- 每 3 周重复

3. VIP 方案

- 依托泊苷 75mg/m^2，ivgtt，第 1～5 天
- 顺铂 20mg/m^2，ivgtt，第 1～5 天
- 异环磷酰胺 1200mg/m^2，ivgtt，第 1～5 天
- 美司钠 120mg/m^2，iv（慢），应用异环磷酰胺前，第 1 天；随后 1200mg/m^2，civ，第 1～5 天
- 每 3 周重复

【说明】　相对于以前的 PVB 方案（顺铂+长春碱+博来霉素），EP 和 BEP 方案除保证了较高的缓解率（85%）外，还明显减轻了神经肌肉毒性、骨髓抑制和肺纤维化等相关不良反应。

（二）二线常规剂量化疗及姑息化疗方案

二线常规剂量化疗及姑息化疗方案见表 15-12。

表 15-12　二线常规剂量化疗及姑息化疗方案

化疗方案	药物	剂量	给药途径	给药时间	周期（天）
二线常规剂量化疗					
VeIP	IFO	$1200mg/m^2$	ivgtt	第 1～5 天	21
	DDP	$20mg/m^2$	ivgtt	第 1～5 天	
	VLB	$0.11mg/kg$	iv	第 1～2 天	
	mesna	$400mg/m^2$	iv	第 1～5 天（q8h）	
TIP	PTX	$250mg/m^2$	ivgtt	第 1 天	21
（G-CSF 支持）	IFO	$1500mg/m^2$	ivgtt	第 2～5 天	
	mesna	$500mg/m^2$	iv	第 2～5 天（0h、4h、8h 给予 IFO）	
	DDP	$25mg/m^2$	ivgtt	第 2～5 天	
姑息化疗					
GEMOX	GEM	$1000～1250mg/m^2$	ivgtt	第 1、8 天	21
	L-OHP	$130mg/m^2$	ivgtt	第 1 天	

注：IFO. 异环磷酰胺；DDP. 顺铂；VLB. 长春碱；mesna. 美司钠；PTX. 紫杉醇；GEM. 吉西他滨；L-OHP. 奥沙利铂。

【说明】　GEMOX 毒性较低，作为姑息性方案治疗睾丸生殖细胞肿瘤时，总有效率为 32%～46%，CR 率为 6% 左右。此外，吉西他滨+紫杉醇、吉西他滨+紫杉醇+奥沙利铂、口服依托泊苷都是姑息治疗方案。

（何志嵩　叶定伟）

第十六章 妇科肿瘤

第一节 卵巢上皮癌

卵巢上皮癌是最常见的卵巢恶性肿瘤，占80%～90%，常简称为卵巢癌。其发病率随年龄增长而增加，高发年龄为56～65岁。早期患者的主要治疗手段为手术，需行全面分期手术，部分患者术后需要辅助化疗。中晚期患者的治疗为肿瘤细胞减灭术联合铂类为基础的化疗及维持治疗。复发患者的治疗主要为化疗和靶向治疗，但是，铂敏感复发患者在综合评价手术可能获益的前提下，可先行手术再联合化疗和靶向治疗维持治疗。规范治疗的早期卵巢癌患者预后较好，五年生存率为80%～90%，晚期患者五年生存率从20世纪70年代的30%提高至目前的近50%。近年来聚腺苷二磷酸核糖聚合酶（PARP）抑制剂应用于一线或铂敏感复发后的维持治疗，有望进一步改善晚期患者的预后。

一、诊断要点

（一）临床表现

1. 症状 早期患者症状隐匿，无明显不适。随着肿瘤的增长和腹水的出现，患者可感到下腹不适或盆腔下坠感，腹胀或扪及盆腔下腹部肿块，晚期患者可出现不全性肠梗阻或盆腔脏器的压迫症状，或由于肿瘤的迅速生长，患者营养不良及体力消耗，出现贫血、消瘦及恶病质体征。部分绝经前妇女会出现月经不调等。

2. 体征 妇科检查时发现盆腔肿块和（或）腹部肿块。并发腹水者腹部可叩及移动性浊音。有时在锁骨上、腹股沟部位可扪及肿大的淋巴结。

（二）检查手段

1. 影像学检查 B 超、CT 扫描和 MRI 检查可提供肿瘤的部位、大小和周围组织的关系、性质和范围，必要时行 PET/CT。胃肠镜检查可除外消化道原发肿瘤转移至卵巢。

2. 肿瘤标志物检查 CA12-5 为血清卵巢上皮癌相关抗原，在 80%～90% 的上皮癌尤其是浆液性腺癌中升高，且常随病情进展或好转而出现升高或降低，复发病例有可能先于临床复发数月而出现升高，临床上常作为卵巢癌病情诊断、监测和判断疗效的一个指标。血清 CA19-9 和 CEA 水平常在黏液性腺癌中升高。

3. 细胞学检查 包括脱落细胞学检查和穿刺细胞学检查。腹水中查到癌细胞是初步的诊断依据，准确率一般达 70%～80%，但应与晚期胃肠道肿瘤相鉴别。临床拟诊为卵巢恶性肿瘤而在鉴别诊断上有困难者，可在超声或 CT 引导下经阴道、直肠子宫陷凹、腹部进行穿刺进行细胞学检查，也可以从浅表淋巴结穿刺进行细胞病理学检查。

4. 组织学检查 可在超声或 CT 引导下，或腹腔镜探查行组织活检，作为诊断及分期依据。

（三）国际妇产科联盟卵巢癌分期

卵巢癌分期以手术分期为准。对于早期癌，在手术探查中通过盆腹腔探查了解病变性质、病灶大小、播散和转移的范围，结合细胞学检查（腹水或冲洗液）和（或）组织病理学检查（冷冻切片）确定手术范围。病理学诊断及分期对术后的辅助治疗起到了肯定的指导作用。

国际妇产科联盟（FIGO）2018 年卵巢癌手术病理分期标准见表 16-1。

表 16-1　FIGO 2018 年卵巢癌、输卵管癌、原发腹膜癌手术
病理分期标准

分期	肿瘤范围
Ⅰ 期	肿瘤局限在一侧或双侧卵巢/输卵管
Ⅰ A 期	肿瘤局限在一侧卵巢/输卵管；包膜完整，卵巢和输卵管表面无肿瘤；腹水或腹腔冲洗液无肿瘤细胞
Ⅰ B 期	肿瘤局限在双侧卵巢/输卵管；包膜完整，卵巢和输卵管表面无肿瘤；腹水或腹腔冲洗液无肿瘤细胞
Ⅰ C 期	肿瘤局限在一侧或双侧卵巢/输卵管，合并以下特征
Ⅰ C1 期	肿瘤术中破裂
Ⅰ C2 期	肿瘤术前破裂或位于卵巢和输卵管表面
Ⅰ C3 期	腹水或腹腔冲洗液有恶性肿瘤细胞
Ⅱ 期	一侧或双侧卵巢/输卵管、原发腹膜癌伴有盆腔内组织侵犯
Ⅱ A 期	肿瘤侵犯或种植于子宫/输卵管/卵巢
Ⅱ B 期	肿瘤侵犯或种植于其他盆腔脏器
Ⅲ 期	卵巢/输卵管/原发腹膜癌伴病理证实的盆腔外腹膜或盆腔、腹膜后淋巴结转移
Ⅲ A 期	
Ⅲ A1 期	病理证实的淋巴结转移
Ⅲ A1i 期	淋巴结转移灶最大径不超过 10mm
Ⅲ A1ii 期	淋巴结转移灶最大径超过 10mm
Ⅲ A2 期	仅镜下可见的盆腔外腹膜转移
Ⅲ B 期	肉眼可见最大径不超过 2cm 的盆腔外腹膜转移
Ⅲ C 期	肉眼可见最大径超过 2cm 的盆腔外腹膜转移（包括未累及实质的肝脾被膜转移）
Ⅳ 期	
Ⅳ A 期	伴有细胞学阳性的胸腔积液
Ⅳ B 期	肝脾实质转移 腹腔外脏器转移（包括腹股沟淋巴结和超出盆腹腔的淋巴结） 肿瘤浸透肠壁全层

二、治 疗 原 则

（一）早期卵巢癌

患者的初次治疗取决于规范的全面手术分期后的危险因素评估。低危因素（ⅠA/ⅠB期、非透明细胞癌、高分化或交界性肿瘤）的患者术后可以不化疗。高危因素（ⅠC期、分化2～3级、透明细胞癌）的患者可采用3～6个疗程的卡铂和紫杉醇等联合化疗。

（二）中晚期卵巢癌

70%的患者在诊断时已为晚期，需要采取多学科综合手段进行治疗。手术是诊断、病理分期及治疗的基础。术后应该常规给予化疗。对于术前判断难以实现满意减瘤或患者体质太弱难以耐受手术者，可考虑新辅助化疗，化疗有效、患者体质改善后再行肿瘤细胞减灭术。对于初次手术未能彻底减灭肿瘤细胞且化疗有效的患者，再给予肿瘤细胞减灭术是合理的，目前Ⅱ～Ⅳ期患者推荐的术后化疗方案为6～8个疗程卡铂联合紫杉醇，或卡铂联合多西他赛，或卡铂联合多柔比星脂质体。

维持治疗 对于晚期卵巢癌在一线化疗或者铂敏感复发化疗结束后的以CT为主的影像学检查评估为完全缓解或部分缓解的患者有必要维持治疗，以推迟复发。一线治疗后对于有 *BRCA1/2* 突变的患者可以考虑PARP抑制剂维持治疗；有同源重组修复障碍（HRD）/*BRCA* 野生型患者可以考虑尼拉帕利维持治疗；同源重组修复功能正常者（HRP）可选择尼拉帕利维持治疗，如患者在化疗期间同步贝伐珠单抗治疗也可考虑贝伐珠单抗维持治疗。铂敏感复发后无论 *BRCA* 突变状态如何都可以考虑PARP抑制剂维持治疗。

三、治 疗 策 略

（一）新辅助化疗

对于高龄、体弱、内科合并症无法手术者，或妇科肿瘤医生术前评估直接手术难以达到满意减瘤者，建议行 2～4 个疗程术前新辅助化疗。新辅助化疗方案以静脉化疗为主。

（二）早期卵巢癌的化疗

ⅠA 期、肿瘤分化好（1 级）、非透明细胞癌预后好，术后化疗对其五年生存率无改善，因此不必采用辅助化疗，可临床随诊。ⅠC 期或肿瘤分化差、腹水内发现癌细胞、肿瘤和周围组织有粘连或透明细胞癌是影响预后的高危因素，应给予辅助治疗，推荐紫杉醇与卡铂联合化疗，其中Ⅰ期患者化疗 3～6 个疗程（Ⅰ期的高级别浆液性癌推荐化疗 6 个周期）。

（三）中晚期卵巢癌的化疗

随着化疗的进展，晚期患者生存率逐步提高。应根据肿瘤和患者的个体情况选择适当的化疗药物、方案、剂量和疗程。一般应用 6 个周期，必要时可应用 8 个周期。一线常用化疗方案如下：

1. 紫杉醇+卡铂方案
- 紫杉醇 175mg/m^2，ivgtt（3h），第 1 天
- 卡铂（AUC=5～6），ivgtt（1～3h），第 1 天
- 每 3 周重复

2. 多柔比星脂质体+卡铂方案
- 卡铂（AUC=5），ivgtt，第 1 天
- 多柔比星脂质体 30mg/m^2，ivgtt，第 1 天
- 每 4 周重复

3. 多西他赛+卡铂方案
- 多西他赛 60～75mg/m^2，ivgtt（1h），第 1 天

- 卡铂（AUC=5～6），ivgtt（1～3h），第 1 天
- 每 3 周重复

4. 周疗方案

- 紫杉醇 60mg/m^2，ivgtt（1h），第 1、8、15 天
- 卡铂（AUC=2），ivgtt（30min），第 1、8、15 天
- 每 3 周重复，共 6 个周期（18 周）

5. 紫杉醇+顺铂静脉腹腔化疗

- 紫杉醇 135mg/m^2，ivgtt（24h），第 1 天
- 顺铂 75～100mg/m^2，ip，第 2 天
- 紫杉醇 60mg/m^2，ip，第 8 天
- 每 21 天重复

【说明】 ①2006 年发表的 GOG172 临床试验结果显示，紫杉醇和顺铂联合的静脉和腹腔化疗方案能提高总生存率和无进展生存率，但副作用较大；②紫杉醇和卡铂周疗可用于高龄体弱者，以减少副作用；③对于Ⅳ期患者或无法手术或残存肿瘤＞1cm 或合并大量腹水的晚期患者可考虑化疗期间联合贝伐珠单抗；④对术后残存肿瘤＜1cm 者可考虑腹腔静脉联合化疗；可能有 20%～30%的患者术后因腹腔粘连而致药物分布不均；无论是插管还是采用腹腔化疗装置或腹腔穿刺的方法，都可能引起感染、脏器损伤等并发症；⑤患者有肾功能不全或末梢神经病变者应慎用顺铂。顺铂的每疗程剂量≥50mg/m^2 时，治疗同时需水化利尿。

（四）复发卵巢癌的化疗

挽救治疗的选择取决于治疗无进展间期：含铂联合化疗结束后 6 个月内出现肿瘤复发为铂类耐药复发，而 6 个月后出现复发为铂类敏感复发。对铂类敏感复发者，如果肿瘤可以切除并达理想减瘤，可选择手术联合化疗；肿瘤不能切除者直接选择化疗。化疗仍可应用含铂联合化疗方案（铂类+紫杉醇、铂类+多柔比星脂质体、铂类+吉西他滨等），选择方案时要考虑毒副反应。铂耐

药复发者可考虑应用的细胞毒性药物包括拓扑替康、多柔比星脂质体、口服的依托泊苷、吉西他滨、奥沙利铂、异环磷酰胺、去甲长春碱、六甲蜜胺等。15%～25%的患者可有短期疗效。部分复发患者，如单纯骨转移，也可考虑姑息放疗。

铂类耐药复发后可选择化疗方案如下，可在化疗的基础上根据患者情况±贝伐珠单抗。

1. 紫杉醇

- 紫杉醇 80mg/m^2，ivgtt，每周 1 次

2. 多柔比星脂质体

- 多柔比星脂质体 35～40mg/m^2，ivgtt（90min），第 1 天
- 每 4 周重复

3. 拓扑替康

- 拓扑替康 1.0～1.5mg/m^2，ivgtt（10min 或 30min），第 1～5 天
- 每 3 周重复

4. 吉西他滨

- 吉西他滨 1000mg/m^2，ivgtt（30min），第 1、8、15 天
- 每 4 周重复

5. 依托泊苷

- 依托泊苷 50mg，po，qd，第 1～21 天，每 4 周重复，或者 100mg/m^2，po，qd，第 1～14 天，每 3 周重复

【说明】　一线化疗铂类敏感者（化疗有效并结束 6 个月后复发），可选择铂类联合方案。对于铂耐药复发肿瘤，可选择与既往应用的铂类无交叉耐药的药物。

（五）靶向治疗

目前在卵巢癌中应用较多的靶向药物主要有两种：①聚腺苷二磷酸核糖聚合酶（PARP）抑制剂；②抗血管生成药物。目前已经在我国获批上市的 PARP 抑制剂主要有奥拉帕利、尼拉帕利、氟唑帕利和帕米帕利。PARP 抑制剂在卵巢癌中的一线及后线治疗中

均有适应证。对于初治晚期卵巢癌经过手术联合化疗达到完全缓解或部分缓解后，有 *BRCA1/2* 突变或 HRD 的患者，可以考虑 PARP 抑制剂单药维持治疗。HRP（同源重组修复功能正常）患者如化疗期间联合贝伐珠单抗，可以行贝伐珠单抗或尼拉帕利维持治疗，如化疗期间没有联合贝伐珠单抗，可以考虑尼拉帕利维持治疗。

对于铂类敏感复发化疗后达到 CR 或 PR 的患者均可考虑 PARP 抑制剂的维持治疗。既往二线及后线化疗后，携带 *BRCA* 突变的复发卵巢癌患者，如难以耐受化疗等原因，也可选择 PARP 抑制剂（氟唑帕利或帕米帕利）治疗。PARP 抑制剂的具体用法：奥拉帕利，300mg，bid；尼拉帕利，基线体重≥77kg 且血小板计数≥150×10^9/L 者起始剂量为 300mg，qd，其余患者起始剂量为 200mg，qd；氟唑帕利，150mg，bid；帕米帕利，60mg，bid。

抗血管生成药物的主要代表药物为贝伐珠单抗。已有研究表明，贝伐珠单抗在高复发风险的晚期卵巢癌的初始治疗化疗期间和化疗同步应用，在化疗结束后单药维持治疗。与单纯化疗相比，化疗联合贝伐珠单抗可使患者的中位 PFS 延长 5～6 个月。贝伐珠单抗的用法：术后 4 周后开始应用贝伐珠单抗 7.5mg/kg，静脉滴注 30～90min，第 1 天，每 3 周 1 次，共 6 个周期，之后贝伐珠单抗单药维持 12 周期或术后第 2 周期开始给予贝伐珠单抗 15mg/kg，静脉滴注 30～90min，第 1 天，每 3 周 1 次，共 22 个周期。复发卵巢癌包括铂敏感复发及铂耐药复发卵巢癌，化疗联合贝伐珠单抗都有助于延长 PFS，研究结果表明，与单纯化疗相比，化疗联合贝伐珠单抗中位 PFS 延长 2～4 个月。

第二节　卵巢生殖细胞肿瘤

恶性生殖细胞肿瘤占所有卵巢恶性肿瘤的 5%～10%。卵巢生殖细胞肿瘤包括无性细胞瘤、胚胎癌、卵黄囊瘤、未成熟畸胎瘤（1、2、3 级）、混合型生殖细胞肿瘤。生殖细胞肿瘤多发生于青少年或年轻女性，通常表现为查体发现的盆腔包块，部分肿瘤生长迅速，可伴腹痛、发热或肿瘤坏死扭转等急腹症表现。AFP 升高多见于卵黄囊瘤，部分未成熟畸胎瘤可有 CA19-9、AFP 或 NSE 升高，无性细胞瘤则可伴有 LDH 的升高。

根据 NCCN 指南推荐，ⅠA/ⅠB 期的无性细胞瘤、ⅠA 期 1 级的未成熟畸胎瘤、ⅠA 期的胚胎性肿瘤或ⅠA 期的卵黄囊瘤术后可观察，其余期别的恶性生殖细胞肿瘤均需给予术后化疗。目前推荐的化疗为 BEP 方案。上述手术+术后化疗可治愈 60%～80% 的晚期病例。

BEP 方案

- 顺铂 $20mg/m^2$，ivgtt，第 1～5 天
- 依托泊苷 $70～100mg/m^2$，ivgtt，第 1～5 天
- 博来霉素 15mg，ivgtt，第 1～3 天（终身剂量不超过 400mg）

参考 NCCN 指南内容，对于Ⅰb～Ⅲ期已切除无性细胞瘤的患者在特殊需要关注毒性反应的情况下，可以考虑卡铂（$400mg/m^2$，ivgtt，第 1 天）联合依托泊苷（$120mg/m^2$，ivgtt，第 1～3 天）方案，每个周期 28 天，化疗 3 个周期。另外，应用博来霉素时建议定期做肺功能检查。

复发的恶性生殖细胞肿瘤如有完全切除可能者，可先手术，之后辅助化疗。根据 NCCN 指南推荐，化疗方案首选紫杉醇+异环磷酰胺+顺铂，其他可选的方案包括依托泊苷+顺铂、多西他赛、多西他赛或紫杉醇+卡铂、依托泊苷+异环磷酰胺+顺铂等。

（吴令英 吴小华 李 宁）

第三节 宫 颈 癌

宫颈癌高发年龄段为 50～60 岁，近年来有年轻化的趋势。目前已经明确高危型人乳头瘤病毒（human papilloma virus, HPV）

持续感染是宫颈癌发生的必要因素。鳞状细胞癌是宫颈癌最常见的组织学亚型，约占 80%，腺癌占 15%～20%，及其他少见亚型如腺鳞癌、神经内分泌癌等。

一、诊 断 要 点

（一）临床表现

1. 症状　早期宫颈癌可无明显症状，也无特殊体征，与慢性宫颈炎无明显区别。宫颈浸润癌的症状主要表现是阴道分泌物增多、阴道不规则出血；晚期宫颈癌还可出现阴道大量出血，可合并有水样甚至米汤样白带，另外可能出现由于肿瘤侵犯其他器官所致的相应症状，如侵犯膀胱可出现血尿，侵犯直肠可出现血便，侵透膀胱、直肠可出现瘘，侵犯宫旁压迫输尿管导致肾盂积水可能出现腰痛，肺转移可能导致咳嗽、咯血等相关症状。

2. 体征　宫颈早期浸润癌（ⅠA1 期和ⅠA2 期）可能没有任何相关异常体征。宫颈浸润癌通过妇科检查多可发现宫颈肿物，大体上可分为菜花型、结节型、溃疡型及颈管型，颈管型有时表现为宫颈表面光滑，仅宫颈管明显增粗，质地变硬。如果阴道受侵可发现阴道穹隆或阴道壁肿瘤。宫旁受累患者妇科检查三合诊可发现宫旁增厚，ⅢB 期患者会一直延伸到盆壁；晚期患者可能在腹股沟或锁骨上区域扪及转移肿大淋巴结。

（二）特殊检查

1. 细胞学检查　采集宫颈脱落细胞制成涂片、染色，于显微镜下观察有无癌细胞，是最常用的辅助诊断方法，也是在大规模普查时简便、准确地筛选早期宫颈病变的方法。

2. HPV 检查　采集宫颈脱落细胞，采用聚合酶链反应检测或者第二代杂交捕获实验检测是否感染了 HPV，有助于宫颈癌前病变和宫颈癌的诊断。

3. 阴道镜检查 阴道镜可将病变放大后进行观察,可在直视下早期发现宫颈的癌前病变及早期宫颈癌,提高宫颈活检的阳性率。

4. 宫颈活检 早期宫颈癌应在阴道镜指引下取样活检,以提高活检的阳性率。所有宫颈癌都必须有病理组织学确诊,并区分肿瘤的病理类型和分级。

(三) FIGO 宫颈癌分期

宫颈癌的分期目前采用的是 FIGO 2018 年会议中修改的宫颈癌临床分期标准,由妇科检查、影像学检查及病理结果确定分期,见表 16-2。

表 16-2 FIGO 2018 年宫颈癌分期标准

分期	描述
Ⅰ期	肿瘤严格局限于宫颈(扩展至宫体将被忽略)
ⅠA期	仅能在显微镜下诊断的浸润癌,所测量的最大浸润深度≤5.0mm
ⅠA1期	所测量间质浸润深度≤3.0mm
ⅠA2期	所测量间质浸润深度>3.0mm 且≤5.0mm
ⅠB期	所测量的最大浸润深度>5.0mm 的浸润癌(病变范围超过ⅠA期),病变局限于宫颈
ⅠB1期	间质浸润深度>5.0mm 且肿瘤最大径≤2.0cm
ⅠB2期	肿瘤最大径>2.0cm 且≤4.0cm
ⅠB3期	肿瘤最大径>4.0cm
Ⅱ期	宫颈肿瘤侵犯超出子宫,但未达盆壁且未达阴道下 1/3
ⅡA期	肿瘤侵犯限于阴道上 2/3,无宫旁浸润
ⅡA1期	肿瘤最大径≤4.0cm 的浸润癌
ⅡA2期	肿瘤最大径>4.0cm 的浸润癌
ⅡB期	肿瘤侵犯宫旁,但未扩展至盆壁
Ⅲ期	肿瘤扩展到骨盆壁,和(或)累及阴道下 1/3,和(或)引起肾盂积水或肾无功能,和(或)侵犯盆腔,和(或)腹主动脉旁淋巴结
ⅢA期	肿瘤累及阴道下 1/3,没有扩展到骨盆壁
ⅢB期	肿瘤扩展到骨盆壁和(或)引起肾盂积水或肾无功能

续表

分期	描述
ⅢC 期	侵犯盆腔和（或）腹主动脉旁淋巴结（包括微转移），无论肿瘤大小和范围（需标注 r 或 p，r 表示影像学诊断，p 表示病理诊断）
ⅢC1 期	仅有盆腔淋巴结转移
ⅢC2 期	腹主动脉旁淋巴结转移
Ⅳ期	肿瘤侵犯膀胱或直肠黏膜（病理证实）或肿瘤播散超出真骨盆，泡状水肿不能分为Ⅳ期
ⅣA 期	肿瘤侵犯膀胱或直肠黏膜
ⅣB 期	肿瘤播散至远处器官

二、治 疗 原 则

早期宫颈癌患者可行手术治疗或放疗，临床上多选择手术治疗。ⅠA1 期且无淋巴脉管浸润（LVSI）患者进行手术治疗（全子宫切除术或宫颈锥切术），ⅠA1 期合并 LVSI 患者或ⅠA2 期患者可行次广泛子宫切除加盆腔淋巴结清扫，如果不能耐受手术，可考虑采用体外放疗联合腔内放疗。肿瘤最大径≤4cm 的ⅠB~ⅡA 期患者可行广泛子宫切除+盆腔淋巴结±腹主动脉旁淋巴结切除术，或者接受同步放化疗，有生育要求者可行根治性宫颈切除术。肿瘤最大径≥4cm 的ⅠB3、ⅡA2 期患者首选同步放化疗，也可选择直接手术或新辅助化疗之后再行手术。手术后病理提示有淋巴结转移、切缘阳性，或者宫旁受侵的患者预后不佳，术后需要给予同步放化疗，有助于改善这类患者的预后。淋巴结阴性但肿瘤体积大、具有淋巴管浸润和间质浸润深也是影响早期宫颈癌预后的不良因素，多数研究结果推荐术后需要根据具体的病理情况给予辅助体外放疗，降低复发风险，可参考 Sedlis推荐（表 16-3）。

表 16-3 Sedlis 推荐

LVSI	间质浸润	肿瘤大小（根据妇科检查）
+	深 1/3	任意大小
+	中 1/3	≥2.0cm
+	浅 1/3	≥5.0cm
—	中或深 1/3	≥4.0cm

对局部晚期（ⅡB～ⅣA 期）宫颈癌患者目前标准的治疗方法为同步放化疗。

三、治 疗 策 略

（一）新辅助化疗

宫颈癌新辅助化疗可用于早期局部肿瘤较大的宫颈癌的综合治疗。临床研究数据提示，新辅助化疗后给予根治性手术，可降低手术难度，减少术后因不良预后因素需要辅助治疗的比例。但将这一方案作为标准治疗尚需更多的临床研究验证。

1. 紫杉醇+顺铂方案

- 紫杉醇 175mg/m², ivgtt（3h），第 1 天
- 顺铂 50mg/m², ivgtt，第 1 天
- 每 3 周重复

2. 紫杉醇+卡铂方案

- 紫杉醇 175mg/m², ivgtt（3h），第 1 天
- 卡铂（AUC=5～6），ivgtt（1～3h），第 1 天
- 每 3 周重复

【说明】 ①具有以下特征者可进行新辅助化疗：局部肿瘤最大径＞4cm 的ⅠB3 期或ⅡA2 期宫颈癌。②目前推荐的方案为紫杉醇联合铂类，首选顺铂，如果顺铂毒性不能耐受时可以选择

卡铂。③一般使用 2 个周期后进行评估疗效，从而决定下一步治疗方案。

（二）同步放化疗

同步放化疗可以起到协同抗肿瘤作用，主要适用于ⅠB3 期以上的宫颈癌的根治性治疗，以及早期宫颈癌术后具有高危因素的术后辅助治疗。

顺铂单药

- 顺铂 $40mg/m^2$，ivgtt，每周 1 次，共 5～6 次

【说明】 放疗同步化疗方案通常以顺铂为首选。如果毒性不耐受可以考虑卡铂，卡铂同步化疗剂量多为回顾性或Ⅱ期临床研究使用剂量，尚待更多研究验证。

既往曾经较多采用的顺铂与氟尿嘧啶联合方案毒副反应较重，可能会影响放疗进程，目前不作为推荐。

治疗期间根据患者一般情况、生化指标、血常规情况、同步放化疗中毒副反应，必要时适当调整同步化疗剂量及疗程。

（三）转移和复发性宫颈癌

对于转移或复发性宫颈癌，化疗常成为不能手术或放疗的患者的治疗选择。根据几项大型Ⅲ期随机对照研究 GOG240、JGOG 0505 等的结果，推荐化疗方案如下。一般首选紫杉醇联合顺铂，而卡铂+紫杉醇可作为先前接受过顺铂治疗患者的首选。但患者对化疗的有效反应持续时间不长，挽救化疗的客观反应期很短（4～8 个月），部分患者生存期超过 1 年。一线化疗失败后的二线治疗总体有效率在 10%左右。另外，基于 KEYNOTE-158 研究结果，帕博利珠单抗中 Keytruda 取得了 14.3%的总体缓解率（ORR），且有 91%的患者缓解时间超过半年。2018 年美国食品药品监督管理局（FDA）在 2018 年批准其用于 PD-L1 阳性或 dMMR/MSI-H 的复发转移宫颈癌一线治疗失败后的二线治疗中。2021 年 KEYNOTE-826（NCT03635567）的结果发现在一线治疗的 PD-L1

阳性宫颈癌患者中，与化疗±贝伐珠单抗相比，帕博利珠单抗联合化疗±贝伐珠单抗使患者死亡风险降低了 36%，显著延长了 OS 和 PFS。基于此，FDA 批准了帕博利珠单抗+化疗±贝伐珠单抗应用于 PD-L1 阳性（CPS≥1 分）的复发或转移性宫颈癌的一线治疗。我国自主研发的多个免疫检查点抑制剂如 PD-1/CTLA-4 双特异性抗体新药卡度尼利单抗通过 NMPA 批准用于宫颈癌一线治疗失败的患者，PD-1 单抗斯鲁利单抗、替雷利珠单抗和 PD-L1 单抗恩沃利近期也先后获 NMPA 批准用于标准治疗失败的 dMMR/MSI-H 实体瘤，也可作为二线治疗的选择。目前仍有多项免疫检查点抑制剂联合靶向药物、化疗或放疗研究正在探索中。

1. 紫杉醇+顺铂

- 紫杉醇 175mg/m^2，ivgtt（3h），或 135mg/m^2，ivgtt（24h），第 1 天
- 顺铂 50mg/m^2，ivgtt，第 1 天
- 每 3 周重复

2. 紫杉醇+拓扑替康

- 紫杉醇 175mg/m^2，ivgtt（3h），或 135mg/m^2，ivgtt（24h），第 1 天
- 拓扑替康 0.75mg/m^2，ivgtt，第 1～3 天
- 每 3 周重复

3. 紫杉醇+卡铂

- 紫杉醇 175mg/m^2，ivgtt（3h），第 1 天
- 卡铂（AUC=5～6），ivgtt（1～3h），第 1 天
- 每 3 周重复

4. 顺铂+拓扑替康

- 顺铂 50mg/m^2，ivgtt，第 1 天
- 拓扑替康 0.75mg/m^2，ivgtt，第 1～3 天
- 每 3 周重复

【说明】①NCCN 推荐的一线系统性治疗还包括化疗联合贝

伐珠单抗。GOG240 研究中贝伐珠单抗采用的剂量是 15mg/kg，每 3 周 1 次，静脉滴注。需注意的是，目前尚无国内数据。临床实际应用时，需结合患者的一般状况及耐受情况，对化疗及靶向药物剂量进行适当调整。②针对复发宫颈癌的化疗有效，一般至少需要完成 6 个周期，如果化疗 6 个周期仍有肿瘤残存，可以根据患者一般情况结合肿瘤情况酌情增加化疗周期。

（吴令英　吴小华　安菊生　袁光文）

第四节　子宫内膜癌

腺癌是子宫内膜癌的主要病理类型。基于发病特点和病理组织学的不同可将子宫内膜癌分为两种类型：Ⅰ型，组织学上通常分化较好，其中以子宫内膜样腺癌最为常见；Ⅱ型，组织学分化差，组织学类型包括浆液性乳头状癌、透明细胞癌及癌肉瘤。子宫内膜癌中Ⅰ型占绝大多数，通常患者预后较好。

一、诊 断 要 点

（一）临床表现

子宫内膜癌患者中 70%～75% 为绝经后妇女。早期患者可无明显症状，仅在普查或因其他原因进行妇科相关检查时偶然发现。多数患者因绝经后阴道出血或阴道不规则出血为首发症状。对于绝经后阴道出血或出现血性白带者、40 岁以后有不规则阴道出血者、40 岁以前有长期功能失调性子宫出血及不孕史者应怀疑子宫内膜癌。晚期患者可出现下腹痛、腰痛、贫血及恶病质。早期患者盆腔检查无明显异常，子宫体大小通常正常，且无明显症状（约占 40%）。子宫体的增大在一定程度上可能与肿瘤的扩散有关，但也可能伴有子宫肌瘤或宫腔积脓。

（二）辅助检查

1. 细胞学检查　宫颈管或宫腔吸片细胞学检查有助于早期诊断。

2. 影像学检查　经阴道 B 超是一项重要的无创辅助检查，不仅可以观察宫腔及内膜的病变，还可观测内膜癌肌层浸润深度。MRI 检查对宫颈受累及肌层浸润深度的预测准确度优于 CT，是近年来较首选的检查方法。对疑有宫外病变的高危患者还可选用 PET/CT 检查。

3. 宫腔镜检查　运用宫腔镜检查能较早发现子宫内膜的癌变，有助于子宫内膜癌的定位和分期，但宫腔镜是否可能增加宫外转移尚有争议。

4. 组织学检查　内膜组织病理学检查是内膜癌确诊的金标准，对宫颈管可疑受累者应常规进行分段诊刮、取内膜，以帮助确定肿瘤原发部位及临床分期。

5. 肿瘤标志物　子宫内膜癌无特异敏感的标志物。部分患者可出现 CA12-5、CA19-9、CEA、CA153、HE4 等异常，与组织学类型、肌层浸润深度及子宫外受侵等因素具有相关性，对疾病诊断及术后病情监测有一定的参考价值。

（三）FIGO 子宫内膜癌分期标准

子宫内膜癌通常采用 FIGO 的国际临床分期法，目前手术病理分期统一采用的是 2009 年版 FIGO 分期，见表 16-4。

表 16-4　子宫内膜癌手术病理分期（FIGO 2009）

分期	肿瘤范围
I [a] 期	肿瘤局限于子宫体
I A[a] 期	肿瘤浸润肌层深度＜1/2
I B[a] 期	肿瘤浸润肌层深度≥1/2
II [a] 期	肿瘤侵犯宫颈间质，但无宫体外蔓延 [b]

续表

分期	肿瘤范围
Ⅲ期	肿瘤局部和（或）区域的扩散
ⅢAª期	肿瘤侵犯子宫浆膜层和（或）附件 ᶜ
ⅢBª期	阴道和（或）宫旁受累 ᶜ
ⅢCª期	盆腔淋巴结和（或）腹主动脉旁淋巴结转移 ᶜ
ⅢC1ª期	盆腔淋巴结阳性
ⅢC2ª期	主动脉旁淋巴结阳性伴（或不伴）盆腔淋巴结阳性
Ⅳª期	肿瘤侵犯膀胱和（或）直肠黏膜和（或）远处转移
ⅣAª期	肿瘤侵犯膀胱和（或）直肠黏膜 ª
ⅣBª期	远处转移，包括腹腔内和（或）腹股沟淋巴结转移

　　a. 适用于所有 G1、G2、G3 级；b. 宫颈管腺体累及为 Ⅰ 期，侵犯间质为 Ⅱ 期；
c. 细胞学阳性必须单独报告，但不改变分期。

　　不是所有的子宫内膜癌患者都适合目前推荐的手术-病理分期，如部分年轻的希望保留生育功能的患者；有严重的内科疾病且有手术禁忌证的患者；单纯放疗或因宫颈肿瘤累及无法直接手术而需要术前放疗的患者，仍采用 1971 年 FIGO 发布的临床分期标准（表 16-5）。

表 16-5　子宫内膜癌临床分期（FIGO 1971）

分期	肿瘤范围
Ⅰ期	癌局限于宫体
ⅠA期	子宫腔深度≤8cm
ⅠB期	子宫腔深度＞8cm
Ⅱ期	肿瘤累及子宫颈
Ⅲ期	肿瘤侵及宫体以外，但未超出真骨盆，局限于盆腔内（阴道、宫旁组织可能受累，但未累及膀胱、直肠）
Ⅳ期	癌扩散至真骨盆外，或明显侵犯膀胱、直肠黏膜（泡样水肿不属Ⅳ期）

子宫内膜癌还应根据组织学分化程度分级，如下所述。

（1）G1：5%或以下非鳞状或桑葚样实体生长形态。

（2）G2：6%～50%非鳞状或桑葚样实体生长形态。

（3）G3：50%以上非鳞状或桑葚样实体生长形态。

二、治 疗 原 则

子宫内膜癌的治疗以手术治疗为主，辅以放疗、化疗和激素等综合治疗。治疗方案应根据病理诊断和组织学类型，以及患者的年龄、全身状况、有无生育要求、有无手术禁忌证、有无内科合并症等综合评估以制订治疗方案。手术是子宫内膜癌最主要的治疗手段，除不能耐受手术或晚期无法手术的患者外，都应进行全面的分期手术。对于伴有严重内科并发症、高龄等不宜手术的子宫内膜癌患者，可采用放疗和药物治疗。严格遵循各种治疗方法指征，避免过度治疗或治疗不足。强调有计划的、合理的综合治疗，并重视个体化治疗。

根据病理结果选择术后辅助治疗。大多数诊断为Ⅰ期的子宫内膜癌患者可以经手术治愈，但对于术后病理有危险因素的患者，如年龄、分化程度、肌层浸润深度、淋巴血管间隙浸润、宫颈受累等，或Ⅲ期以上患者，需要根据不同情况考虑给予术后体外和（或）腔内放疗，加或不加系统化疗以减少局部及远处复发，改善预后。

对于有生育要求且符合保留生育功能条件的小部分高分化、肿瘤未侵犯子宫肌层的子宫内膜样腺癌患者，初次治疗可先试用内分泌治疗替代手术治疗。但是必须向患者告知内分泌治疗的风险及手术治疗的情况，且需定期监测。完成生育后或内膜取样发现疾病进展即行手术治疗。

晚期或复发患者根据个体预后因素、肿瘤播散和初次治疗情况选择单独或联合应用手术、化疗和放疗。建议行包括全子宫+双附件切除在内的肿瘤细胞减灭术。手术目标是尽可能达到无肉眼可见残存病灶，也可考虑新辅助化疗后再手术。ⅢA～ⅢC期术后推荐的方案为全身化疗±EBRT±腔内放疗。病变超出子宫但局限在盆腔内（转移至阴道、膀胱、肠道、宫旁、淋巴结）无法手术切除者，可先行化疗后再次评估是否可以手术治疗；或可行EBRT和（或）阴道近距离放疗±化疗之后手术治疗；或根据治疗效果仍无法手术选择放疗。ⅣA/ⅣB期可行化疗和（或）EBRT和（或）激素治疗，也可考虑姑息性子宫+双附件切除术后再行辅助化疗和（或）EBRT和（或）激素治疗。对孕激素受体阳性或雌激素受体阳性的晚期或复发患者给予孕激素或抗雌激素的内分泌治疗可以提高患者生存率，但两种内分泌治疗联合应用的临床疗效未必优于单一的孕激素治疗。

三、治 疗 策 略

（一）手术治疗

手术治疗是子宫内膜癌最主要的治疗手段，除不能耐受手术或晚期无法手术的患者外，都应进行全面的分期手术。对于肿瘤局限于子宫的患者，手术范围包括全子宫双附件切除+淋巴结状态评估。对于部分充分评估过的Ⅰ期子宫内膜癌患者，保留卵巢是可行的。既往推荐对于所有患者均应行系统的淋巴结清扫，但这一处理方式目前尚存在一定争议。有一些回顾性研究表明，系统淋巴结清扫可能使患者获益；但有两项前瞻性随机对照研究发现，系统淋巴结清扫有助于明确淋巴结转移状态及手术病理分期，但对患者生存并无改善。考虑到上述两项前瞻性随机对照研究也有一定局限性，是否需进行淋巴结清扫，以及合适的淋巴结清扫范围，均应考虑到患者的术前评估及术中所见。预示淋巴结转移风险相对较低的因素：肿瘤侵犯<1/2肌层；肿瘤最大径<2cm；高中分化肿瘤。

关于在进行盆腔淋巴结清扫的基础上是否需行腹主动脉旁

淋巴结清扫目前也存在争议。对于盆腔淋巴结未发生转移的患者，腹主动脉旁淋巴结转移率既往报道差异较大，结论不尽相同。考虑到部分高危患者，如存在盆腔转移淋巴结，或为高危病理亚型患者，腹主动脉旁淋巴结转移率高，其中肠系膜下血管水平以上也存在较高风险，因此建议淋巴结清扫水平应达到肾血管水平。对于高分化的早期患者，很多临床医师选择不进行系统的淋巴结清扫。对于部分肿瘤明显局限于子宫的患者，也可以进行前哨淋巴结活检以替代系统淋巴结清扫。

根据病理结果选择术后辅助治疗。子宫内膜癌患者手术后有危险因素的，如年龄、组织分化程度、肌层浸润深度、淋巴脉管间隙浸润、病理类型、宫颈受累等，或Ⅲ期以上患者，需要根据不同情况考虑给予术后体外和（或）腔内放疗，加或不加系统化疗以减少局部及远处复发，改善预后。

对于Ⅲ、Ⅳ期的子宫内膜癌，手术方式包括全子宫+双附件切除在内的肿瘤细胞减灭术，手术目标是尽可能达到无肉眼可见残存病灶，也可考虑新辅助化疗后再手术。

（二）放疗

放疗包括 EBRT 和（或）近距离放疗。EBRT 主要针对盆腔和（或）腹主动脉旁淋巴结区域。近距离放疗主要针对子宫（术前或根治性放疗）及阴道（全子宫切除术后的辅助治疗）。

EBRT 针对原发肿瘤和盆腔内转移实体肿瘤部位，还包括髂总、髂外、髂内淋巴结引流区及宫旁、上段阴道和阴道旁组织。宫颈受侵者还应包括骶前淋巴结区域。延伸野应该包括盆腔野，同时还要针对髂总和腹主动旁淋巴结区域。延伸野的上界取决于临床具体情况，至少达到肾血管水平。对于放疗野亚临床病灶剂量为 45～50Gy 者，建议采用以 CT 图像为基础的多个适形野技术的放疗计划。

近距离放疗的剂量也与患者的具体临床分期和肿瘤情况相关。如果宫颈受侵，除了考虑子宫体肌层剂量参考点，还要考虑

A 点剂量。可参考宫颈癌 A 点放疗总剂量。如果近距离放疗采用 MRI 影像勾画靶区，则 GTV 区域的 EQD2 总剂量≥80Gy。根据不同分期，联合 EBRT，GTV 及 CTV 区域的 EQD2 总剂量分别达到 80~90Gy 和 48~75Gy。而危及器官（OAR）限量建议，乙状结肠和直肠 D2cc，不超过 70~75Gy；膀胱 D2cc，80~100Gy；肠管 D2cc，65Gy。

对于术后辅助近距离放疗，只要阴道残端愈合即可开始，一般在手术后 12 周以内进行。剂量参考点在阴道黏膜表面或黏膜下 0.5cm。针对阴道上段，高剂量率近距离治疗。EBRT 后补充近距离放疗者，常用剂量为（4~6Gy）×（2~3f）（黏膜表面）。术后只补充近距离放疗者，通常方案为 7Gy×3f（黏膜下 0.5cm 处），或 6Gy×5f（黏膜表面）。

（三）系统性治疗

1. 全身化疗 主要应用于晚期（Ⅲ、Ⅳ期）或复发患者，以及特殊病理类型患者。近年来也用于一些具有高危因素（ⅠB 期、G3 级）的早期患者的术后辅助治疗。研究表明，对于这类患者，即使行辅助放疗后，仍有相当一部分出现远处转移，故大多数学者认为应该加用辅助化疗。此类患者化疗方案推荐为紫杉醇+卡铂。

若患者能耐受，推荐多药联合化疗方案。使用细胞毒性药物仍然不能控制病情的患者可考虑加用贝伐珠单抗靶向治疗。

常用化疗方案：

（1）紫杉醇+卡铂方案

- 紫杉醇 175mg/m^2，ivgtt（3h），第 1 天
- 卡铂（AUC=5~6），ivgtt（1~3h），第 1 天
- 每 3 周重复

（2）多西他赛+卡铂方案

- 多西他赛 60~75mg/m^2，ivgtt（1h），第 1 天
- 卡铂（AUC=5~6），ivgtt（1~3h），第 1 天

- 每 3 周重复

（3）多柔比星+顺铂方案

- 多柔比星 60mg/m², ivgtt（1h），第 1 天
- 顺铂 50mg/m², ivgtt（1h），第 1 天，水化利尿
- 每 3 周重复

（4）紫杉醇+多柔比星+顺铂方案

- 多柔比星 45mg/m², ivgtt（1h），第 1 天
- 顺铂 50mg/m², ivgtt（1h），第 1 天，水化利尿
- 紫杉醇 160mg/m², ivgtt（3h），第 2 天
- 每 3 周重复
- 本方案血液学毒性较重，需预防性 G-CSF 支持治疗

（5）紫杉醇+IFO 方案（用于癌肉瘤）

- 紫杉醇 175mg/m², ivgtt（3h），第 1 天
- IFO 1.2g/m²，第 1～3 天
- 每 3 周重复

（6）其他可选择的单药方案：多柔比星脂质体、拓扑替康、白蛋白结合型紫杉醇、异环磷酰胺（适用于子宫癌肉瘤）、顺铂及卡铂等。

2. 靶向治疗　随着个体化肿瘤治疗和靶向研究进展，几种新型疗法已被开发和应用于子宫内膜癌的治疗，特别是在 I 型子宫内膜癌治疗中。依维莫司、西罗莫司，已获批为子宫内膜癌 II 期临床试验的单药治疗药物，目前在联合治疗方案中正在进行评估。血管内皮生长因子（VEGF）的过表达导致血管增生、肿瘤供氧和营养增多。贝伐珠单抗是一种针对 VEGF 的单克隆抗体，美国妇科肿瘤学组（GOG）在复发子宫内膜癌妇女中已将其作为应用药物之一。索拉非尼和舒尼替尼是两种阻断 VEGFR 的化合物。舒尼替尼已被证明部分缓解率为 15%，VEGFR 抑制剂的效用仍待评估。针对表皮生长因子受体（EGFR）和人表皮生长因子受体 2（HER-2）的抑制剂完成了复发或转移性子宫内膜癌的 II 期临床试验。目前对于 HER-2 阳性的子宫浆液性癌复发患者可应用卡铂+紫

杉醇+曲妥珠单抗。

3. 免疫检查点抑制剂治疗　在 KEYNOTE-028 研究中，一部分 PD-L1 受体阳性的患者接受免疫检查点抑制剂治疗后取得了持续的缓解或疾病稳定状态。同样也有研究发现，dMMR 的子宫内膜癌患者也可以从免疫检查点抑制剂治疗中获益。近期的研究表明，接受免疫检查点抑制剂治疗的 dMMR 子宫内膜癌患者可取得 52% 的客观缓解率及 73% 的疾病控制率。因此，免疫检查点抑制剂可作为 dMMR/MSI-H 子宫内膜癌的治疗选择之一，用于既往未接受过此类药物的晚期或复发性子宫内膜癌。我国自主研发的多个免疫检查点抑制剂如 PD-1 单抗——鲁利单抗、替雷利珠单抗和 PD-L1 单抗——恩沃利先后获 NMPA 批准用于标准治疗失败的 dMMR/MSI-H 实体瘤，也可作为二线治疗的选择。

在 KEYNOTE-146 研究中，所有子宫内膜癌人群的 24 周 ORR 达到 38%，中位 PFS 为 7.4 个月。在前瞻性随机分组 KEYNOTE-775 研究中显示针对一线治疗失败的晚期、转移性或复发性子宫内膜癌，仑伐替尼联合帕博利珠单抗与多柔比星或紫杉醇化疗方案相比能够显著提高 PFS（7.2 个月 vs. 3.8 个月，$P<0.001$）和 OS（18.3 个月 vs. 11.4 个月，$P<0.001$）。FDA 已批准仑伐替尼联合帕博利珠单抗用于晚期子宫内膜癌的治疗，该疗法适用于非 dMMR/MSI-H、既往系统性治疗后疾病进展、不适合根治性手术或放疗的患者。

4. 激素治疗　孕激素能使异常增生的子宫内膜转变为分泌期或萎缩性子宫内膜，从而可导致子宫内膜腺瘤样增生或腺瘤的萎缩、逆转。激素治疗仅用于子宫内膜样腺癌。孕激素制剂约对 1/3 的晚期或复发子宫内膜癌患者有效，尤其对肺转移者效果最好，对约 85% 的患者有显著反应，但对盆腔内复发或持续存在的病灶效果不佳。近来报道表明孕激素对原发肿瘤为雌激素受体阳性的复发病变有效；当孕激素治疗失败时，应用他莫昔芬有效。

（1）孕激素

1）醋酸甲羟孕酮：200～400mg/d，po，持续用药直至不可接受的毒性或疾病进展，予以更高剂量无益。

2）醋酸甲地孕酮：160mg/d，po，持续用药直至不可接受的毒性或疾病进展，不建议予以更高剂量。

（2）三苯氧胺：20～40mg/d，po。

（四）Ⅱ型子宫内膜癌治疗

1. 子宫浆液性癌　较少见，恶性程度高。早期可发生淋巴脉管间隙浸润、深肌层受累、盆腹腔淋巴结转移、腹膜转移等，预后差。子宫内膜透明细胞癌的预后亦差。

治疗原则：无论临床诊断期别早晚，均应进行同卵巢癌的全面手术分期，包括盆腹腔冲洗液细胞学检查、全子宫双附件切除术、盆腔淋巴结及腹主动脉旁淋巴结清扫术、大网膜切除术及腹膜多点活检术。晚期则行肿瘤细胞减灭术。术后治疗以化疗为主，除部分ⅠA期患者（子宫标本术后病理无残存肿瘤）可观察外，其余ⅠA～Ⅳ期患者均应化疗±EBRT±腔内放疗。子宫浆液性癌术后宜选用与卵巢浆液性癌相同的化疗方案，如紫杉醇+卡铂等。对于晚期患者，可采用术前新辅助化疗，再行肿瘤细胞减灭术，之后再行化疗。放疗可考虑应用盆腔外照射±阴道近距离放疗控制局部复发。

2. 子宫癌肉瘤　2003年WHO提出子宫癌肉瘤归于子宫内膜癌的范畴，2010年NCCN病理分类中将子宫癌肉瘤列入子宫内膜癌Ⅱ型。其恶性程度高，早期即可发生腹腔、淋巴、血液循环转移。

治疗原则：无论临床诊断期别早晚，均应进行同卵巢癌的全面分期手术，晚期行肿瘤细胞减灭术。与子宫浆液性癌相同，术后除部分ⅠA期患者可选择观察外，其余ⅠA～Ⅳ期患者均应行化疗±盆腔外照射放疗±阴道腔内放疗。推荐化疗方案为紫杉醇+卡铂方案或紫杉醇+异环磷酰胺，二者均为Ⅰ类证据。如患者无法耐受，可应用异环磷酰胺单药化疗。异环磷酰胺是子宫内膜癌肉瘤最有效的单药，缓解率达29%～36%。联合治疗方案还可以采用异环磷酰胺+顺铂的化疗方案。术后盆腔外照射放疗±阴道腔内放疗可有效控制复发，提高生存率。

（吴令英　吴小华　张功逸　袁光文）

第五节　妊娠滋养细胞肿瘤

妊娠滋养细胞疾病是源于胎盘绒毛滋养细胞增生的一组疾病，临床病理分为葡萄胎（完全性葡萄胎和部分性葡萄胎）、侵蚀性葡萄胎、绒毛膜细胞癌（CCA）、胎盘部位的滋养细胞肿瘤（PSTT）和上皮样滋养细胞肿瘤（ETT）。完全性和部分性葡萄胎为异常妊娠，属良性病变；而其他4种（侵蚀性葡萄胎、CCA、PSTT、ETT）称为妊娠滋养细胞肿瘤（GTN），属恶性病变，具有局部浸润和远处转移的可能。GTN 是一种少见的恶性肿瘤，即使存在广泛转移也可能治愈。因此，应根据患者的预后因素予以不同处理，以最大限度地消除病灶，减少长期的并发症。

一、诊断要点

（一）临床表现

常见临床表现有阴道出血、子宫增大、血或尿人绒毛膜促性腺激素水平（HCG）定量升高，各种转移灶的出现及相应症状。侵蚀性葡萄胎常在葡萄胎排出后有持续或间断的阴道出血。绒毛膜细胞癌则常见在葡萄胎、流产或足月产之后，有阴道持续性的不规则出血。子宫增大的程度及形状依子宫内病灶的大小、数目和部位而定。

（二）特殊检查

1. HCG 测定　检测血 β-HCG 浓度与体内滋养细胞活动情

况有关，有助于异常妊娠的诊断和治疗。

2. 影像学诊断 胸部 X 线检查、CT 或超声检查发现占位病变。

（三）滋养细胞疾病的分期

1. FIGO 解剖分期 见表 16-6。

表 16-6　FIGO 解剖分期

解剖分期	期别定义
Ⅰ期	病灶局限于子宫
Ⅱ期	病变超出子宫但局限于生殖器官（子宫旁、附件及阴道）
Ⅲ期	病变转移至肺，伴或不伴有生殖道转移
Ⅳ期	病变转移至脑、肝、肠、肾等其他器官

2. 评分系统 见表 16-7。

表 16-7　滋养细胞肿瘤预后评分系统（FIGO 2000）

预后因素	0 分	1 分	2 分	4 分
年龄（岁）	<40	≥40		
前次妊娠	葡萄胎	流产	足月产	
妊娠中止至化疗开始的间隔（月）	<4	4～6	7～12	>12
治疗前 β-HCG（IU/ml）	$<10^3$	$10^3 \sim 10^4$	$10^4 \sim 10^5$	$\geq 10^5$
肿瘤最大径（cm），包括子宫	<3cm	3～4cm	≥5cm	
转移部位	肺	脾、肾	胃、肠	脑、肝
转移瘤数目		1～4	5～8	>8
既往化疗失败			单药	≥2 种药
总计分	≤6 分为低危，>6 分为高危			

资料来源：Ngan HY，Odicino F，Maisonneuve P，et al.，2006. Gestational trophoblastic neoplasia. FIGO 26th Annual Report on the Result of Treatment in Gynecological Cancer. Int J Gynaecol. Obstet，95 Suppl 1：S193。

二、治 疗 原 则

治疗以化疗为主，手术及放疗为辅。

未转移（FIGO Ⅰ期）和低危转移（FIGO Ⅱ期和Ⅲ期，评分≤7分）组采用甲氨蝶呤（MTX）或放线菌素 D（ACTD）能达到近 100% 治愈。高危转移（FIGO Ⅳ期，评分>7分）组需采取多手段的综合治疗，包括依托泊苷（VP-16）、大剂量 MTX、ACTD 和环磷酰胺（CTX）的联合化疗。

三、治 疗 策 略

由于恶性滋养细胞肿瘤的增殖周期短、生长比率大，因此适宜采用强力化疗，即连续应用 1~2 个肿瘤细胞增殖周期时间为 1 个疗程。如此反复应用 4~6 个疗程，一般可得到根治。

恶性滋养细胞肿瘤的化疗以抗代谢药物配合 ACTD 为主，其他有效的单药包括氟尿嘧啶（5-FU）、顺铂（DDP）、博来霉素（BLM）、多柔比星（ADM）、依托泊苷（VP-16）等。

治疗晚期病例，为力争首次治疗的成功，适宜采用联合化疗，以增强抗癌能力，减少耐药现象。

（一）首次化疗

1. Ⅰ期（无转移）（WHO 评分≤4分）　主要用于病灶局限于子宫及低危转移性滋养细胞肿瘤患者。5-FU 和 ACTD 疗效好、副作用少，常作为首选药物。常用的方案如下。

（1）5-FU：28~30mg/（kg·d），溶于 5% 葡萄糖注射液（GS）500ml，匀速静脉点滴 8h，8~10 天为 1 个疗程，疗程间隔为 2 周。

（2）ACTD：10~13μg/（kg·d），溶于 5% 葡萄糖注射液 500ml，静脉滴注，5 天为 1 个疗程，疗程间隔为 12~14 天。

（3）甲氨蝶呤-四氢叶酸方案：甲氨蝶呤（MTX）1.0～2.0mg/（kg·d），深部肌内注射，第1、3、5、7天用药1次。在MTX给药后24h，第2、4、6、8天按0.1～0.2mg/（kg·d）肌内注射四氢叶酸（CVF），8天为1个疗程，疗程间隔为12～14天。

2. Ⅱ、Ⅲ期（转移）和高危组（WHO评分5～7分） 联合化疗：对肿瘤出现多处转移或WHO预后评分为中高危患者，应采用两种或两种以上的药物联合化疗。以5-FU为主的联合化疗方案可作为首选联合方案。对于高危及耐药患者，采用EMA/CO治疗的完全缓解率可达60%～80%。如果患者对以5-FU为主的联合化疗或EMA/CO发生耐药，亦可采用以DDP等联合化疗方案治疗，以提高缓解率。

（1）长春新碱（VCR）+5-FU+ACTD方案（表16-8）。

表16-8　VCR +5-FU+ACTD方案

时间	药物名称	药物剂量	给药方法
第1天	VCR	2mg	溶于30ml生理盐水，iv（化疗前3h）
第1～7天	5-FU	24～26mg/（kg·d）	溶于500ml 5% GS，匀速 ivgtt，8h
第6～8天	ACTD	4～6μg/（kg·d）	溶于250ml 5% GS，ivgtt，1h

注：有脑转移的患者用10% GS，化疗第1、4天测体重，疗程间隔17～21d。

（2）VCR +5-FU+ACTD+VP-16方案（表16-9）。

表16-9　VCR +5-FU+ACTD+VP-16方案

时间	药物名称	药物剂量	给药方法
第1天	VCR	2mg	溶于30ml生理盐水，iv（化疗前3h）
第1～5天	5-FU	800～900mg/（m²·d）	溶于500ml 5% GS，匀速 ivgtt，8h
	VP-16	100mg/（m²·d）	溶于250ml生理盐水，ivgtt，1h
	ACTD	200μg/（m²·d）	溶于250ml 5% GS，ivgtt，1h

注：有脑转移的患者用10% GS，化疗第1、3天测体重，疗程间隔17～21d。

（3）EMA/CO 方案：MTX+ACTD+VP-16+VCR+CTX（环磷酰胺）静脉化疗+CVF 解救（表 16-10）。

表 16-10 MTX+ACTD+VP-16+VCR+CTX 静脉化疗+CVF 解救

时间	药物名称	药物剂量	给药方法
第 1 天	MTX	100mg/m²	溶于 30ml 生理盐水，iv
	MTX	200mg/m²	溶于 1000ml 生理盐水，匀速 ivgtt，12h
	ACTD	500μg	溶于 250ml 5% GS，ivgtt，1h
	VP-16	100mg/m²	溶于 250ml 生理盐水，ivgtt，1h
第 2 天	VP-16	同第 1 天	
	ACTD	同第 1 天	
	CVF	15mg	溶于 4ml 生理盐水，im，q12h（从静脉注射 MTX 24h 后开始，共 4 次）
第 8 天	VCR	2mg	溶于 30ml 生理盐水，iv（化疗前 3h）
	CTX	600mg/m²	溶于 500ml 生理盐水，ivgtt，2h

注：日补液总量 2500～3000ml，尿量>2500ml/d，化疗当日给予 NaHCO₃ 1g，qid，记录尿量，测尿 pH，bid，共 4d，尿 pH<6.5，补 NaHCO₃。疗程间隔 7d。

（二）挽救治疗

1. EA 方案（低危组）

- VP-16 100mg/m²，iv，第 1～3 天
- ACTD 0.5mg/m²，iv，第 1～3 天
- 间隔 7 天重复 1 次，持续 8 周

2. EP/EMA 方案（高危组） 用于 EMA/CO 方案耐药的患者（表 16-11）。

表 16-11 MTX+ACTD+VP-16+DDP 静脉化疗+CVF 解救

时间	药物名称	药物剂量	给药方法
第 1 天	MTX	100mg/m²	溶于 30ml 生理盐水，iv
	MTX	200mg/m²	溶于 1000ml 生理盐水，匀速 ivgtt，12h

续表

时间	药物名称	药物剂量	给药方法
	ACTD	500μg	溶于 250ml 5% GS，ivgtt，1h
	VP-16	100mg/m²	溶于 250ml 生理盐水，ivgtt，1h
第 2 天	CVF	15mg	溶于 4ml 生理盐水，im，q12h（从静脉注射 MTX 24h 后开始，共 4 次）
第 8 天	VP-16	150mg/m²	溶于 250ml 生理盐水，ivgtt
	DDP	75mg/m²	溶于 500ml 生理盐水，ivgtt

注：日补液总量 2500～3000ml，尿量>2500ml/d，化疗当日给予 NaHCO₃ 1g，qid，记录尿量，测尿 pH，bid，共 4d，尿 pH<6.5，补 NaHCO₃。疗程间隔 7d。

（吴令英　吴小华　雷呈志）

第六节　阴　道　癌

一、诊 断 要 点

阴道癌罕见，仅占所有妇科生殖道恶性肿瘤的 1%～2%。既往阴道癌多发生于绝经后的老年女性，但近年来有年轻化的趋势。阴道癌常发生在阴道上 1/3 处，后壁多见。癌前病变几乎无症状，多由常规阴道涂片检查时发现，再由活检证实。浸润癌的常见症状为阴道出血或分泌物增多、阴道排液，其中绝经后阴道出血者占绝大多数，其次为接触性阴道出血。此外，晚期患者可因前壁肿瘤侵犯尿道而主诉疼痛、排尿困难、尿频、尿痛。同样阴道后壁肿瘤可能引起里急后重或便秘症状。当病变超出阴道侵犯到其他邻近组织，可能引起盆腔疼痛。阴道癌 FIGO 分期见表 16-12。

表 16-12 阴道癌 FIGO 分期

分期	肿瘤范围
0 期	原位癌；上皮内瘤变 3 级
I 期	肿瘤局限于阴道壁
II 期	肿瘤累及阴道旁组织，但尚未达盆壁
III 期	肿瘤已扩散至盆壁
IV 期	肿瘤扩散至真骨盆外，或累及膀胱或直肠黏膜；黏膜的泡样水肿不属于 IV 期
IV A 期	肿瘤侵犯膀胱和（或）直肠黏膜和（或）直接播散至真骨盆外
IV B 期	扩散至远处器官

二、治 疗 原 则

目前 FIGO 指南推荐阴道癌的治疗需要根据肿瘤部位、大小、浸润程度及阴道与邻近器官的功能状态等因素来制订个体化的治疗方案。一般来说阴道癌上段病变可参照宫颈癌的治疗原则，下段病变参照外阴癌的治疗原则。早期浸润癌可采用手术治疗，晚期患者可选择放疗（体外放疗联合腔内放疗）或化疗。回顾性研究结果显示放疗同时应用增敏化疗可以改善生存，但是由于阴道癌罕见，目前尚无前瞻性研究证实该结论。

（吴令英　吴小华　袁光文）

第十七章　淋　巴　瘤

近年来，淋巴瘤已经成为最常见的淋巴造血系统恶性肿瘤之一，在我国沿海地区其已成为恶性肿瘤发病率最高的前十位肿瘤之一。根据组织学类型，淋巴瘤可分为霍奇金淋巴瘤（HL）和非霍奇金淋巴瘤（NHL）两大类，而后者又可分为 B 细胞和 T 细胞来源等多个亚型。不同组织学亚型之间发病高峰年龄会有所差别。目前多数淋巴瘤的发病原因尚不明确，某些特定类型的淋巴瘤可能与细菌感染（如幽门螺杆菌感染）、病毒感染（如 EB 病毒感染）和免疫缺陷（器官移植、人类免疫缺陷病毒感染或自身免疫性疾病）有关。

一、诊 断 要 点

（一）临床表现

1. 无痛性淋巴结肿大　是最常见的症状，通常发生于颈部、腋下或腹股沟等浅表部位。淋巴结增大迅速时可伴有肿胀或疼痛，累及皮肤可发生红肿甚至破溃。淋巴结肿大压迫明显时可导致远端淋巴及静脉回流障碍，从而引起远端肢体水肿。

2. 深部淋巴结肿大　因发病部位不同，其可以导致不同的症状。纵隔淋巴结肿大通常发生于 HL 或纵隔大 B 细胞淋巴瘤，可导致上腔静脉阻塞综合征，表现为颜面部及颈部肿胀、颈静脉怒张、咳嗽、呼吸困难，甚至伴有胸腔积液和心包积液。腹腔淋巴结肿大可累及肠系膜及腹膜后淋巴结，引起腹胀、腹痛、腰酸等症状，压迫肠道可引起肠梗阻症状。盆腔淋巴结肿大可累及髂血管旁淋巴结，导致下肢水肿甚至下肢静脉血栓。

3. 肝脾大　也是淋巴瘤的常见症状，由于脾是淋巴器官，比较容易发生淋巴瘤侵犯，严重时患者可以出现脾功能亢进症状，表现为血细胞减少。

4. 淋巴结外器官累及　淋巴瘤可以原发或继发于除毛发及牙齿以外的任何器官，常见的发生部位包括胃肠道、皮肤、乳腺、鼻咽部、肺部、中枢神经系统等，由此产生特异性症状。骨髓是淋巴瘤容易侵犯的器官，特别是小 B 细胞淋巴瘤或滤泡性淋巴瘤，可有外周血淋巴细胞比例上升而其他血细胞下降的表现。

5. 全身症状　主要表现为发热、盗汗、体重下降等全身症状。发热一般于午后或晚间出现，体温可以超过 38℃，解热镇痛药可短暂退热。如体温达 38℃持续 3 天、夜间盗汗、6 个月内体重减轻 10%，则临床分期归入 B 组。其他症状可有疲劳、食欲缺乏和皮肤瘙痒等。

（二）检查手段

1. 病史　应详细询问患者近期有无淋巴瘤相关的全身症状、是否患有自身免疫性疾病、既往是否接受过器官移植手术或服用免疫抑制剂。

2. 体格检查　应仔细触诊所有的浅表淋巴结部位，检查口腔判断有无扁桃体及咽部或舌根部肿块，检查胸部观察有无胸壁静脉曲张，检查腹部判断有无肝脾大及腹部包块，以及检查有无下肢水肿等。如临床提示存在淋巴结外器官累及，需要进行相应体格检查，特别是乳腺、睾丸等浅表器官，若有神经系统症状，则应重点检查有无感觉或运动神经麻痹发生。

3. 实验室检查

（1）血常规：应包括白细胞计数及分类、红细胞计数、血红蛋白、血小板计数和红细胞沉降率。

（2）血生化：应包括肝肾功能、LDH、β_2 微球蛋白，有助于判断预后和监测病情。

（3）乙型肝炎血清学检查：如果乙型肝炎表面抗原（HBsAg）或乙型肝炎核心抗体（HBcAb）阳性，应采用聚合酶链反应（PCR）方法检测乙型肝炎 DNA 滴度。

（4）骨髓穿刺和活检：初诊患者在临床分期时应常规行骨髓穿刺涂片和活检，特别是针对惰性 NHL。初诊 HL 和弥漫大 B 细胞淋巴瘤（DLBCL），可以考虑用全身 PET/CT 检查代替骨髓穿刺和活检。

（5）脑脊液检查：高度侵袭性淋巴瘤如伯基特（Burkitt）淋巴瘤、淋巴母细胞性淋巴瘤应常规行脑脊液检查，其他侵袭性淋巴瘤如原发于中枢神经系统、睾丸、鼻旁窦、椎旁、肾、肾上腺等部位的淋巴瘤，也应进行脑脊液检查。脑脊液检查项目应包括常规、生化和肿瘤细胞学检查，有时即使没有找到肿瘤细胞，但生化检查显示蛋白质和 LDH 升高、糖降低同时伴有明显的神经系统症状，也有助于淋巴瘤脑膜侵犯的诊断。

4. 影像学检查

（1）CT：增强 CT 是淋巴瘤分期和疗效评价的常用手段，通常检查需要包括颈部、胸部、腹部和盆腔 4 个部位。

（2）MRI：在某些器官，如头颅、骨骼、韦氏环等，增强 MRI 比增强 CT 具有更明显的优势。

5. 消化内镜 对于原发于胃肠道的淋巴瘤，消化内镜是常用的检查手段，有利于分期诊断和疗效评价。对于原发胃淋巴瘤，还应常规进行幽门螺杆菌检测。

6. 心功能检查 对于有可能接受蒽环类药物治疗的患者，需要常规进行包括核素心功能检查或超声心动图在内的心功能检查，重点检测左室射血分数（LVEF）。

7. PET/CT 对于 ^{18}F-FDG 摄取较高的 HL 和 DLBCL，PET/CT 已经成为推荐的分期诊断和疗效评估手段；而对于其他类型的淋巴瘤，目前其尚不作为常规推荐。

8. 病理学检查 组织学活检是诊断淋巴瘤的金标准。对于浅表肿大的淋巴结，应尽可能完整切除或切取可疑的淋巴结。对于深部的淋巴结，如纵隔或腹膜后淋巴结，可采用空芯针穿刺活检方法。细针穿刺因所取病理组织太少而无法明确淋巴瘤的具体亚型，仅用于某些特殊情况，不作为常规推荐。

（三）Lugano 分期

Lugano 分期见表 17-1。

表 17-1　Lugano 分期（2014 版）

	淋巴结侵犯	结外状态
局限期		
Ⅰ期	单个淋巴结或一组相邻的淋巴结	单个结外病变，不伴有淋巴结累及
Ⅱ期	横膈同侧两组或两组以上淋巴结	Ⅰ/Ⅱ期淋巴结病变伴有局限连续性结外累及
Ⅱ期（大包块）	上述Ⅱ期病变伴有大包块	不适用
广泛期		
Ⅲ期	横膈双侧淋巴结；膈上淋巴结伴有脾累及	不适用
Ⅳ期	伴有额外非连续性淋巴结外累及	不适用

注：对于 ^{18}F-FDG 摄取淋巴瘤类型，病变范围由 PET/CT 确定；对于 ^{18}F-FDG 不摄取淋巴瘤类型，病变范围由 CT 确定；扁桃体、韦氏环、脾被认定为淋巴结内组织。Ⅱ期大包块的治疗需要根据组织学类型和一系列预后因素确定。记录有无全身症状（A，无症状；B，发热、盗汗、体重下降）。

二、治疗原则

根据组织学类型、分期、预后因素及治疗目的确定治疗原则。化疗是主要的治疗手段，其他包括放疗、手术或分子靶向治疗，目前多数分子靶向药物在国内尚未上市。

（一）经典型霍奇金淋巴瘤

1. 局限期（预后良好组）

（1）ABVD 方案化疗 2~4 个周期联合累及野放疗 20Gy，或 ABVD 方案化疗 2 个周期 + 剂量增强 BEACOPP 方案化疗 2 个周期联合累及野放疗 30Gy。

（2）不适合放疗的患者可给予 6~8 个周期 ABVD 方案化疗。

2. 局限期（预后不良组） ABVD 方案化疗 4 个周期联合累及野放疗 30Gy，或 ABVD 方案化疗 2 个周期 + 剂量增强 BEACOPP 方案化疗 2 个周期联合累及野放疗 30Gy。

【说明】 局限期 HL 不良预后因素包括年龄 >50 岁、B 症状、大包块、红细胞沉降率加快（无 B 症状者红细胞沉降率 >50mm/h，有 B 症状者红细胞沉降率 >30mm/h）、累及淋巴结区域 >3 个。

3. 广泛期 ABVD 方案化疗 6 个周期，或 BEACOPP 方案化疗 4~6 个周期，或 ABVD 方案化疗 2 个周期序贯 AVD 方案化疗 4 个周期；大包块或残留病灶给予放疗 20~36Gy。

4. 复发/耐药 HL

（1）应给予二线挽救化疗，获得缓解者后续给予大剂量化疗联合自体造血干细胞移植。

（2）不适合自体造血干细胞移植或移植后进展的患者，可以给予维布妥昔单抗（抗 CD30 单抗-MMAE 药物偶联物）治疗或抗程序性死亡蛋白-1（PD-1）单抗治疗，部分患者可以接受异基因造血干细胞移植。

（二）非霍奇金淋巴瘤

1. 慢性淋巴细胞白血病/小淋巴细胞性淋巴瘤（CLL/SLL）

（1）治疗指征：①符合临床研究入组；②巨脾（如左肋缘下 >6cm）、进行性或有症状的脾大；③巨块型淋巴结肿大（如最长直径 >10cm）、进行性或有症状的淋巴结肿大；④至少存在下列一种疾病相关症状，消瘦、严重疲乏、无感染证据的发热、夜间盗汗；⑤自身免疫性溶血性贫血（AIHA）和（或）免疫性血小板减少症（ITP）对皮质类固醇或其他标准治疗反应不佳；⑥器官功能损伤；⑦进行性骨髓造血衰竭的证据，表现为血红蛋白和（或）血小板进行性减少。

（2）处理原则：对于暂时无治疗指征的患者，每3~6个月随访。随访内容包括临床症状和体征、实验室检查、影像学检查等。对于具有治疗指征的患者，可根据患者病情及体能状况采用不同的治疗策略，如苯丁酸氮芥＋抗CD20单抗、伊布替尼、FCR方案（氟达拉滨、环磷酰胺、利妥昔单抗）等。

2. 边缘区淋巴瘤（MZL）

（1）原发胃MZL：又称胃黏膜相关淋巴组织（MALT）淋巴瘤，部分与幽门螺杆菌感染有关。Ⅰ期幽门螺杆菌阳性患者可以采用抗幽门螺杆菌治疗，此后每3~6个月复查胃镜；如幽门螺杆菌阴性或伴有胃周淋巴结累及（Ⅱ期），则可以行局部放疗（30Gy）。

（2）局限期非原发胃MZL：结内MZL可给予局部放疗或利妥昔单抗治疗；脾MZL可给予抗HCV治疗、利妥昔单抗治疗或脾切除。

（3）广泛期患者一般采用全身治疗，方案同滤泡性淋巴瘤。

3. 滤泡性淋巴瘤（FL）

（1）局限期患者可以采用局部放疗（24~30Gy），抗CD20单抗联合或不联合化疗。

（2）广泛期患者的治疗指征：①有适合的临床试验；②有任何不适症状，影响正常工作和生活；③终末器官受损；④淋巴瘤侵及骨髓继发血细胞减少症；⑤巨块型病变（参照GELF标准）；⑥病情持续或快速进展。

无治疗指征的患者可以采用等待观察的处理措施。有治疗指征的患者可以采用包含抗CD20单抗的免疫化疗，常用方案为R-CHOP方案（利妥昔单抗、环磷酰胺、多柔比星、长春新碱、泼尼松），R-CVP方案（利妥昔单抗、环磷酰胺、长春新碱、泼尼松），BR方案（苯达莫司汀、利妥昔单抗）等。

（3）初诊时表现为高肿瘤负荷或滤泡性淋巴瘤国际预后指数（FLIPI）中高危的患者，接受R-CHOP或R-CVP等方案免疫化疗后可选择利妥昔单抗维持治疗，375mg/m²，每8周1次，持续2年，以延长缓解期。

（4）对于发生大细胞转化的患者，治疗应参照弥漫大B细胞淋巴瘤，必要时行自体造血干细胞移植。

4. 弥漫大B细胞淋巴瘤（DLBCL）

（1）最常用的方案是6～8个周期的R-CHOP方案化疗。对于局限期患者，短程化疗（3～4个周期）联合受累部位/受累淋巴结放疗也是可选方案。原发纵隔大B细胞淋巴瘤、双打击淋巴瘤可选择R-DA-EPOCH方案。

（2）复发或难治性患者的挽救治疗通常选用包含大剂量铂类的方案，如DHAP方案（地塞米松、顺铂、阿糖胞苷），ICE方案（异环磷酰胺、卡铂、依托泊苷），ESHAP方案（依托泊苷、甲泼尼龙、顺铂、阿糖胞苷），GDP方案（吉西他滨、地塞米松、顺铂）等。对于挽救治疗获得缓解的患者，建议行自体造血干细胞移植。

5. 套细胞淋巴瘤（MCL）

（1）适合自体造血干细胞移植的患者，可采用包含大剂量阿糖胞苷的联合化疗方案（Hyper CVAD/MA、CHOP/DHAP等方案），同时联合应用利妥昔单抗，获得缓解后可给予自体造血干细胞移植治疗。

（2）不适合自体造血干细胞移植的患者，治疗可选择R-CHOP或BR方案化疗，获得缓解后应用利妥昔单抗维持治疗（每2个月1次，持续2年）。

（3）对于复发或难治性患者，可以采用硼替佐米、来那度胺、伊布替尼等药物治疗。

6. 伯基特淋巴瘤

（1）推荐采用短程、强化，包含烷化剂、蒽环类药物、大剂量甲氨蝶呤的化疗方案（如 CODOX-M/IVAC 交替方案或 Hyper CVAD/MA 交替方案等），同时联合应用利妥昔单抗。

（2）对于复发或难治性患者，应考虑高剂量强度的挽救性化疗联合自体造血干细胞移植。

7. 淋巴母细胞性淋巴瘤

（1）治疗方案同急性淋巴细胞白血病，目前缺乏标准治疗方案，但通常应该包括诱导、强化、巩固和维持 4 个阶段。

（2）对于复发或难治性患者，应首选异基因造血干细胞移植。

8. 自然杀伤（NK）/T 细胞淋巴瘤

（1）局限期：病变局限于鼻腔，可给予局部放疗。病变超出鼻腔的患者通常采用放化疗联合的治疗模式。化疗方案通常采用非蒽环类方案，目前常用门冬酰胺酶/培门冬酶为基础的方案。

（2）广泛期：应给予患者全身治疗，通常选择以门冬酰胺酶/培门冬酶为基础的联合化疗方案。

9. 外周 T 细胞淋巴瘤

（1）大部分类型的外周 T 细胞淋巴瘤可以采用 CHOPE 方案治疗。

（2）对于治疗后缓解的年轻患者，可以考虑自体造血干细胞移植。

三、治 疗 策 略

（一）霍奇金淋巴瘤

1. ABVD 方案

- 多柔比星 25mg/m^2，ivgtt，第 1、15 天
- 博来霉素 10mg/m^2，im，第 1、15 天
- 长春新碱 1.4mg/m^2（最大量 2mg），ivgtt，第 1、15 天
- 达卡巴嗪 375mg/m^2，ivgtt，第 1、15 天

- 每 4 周重复

【说明】 为 HL 的治疗方案，应根据分期、肿瘤负荷和疗效决定周期数。

2. BEACOPP 方案（普通和增强）

- 博来霉素 10mg/m^2，im，第 8 天
- 依托泊苷 100～200mg/m^2，ivgtt，第 1～3 天
- 多柔比星 25～35mg/m^2，ivgtt，第 1 天
- 环磷酰胺 650～1200mg/m^2，ivgtt，第 1 天
- 长春新碱 1.4mg/m^2（最大量 2mg），ivgtt，第 8 天
- 丙卡巴肼 100mg/m^2，po，第 1～7 天
- 泼尼松 40mg/m^2，po，第 1～14 天
- 每 3 周重复

【说明】 为 HL 的治疗方案，适用于高危患者。该方案毒副反应强烈，特别是增强方案，需要常规行预防性 G-CSF 支持治疗，并且及时处理发热性粒细胞缺乏症。

（二）非霍奇金淋巴瘤

1. CHOP 方案

- 环磷酰胺 750mg/m^2，ivgtt，第 1 天
- 多柔比星 50mg/m^2，ivgtt，第 1 天
- 长春新碱 1.4mg/m^2（最大量 2mg），ivgtt，第 1 天
- 泼尼松 100mg，po，第 1～5 天
- 每 3 周重复

【说明】 为侵袭性 NHL 的治疗方案，应根据分期、肿瘤负荷和疗效决定周期数。

2. R-CHOP 方案

- 利妥昔单抗 375mg/m^2，ivgtt，第 0 或 1 天
- 环磷酰胺 750mg/m^2，ivgtt，第 1 天
- 多柔比星 50mg/m^2，ivgtt，第 1 天
- 长春新碱 1.4mg/m^2（最大量 2mg），ivgtt，第 1 天

- 泼尼松 100mg，po，第 1～5 天
- 每 3 周重复

【说明】 为 DLBCL 的标准治疗方案，应根据分期、肿瘤负荷和疗效决定周期数。

3. CHOEP 方案

- 环磷酰胺 750mg/m^2，ivgtt，第 1 天
- 多柔比星 50mg/m^2，ivgtt，第 1 天
- 长春新碱 1.4mg/m^2（最大量 2mg），ivgtt，第 1 天
- 依托泊苷 100mg/m^2，ivgtt，第 1～3 天
- 泼尼松 100mg，po，第 1～5 天
- 每 3 周重复

【说明】 为外周 T 细胞淋巴瘤的常用治疗方案，应注意骨髓抑制，特别是老年患者。

4. FCR 方案

- 利妥昔单抗 375～500mg/m^2，ivgtt，第 0 或 1 天
- 氟达拉滨 25mg/m^2，ivgtt，第 1～3 天
- 环磷酰胺 250mg/m^2，ivgtt，第 1～3 天
- 每 4 周重复

【说明】 为体质良好的年轻 CLL/SLL 患者的治疗方案，在第 2～6 个周期利妥昔单抗可以增量至 500mg/m^2。该方案不适合老年体弱患者，部分患者治疗后容易出现机会性感染等。

5. BR 方案

- 利妥昔单抗 375～500mg/m^2，ivgtt，第 0 或 1 天
- 苯达莫司汀 90mg/m^2，ivgtt，第 1～2 天
- 每 3 周重复

【说明】 为惰性淋巴瘤（如滤泡性淋巴瘤）的治疗方案，也适用于老年套细胞淋巴瘤患者。

6. 硼替佐米单药

- 硼替佐米 1.4mg/m^2，ivgtt，第 1、4、8、11 天
- 每 3 周重复

【说明】 为复发或难治性套细胞淋巴瘤的挽救方案，常见毒性包括血小板减少和周围神经毒性。

7. DHAP 方案

- 地塞米松 40mg，ivgtt，第 1～4 天
- 阿糖胞苷 2000mg/m²，ivgtt，bid，第 2 天
- 顺铂 100mg/m²，civ（24h），第 1 天
- 每 3 周重复

【说明】 为难治/复发侵袭性 NHL 或 HL 的挽救方案，一般3～4 个周期后有条件的可以行自体造血干细胞移植巩固治疗，主要毒副反应为血小板减少和肾功能不全。

8. ICE 方案

- 异环磷酰胺 5000mg/m²，ivgtt，第 2 天（需要同时使用美司钠）
- 卡铂（AUC＝5，最大量 800mg），ivgtt，第 2 天
- 依托泊苷 100mg/m²，ivgtt，第 1～3 天
- 每 3 周重复

【说明】 为难治/复发侵袭性 NHL 或 HL 的挽救方案，一般3～4 个周期后有条件的可以行自体造血干细胞移植治疗，主要毒副反应为骨髓抑制。

9. GDP 方案

- 吉西他滨 1000mg/m²，ivgtt，第 1、8 天
- 地塞米松 40mg，ivgtt，第 1～4 天
- 顺铂 75mg/m²，ivgtt，第 1 天
- 每 3 周重复

【说明】 为难治/复发侵袭性 NHL 的挽救方案，一般 3～4 个周期后有条件的可以行自体造血干细胞移植治疗，主要毒副反应为血小板减少和肾功能不全。

10. Hyper CVAD/MA 交替方案

（1）Hyper CVAD 方案

- 环磷酰胺 300mg/m²，ivgtt，bid，第 1～3 天

- 长春新碱 1.4mg/m² (最大量 2mg)，ivgtt，第 4、11 天
- 多柔比星 50mg/m²，ivgtt，第 4 天
- 地塞米松 40mg，ivgtt，第 1～4、11～14 天

（2）MA 方案

- 甲氨蝶呤 1000mg/m²，ivgtt，第 1 天 (需要四氢叶酸解救)，持续 24h
- 阿糖胞苷 3000mg/m²，ivgtt，bid，第 2～3 天（老年或肾功能不佳者减量为 1000mg/m²）
- 每 3 周重复，连用 6～8 个周期

【说明】 该方案主要治疗高度侵袭性 NHL，需要预防性应用 G-CSF 支持及预防性进行抗细菌、真菌和病毒治疗。

11. EPOCH 方案

- 依托泊苷 50mg/（m²·d），第 1～4 天，96h 连续输注
- 长春新碱 0.4mg/（m²·d），第 1～4 天，96h 连续输注
- 多柔比星 10mg/（m²·d），第 1～4 天，96h 连续输注
- 环磷酰胺 750mg/m²，ivgtt，第 5 天
- 泼尼松 60mg/（m²·d），po，第 1～5 天
- 每 21 天重复

DA-EPOCH 方案剂量调整原则：每次化疗后都需要预防性应用 G-CSF。

如果上一周期化疗后中性粒细胞绝对值（ANC）减少未达 4 度，可以在上一周期化疗剂量基础上将依托泊苷（VP-16）、多柔比星（ADM）和环磷酰胺（CTX）的剂量上调 20%。

如果上一周期化疗后 ANC 减少达 4 度，但在 1 周内恢复，保持原剂量不变。

如果上一周期化疗后 ANC 减少达 4 度，且持续时间超过 1 周，或血小板（PLT）减少达 4 度，在上一周期化疗剂量基础上将 VP-16、ADM 和 CTX 的剂量下调 20%。

剂量调整如果是在起始剂量以上，则上调时将 VP-16、ADM 和 CTX 的剂量一起上调。

剂量调整如果是在起始剂量以下，则下调时仅下调 CTX。

【说明】　该方案主要治疗原发纵隔大 B 细胞淋巴瘤、双打击淋巴瘤。

（朱　军　洪小南　马　军）

第十八章　胃肠道间质瘤

胃肠道间质瘤（gastrointestinal stromal tumor，GIST）是最常见的消化道间叶来源肿瘤，可起源于胃肠道的任何部位，最常发生于胃和小肠。免疫组化检测通常表达 CD117，基因检测显示大多数病例具有酪氨酸蛋白激酶（C-KIT）或血小板源性生长因子受体 α（platelet-derived growth factor receptor alpha，PDGFRα）基因活化突变。临床表现及生物学行为可表现为从良性到恶性。诊治过程推荐采取包括病理科、放射科、外科、肿瘤内科、核医学科等科室医生共同参与的 MDT 模式。

一、诊断要点

（一）临床表现

大多数 GIST 患者起病初期无特异性症状和体征，10%～30%的患者是在开腹手术、内镜检查或进行其他影像学检查时无意发现的。常见表现如下。

（1）消化道出血及相关性贫血，肿瘤位于结直肠时可有鲜血便。

（2）腹部不适、腹痛、腹胀、腹部包块，由肿瘤压迫所致。

（3）消化不良、进食困难、大便习惯改变，肿瘤位于食管时可有吞咽困难。

（4）发生消化道梗阻、穿孔、出血或肿瘤破裂等并发症时，可出现相应体征。

（二）检查手段

1. 消化内镜、内镜超声　常用于食管、胃、十二指肠及直肠 GIST 的诊断，在内镜下表现为黏膜下隆起性病变。

2. CT 或 MRI 检查　能够清楚地显示肿瘤的形态、范围、内部结构及其与邻近器官的关系，同时判断有无远处转移，是 GIST 最有意义的检查手段之一。

3. 活检　对于诊断不明或拟行术前治疗的潜在可切除病灶，可采用超声内镜引导下细针穿刺或经皮穿刺活检明确病理诊断。

4. 病理学检查　GIST 病理诊断免疫组化检测推荐 CD117、DOG1、CD34、SDHB、Ki67 标志物检测，强调联合使用 CD117 和 DOG1 标志物。

（1）对于组织学形态符合 GIST 且 CD117 和 DOG1 弥漫（+）的病例，可做出 GIST 的诊断。

（2）形态上呈上皮样但 CD117（-）、DOG1（+）或 CD117 弱（+）、DOG1（+）的病例，需加行分子检测，以确定是否存在 *PDGFRA* 基因突变（特别是 D842V 突变）。

（3）CD117（+）、DOG1（-）的病例首先需排除其他 CD117（+）的肿瘤，必要时加行基因检测以帮助鉴别。

（4）组织学形态和免疫组化标记均符合 GIST，但基因检测显示无 *C-KIT* 或 *PDFRA* 基因突变的病例，需考虑是否有野生型 GIST 的可能性，应加行 SDHB 标志物检测，表达缺失者应考虑 SDHB 缺陷型 GIST，表达无缺失者应考虑其他野生型 GIST 的可能性，有条件者加行相应基因检测。

（5）CD117（-）、DOG1（-）的病例大多不符合 GIST，在排除其他类型肿瘤后仍要考虑 GIST 时，需加行基因检测。

（6）基因检测包括 *C-KIT* 基因 9、11、13、17 号外显子和 *PDGFRA* 基因 12、14、18 号外显子，对于继发耐药的患者，增加检测 *C-KIT* 基因 14、18 号外显子。

（7）基于 NTRK 抑制剂治疗 *NTRK* 融合 GIST 的良好疗效，建议所有患者行 pan-TRK 免疫组化检测，初筛阳性者再进行 *NTRK* 融合检测。

（三）原发完全切除胃肠道间质瘤的危险度评估

局限性 GIST 危险度的评估包括原发肿瘤的部位、肿瘤大小、核分裂象、是否发生破裂等。目前国内临床上主要使用美国国立卫生研究院（National Institutes of Health，NIH）2008 年改良版危险度分级系统（表 18-1）。

表 18-1　原发 GIST 切除术后危险度分级（NIH 2008 年改良版）

危险度分级	肿瘤大小（cm）	核分裂象计数（/50HPF）	肿瘤原发部位
极低危险度	≤2	≤5	任何部位
低危险度	2.1～5	≤5	任何部位
中等危险度	2.1～5	6～10	胃
	<2	6～10	任何部位
	5.1～10	≤5	胃
高危险度	任何	任何	肿瘤破裂
	>10	任何	任何部位
	任何	>10	任何部位
	>5	>5	任何部位
	>2 且≤5	>5	非胃原发
	>5 且≤10	≤5	非胃原发

注：HPF. 高倍镜视野。

（四）分期

GIST 早期采用软组织肿瘤分期，后期发现其并不适合临床诊治需要，TNM 分期在临床应用亦较少，目前临床上更多将 GIST 概括地分为局限期与广泛期。

二、治　疗　原　则

（一）外科治疗

局限期 GIST 治疗以手术完整切除为主，术后依据危险度分级决定是否给予甲磺酸伊马替尼辅助治疗及辅助治疗的时限。对于病灶较大或手术困难的局限期 GIST，甲磺酸伊马替尼术前治疗可降低肿瘤分期，提高手术切除率，降低手术风险。

（二）分子靶向药物治疗

1. 新辅助治疗　对经评估难以达到 R0 切除，肿瘤体积巨大（＞10cm）致术中易出血、破裂，可能造成医源性播散，以及虽可切除，但需行联合器官切除或严重影响器官功能、手术风险较大的患者，可应用甲磺酸伊马替尼行新辅助治疗。对于 *PDGFR* 外显子 18 D842V 突变 GIST 推荐应用阿伐替尼行新辅助治疗。

2. 术后辅助治疗　术后评估低风险且未接受过术前治疗的患者推荐随访观察；术后评估具有中高危复发风险的患者推荐行术后辅助治疗。

3. 复发转移/不可切除 GIST 的治疗　甲磺酸伊马替尼是复发转移/不可切除 GIST 的标准一线治疗药物，*C-KIT* 9 号外显子突变的患者可增加甲磺酸伊马替尼的剂量。如果治疗有效，应持续用药直至疾病进展或出现不能耐受的毒副反应；靶向药物治疗后，MDT 评估是否可行手术切除。对于接受标准剂量甲磺酸伊马替尼治疗后出现广泛进展的患者，换用苹果酸舒尼替尼治疗或增加甲磺酸伊马替尼剂量；对于甲磺酸伊马替尼与苹果酸舒尼替尼治疗后均进展的 GIST 患者，应用瑞戈非尼治疗。如果应用瑞戈非尼治疗后进展，则四线应用瑞派替尼治疗。

4. 分子靶向药物疗效评估　GIST 分子靶向药物治疗有效者的病灶组织成分改变较早，常以坏死、出血、囊变及黏液变为主要表现，有时体积缩小不明显甚至体积增大。以往采用的细胞毒性药物疗效评价 RECIST 标准，仅考虑病灶体积变化因素。GIST 分子靶向治疗疗效评估可采用改良的 Choi 疗效评价标准（表 18-2）。

表 18-2　GIST 靶向治疗 Choi 疗效评价标准

疗效	定义
CR	全部病灶消失，无新发病灶
PR	CT 测量肿瘤长径缩小≥10% 和（或）肿瘤密度减小≥15%；无新发病灶；无不可测病灶的明显进展
SD	不符合 CR、PR 或 PD 标准；无肿瘤进展引起的症状恶化
PD	肿瘤长径增大≥10%，且密度变化不符合 PR 标准；出现新发病灶；新的瘤内结节或已有瘤内结节体积增大

注：CR. 完全缓解；PR. 部分缓解；SD. 肿瘤病灶稳定；PD. 肿瘤病灶进展。

三、治 疗 策 略

（一）新辅助治疗

• 甲磺酸伊马替尼 400mg/d，po，连续服用

【说明】　①如果确定 *C-KIT* 9 号外显子突变，在患者能耐受的情况下剂量可增加至 600~800mg/d；②建议在给予药物治疗 6~12 个月实现最大疗效后疾病持续稳定时施行手术；③对于肿瘤进展尚有可能完整切除病灶者，应及时停用药物及早手术，术后恢复口服能力后立即接受甲磺酸伊马替尼治疗；④对于术前应用其他靶向药物如苹果酸舒尼替尼或瑞戈非尼治疗的患者，应在术前至少 1 周停药，同时根据患者术后恢复情况决定何时恢复治疗；⑤不能实施手术者，按复发/转移 GIST 患者行二线治疗。

• 阿伐替尼　300mg/d，po，连续服用

【说明】　对伊马替尼不敏感的 *PDGFRα* 外显子 18 突变（包含 D842V 突变）患者。

（二）术后辅助治疗

• 甲磺酸伊马替尼　400mg/d，po，连续服用

【说明】　①中危复发风险胃来源 GIST 患者治疗时间为 1 年；②非胃来源 GIST 患者治疗时间为 3 年；③高危复发风险患者治疗时间为 3 年；④发生肿瘤破裂的患者应考虑延长辅助治疗的时间；⑤对于存在 *PDGFRα* 18 号外显子 D842V 突变的患者，GIST 对甲磺酸伊马替尼原发耐药，不推荐行伊马替尼辅助治疗；⑥目前尚缺乏阿伐替尼辅助治疗获益的证据。

（三）复发转移/不可切除胃肠道间质瘤药物治疗

1. 一线治疗方案

• 甲磺酸伊马替尼　400mg/d，po，连续服用

【说明】　①对于 *C-KIT* 9 号外显子突变的患者，可增加剂量至 600～800mg/d；②对于无法耐受甲磺酸伊马替尼 800mg/d 治疗的患者，推荐初始治疗可以给予 600mg/d；③如治疗有效，应持续用药直至疾病进展或出现不能耐受的毒副反应。

• 阿伐替尼　300mg/d，po，连续服用

【说明】　*PDGFR* 外显子 18 突变（包含 D842V 突变）患者。

2. 二线治疗方案

• 苹果酸舒尼替尼　37.5mg/d，po，连续服用

或

• 苹果酸舒尼替尼　50mg/d，po，连续服用 4 周后停用 2 周

或

• 甲磺酸伊马替尼　600mg/d，po，连续服用

【说明】　对于甲磺酸伊马替尼标准剂量治疗期间部分病灶出现进展，而其他病灶仍稳定甚至部分缓解的局限性进展 GIST 患者：①经评估，如手术可以完整切除局限进展病灶，则行手术治疗，术后继续给予原剂量甲磺酸伊马替尼治疗，或换用苹果酸舒尼替尼治疗，或增加甲磺酸伊马替尼剂量；②对于部分无法实

施手术的肝转移患者，可行动脉栓塞或射频消融姑息治疗；③对于不适宜手术或局部治疗的局灶性进展患者，可换用苹果酸舒尼替尼治疗或增加甲磺酸伊马替尼剂量。

3. 三线治疗方案

• 瑞戈非尼　160mg/d，po，连续服用 3 周后停用 1 周

【说明】　①该方案可作为伊马替尼、舒尼替尼治疗耐药后的三线治疗方案；②多中心Ⅲ期临床试验证实，使用伊马替尼、舒尼替尼治疗后均耐药的 GIST 患者接受瑞戈非尼治疗无进展生存期可以达到 4.9 个月，明显优于安慰剂组（0.9 个月）；③瑞戈非尼治疗失败的患者，建议参加新药临床研究或选用其他有限数据证实有效的靶向药物治疗，或考虑给予既往治疗有效且耐受性好的药物进行维持治疗或行最佳支持治疗。

4. 四线治疗方案

• 瑞派替尼 150mg/d，po，连续服用

【说明】　瑞派替尼四线治疗转移性 GIST 的Ⅲ期临床试验证实，接受瑞派替尼治疗的患者无进展生存期达 6.3 个月，显著优于安慰剂组（1.0 个月）。

（梁后杰　梁　军）

第十九章　神经内分泌肿瘤

神经内分泌肿瘤（neuroendocrine tumor，NET）是一类起源于干细胞且具有神经内分泌标志物，能够产生生物活性胺和（或）多肽激素的肿瘤。其中，胃肠胰神经内分泌肿瘤发病率居第一位，其次是源于肺的神经内分泌肿瘤，还可见于喉、胸腺、肾上腺、膀胱、子宫颈、卵巢、皮肤、前列腺等部位。

一、诊 断 要 点

（一）临床表现

神经内分泌细胞在胃肠道、肺、支气管等组织器官中普遍存在，因为类型各异，神经内分泌肿瘤的症状和体征不典型，临床表现多样，大多数神经内分泌肿瘤患者在发现时已较晚，确诊时已经出现局部扩散和（或）远处转移，失去了手术根治的机会。

1. 激素分泌相关症状

（1）胰腺神经内分泌肿瘤（pNET）：常见的包括胰岛素瘤和胃泌素瘤；比较罕见的包括胰高血糖素瘤、生长抑素瘤、血管活性肠肽（vasoactive intestinal peptide）瘤、分泌促肾上腺皮质激素（ACTH）和导致库欣综合征的神经内分泌肿瘤（促肾上腺皮质素瘤）等，详见表19-1。

表 19-1　胰腺神经内分泌肿瘤激素相关的临床表现

肿瘤类型	所占比例	分泌激素	恶性占比	主要症状
常见				
胰岛素瘤	20%～30%	胰岛素	<10%	低血糖、中枢神经系统症状
胃泌素瘤	15%～20%	胃泌素	60%～90%	难治性消化性溃疡、上腹部疼痛、腹泻等佐林格-埃利森综合征表现
罕见				
生长抑素瘤	0～1%	生长抑素	>70%	糖尿病、胆石症、腹泻
促肾上腺皮质素瘤	少见	ACTH	>95%	库欣综合征
胰高血糖素瘤	2%～4%	胰高血糖素	40%～70%	腹泻、低钾血症、脱水

（2）类癌综合征：是指分泌的激素引起的皮肤潮红、发绀、肠痉挛、腹泻等一系列症状，通常具有典型的阵发性皮肤血管性症状。

2. 非特异性症状　因肿瘤部位不同，患者可以出现相应的症状，如便血、咳嗽、咳痰等。血液和尿液中可能存在激素水平升高，但并不表现出特定的症状或综合征。当肿瘤体积增大到一定程度时，患者可能出现肿瘤压迫或侵犯周围器官的相关症状，如消化道梗阻和黄疸；也可能出现肿瘤转移相关的症状。

（二）检查手段

1. 病理学检查

（1）病理学分级：神经内分泌肿瘤应当按组织分化程度和细胞增殖活性进行分级。胃肠胰神经内分泌肿瘤增殖活性的分级推荐采用核分裂象计数和（或）Ki67 标记率两项指标，分级标准见表 19-2。

表 19-2　神经内分泌肿瘤分级

术语与分级	分化	核分裂象计数（/10HPF）*	Ki67 标记率（%）**
神经内分泌肿瘤 G1，低级别	高分化	<2	≤2
神经内分泌肿瘤 G2，中级别	高分化	2~20	3~20
神经内分泌肿瘤 G3，高级别	高分化	>20	>20
神经内分泌瘤，高级别	低分化	>20	>20
MiNEN*** 不一	高或低分化	不一	不一

* 核分裂活跃区至少计数 50 个高倍镜视野（HPF）。

** 用 MIBI 抗体，在核标记最强的区域计数 500~2000 个细胞的阳性百分比。

*** 混合性神经内分泌-非神经内分泌肿瘤（mixed neuroendocrine-nonneuroendocrine neoplasm, MiNEN），是由神经内分泌肿瘤和非神经内分泌肿瘤组成，每种成分占比达 30% 以上。

表 19-3 为 2010 年 WHO 的神经内分泌肿瘤分级与以往欧洲神经内分泌肿瘤学会（ENETS）及北美神经内分泌肿瘤学会（NANETS）分级的比较。

表 19-3　不同分级系统的比较

ENETS	WHO（2010 年）	NANETS
分化好的神经内分泌肿瘤	G1（类癌）	高分化
分化好的神经内分泌肿瘤	G2	高分化

续表

ENETS	WHO（2010 年）	NANETS
分化差的神经内分泌癌（小细胞）	G3（大细胞或小细胞）	低分化
混合性外分泌-内分泌癌（MEEC）	混合性腺神经内分泌癌（MANEC）	低分化
瘤样病变（TLL）	增生性和癌前病变	

肺及胸腺神经内分泌肿瘤的分级以核分裂象计数为标准，可以分为典型类癌（TC）、非典型类癌（AC）、肺大细胞神经内分泌癌（LCNEC）、小细胞肺癌（SCLC）。目前的 WHO 分级见表 19-4。

表 19-4　肺及胸腺神经内分泌肿瘤分级

分级	核分裂象计数（/10HPF）	Ki67 标记率（%）	坏死
TC（G1）	0~1	≤5	无
AC（G2）	2~10	≤30	无或者点状
LCNEC（G3）	>10（中位 70）	30~100	有
SCLC（G3）	>10（中位 80）	30~100	有

（2）免疫组化：检查必须包括嗜铬粒蛋白 A（chromogranin A，CgA）和突触小泡蛋白（synaptophysin，Syn）。可选的检查项目包括 CD56、特定激素、淋巴血管标志物和 p53、生长抑素受体（somatostatin receptor，SSTR）、生长抑素受体 2 亚型、6-氧-甲基鸟嘌呤-DNA 甲基转移酶（MGMT）等。

2. 实验室检查　血浆 CgA 是神经内分泌肿瘤中最常用、最有价值的肿瘤标志物，可以用于指导治疗、评估疗效。CgA 升高可能提示预后较差。利用 CgA 诊断神经内分泌肿瘤的敏感度和特异度可达 70%~100%。5-羟吲哚乙酸（5-HIAA）的过度分泌是神经内分泌肿瘤特异性生化指征，尿 5-HIAA 用于检测类癌综合征的灵敏度为 100%，特异度为 85%~90%，但尿 5-HIAA 作为疗效预测因子尚无证据。神经元特异性烯醇化酶（neuron specific enolase，NSE）在神经内分泌肿瘤中的阳性率可达 90.9%，血 NSE 在 G1/G2 神经内分泌肿瘤中没有明确的诊断价值，主要用于辅助诊断神经内分泌癌。还可通过 72h 饥饿试验诊断胰岛素瘤；怀疑胃泌素瘤的患者检测胃泌素；怀疑胰高血糖素瘤的患者应当检测胰高血糖素等。

3. 影像学检查　肿瘤的部位及转移情况是决定能否根治性切除的关键。目前推荐的影像学检查手段包括常规的 CT、MRI、超声、生长抑素受体显像（somatostatin receptor scintigraphy，SRS）、EUS、术中超声及选择性血管造影等。

（三）分期

神经内分泌细胞可以起源于许多组织和器官，目前还没有统一的分期标准。国际上常用的四大神经内分泌肿瘤共识采用 AJCC 分期、TNM 分期等，不同部位之间分期存在差异，但哪种分期能准确评估病情、判断预后仍需进一步证实。

二、治　疗　原　则

手术是早期、病灶局限神经内分泌肿瘤患者的主要治疗方式，包括能达到 R0 切除的肝转移灶根治术及可以达到 90%以上肝转移病灶切除的减瘤术。而内科治疗一般用于不能手术和复发转移的患者，包括生物治疗、化疗、靶向治疗等。化疗主要用于 G3 患者及部分标准治疗失败的 G2 患者，靶向治疗主要用于低中级别的神经内分泌肿瘤患者，而生物治疗可单独用于低中级别神经内分泌肿瘤患者，也可与化疗或靶向药物治疗联合用于控制症状。

三、治　疗　策　略

（一）手术治疗

手术是局限期肿瘤的主要治疗手段，根治性切除＋淋巴结清扫为首选的治疗方式。对于原发部位为胃肠的早期神经内分泌肿瘤患者，内镜下切除也是根治性治疗的手段之一。

（二）放射性核素肽受体介导治疗

放射性核素肽受体介导治疗（peptide receptor radionuclide therapy，PRRT）是通过在生长抑素类似物（somatostatin analog，SSA）上连接放射性核素直接作用于肿瘤细胞，用于奥曲肽显像有高摄取的患者，其作用是通过奥曲肽使放射性核素与肿瘤细胞结合，起到杀伤肿瘤细胞的作用。若奥曲肽显像提示病灶有放射性摄取时，PRRT 可作为一种治疗选择。临床常用来标记 SSA 的放射性核素主要有 ^{90}Y 和 ^{177}Lu。建议将 PRRT 作为二线治疗。目前我国尚无医院开展此项目。

（三）药物治疗

1. 抗增殖治疗

（1）生物治疗：目前临床上常用的生长抑素类似物包括奥曲肽长效制剂（LAR）及兰瑞肽。疾病进展较为缓慢或未进展的神经内分泌肿瘤（推荐 Ki67 标记率＜10%）均可采用 SSA 类药物进行抗增殖治疗。

在干扰素的治疗中，α干扰素单药或联合奥曲肽治疗进展期神经内分泌肿瘤的研究很多，临床有一定的疗效。但因为毒性，尤其是对于肝转移患者的毒性较大，常用于标准治疗失败的患者。

（2）全身化疗：化疗在神经内分泌肿瘤治疗中的地位和适应证一直存在争议。对于分化差的神经内分泌癌，目前首选的治疗方案是铂类联合依托泊苷。建议 Ki67 标记率≥55% 的神经内分泌肿瘤首选 EP/EC 方案治疗，而 Ki67 标记率<55% 的神经内分泌肿瘤可以考虑替莫唑胺为主的方案，同时建议结合分化程度进行选择。目前无标准二线治疗方案，以一线治疗为前提，5-FU 或卡培他滨联合奥沙利铂或伊立替康等方案也可以作为二线治疗的选择。若一线治疗缓解大于 3 个月，二线治疗效果欠佳，可考虑再次实施 EP 方案化疗。

（3）靶向治疗

1）舒尼替尼：是一种多靶点酪氨酸激酶抑制剂，可抑制包括血管内皮生长因子受体与血小板源性生长因子受体在内的至少 9 种受体酪氨酸激酶。其可用于无法切除的局部晚期或转移性胰腺神经内分泌肿瘤。

2）依维莫司：是一种口服的 mTOR 抑制剂，可用于无法切除的局部晚期或转移性胰腺神经内分泌肿瘤及胰腺以外的神经内分泌肿瘤。

3）索凡替尼：是一种作用于 VEGFR-1～3、成纤维细胞生长因子受体（FGFR）和集落刺激因子 1 受体（CSF-1R）的酪氨酸激酶抑制剂。其可用于无法切除的局部晚期或转移性胰腺和非胰腺神经内分泌肿瘤。

可选择的一线治疗方案见表 19-5。

2. 控制症状的治疗　SSA 对于功能性神经内分泌肿瘤患者的症状控制疗效显著，尤其是胰高血糖素瘤、生长抑素瘤及血管活性肠肽瘤患者。此外，mTOR 抑制剂、糖皮质激素及 α 干扰素也对某些患者有效。针对不同的激素可使用相应的拮抗剂以抑制其分泌，如 H_2 受体拮抗剂和质子泵抑制剂能控制胃酸过量分泌引起的佐林格-埃利森综合征，二氮嗪控制胰岛素瘤患者的血糖水平，部分患者局部治疗也可取得较好的效果。

表 19-5 可选择的一线治疗方案

	证据等级	有无功能	分级	原发灶	奥曲肽显像	适用范围	合并症
奥曲肽/兰瑞肽	I	+	G1/G2	中肠胰腺	+	肿瘤负荷较小/生长缓慢	老年及体质较弱的患者
链佐星+5-FU	I	+/-	G1~G2	胰腺		3~6个月进展/肿瘤负荷大/有症状	年轻及身体能状况好的患者
替莫唑胺±卡培他滨±贝伐珠单抗	III	+/-	G2/G3	胰腺		3~6个月进展/肿瘤负荷大/有症状	年轻及身体能状况好的患者
依维莫司	I	+/-	G1~G2	胰腺		胰岛素瘤/化疗禁忌	心脏相关疾病、高血压、出血风险
舒尼替尼	I	+/-	G1~G2	胰腺		化疗禁忌	肺部疾病、无法控制的糖尿病
索凡替尼	I	+/-	G1~G2	胰腺和非胰腺		化疗禁忌	高血压、出血风险
PRRT	III	+/-	G1~G2	不限	+	病灶广泛/肝外（如骨）转移	
顺铂+依托泊苷	III	+/-	G3	不限	+/-	所有分化差的神经内分泌癌	

（徐建明）

第二十章　恶性黑色素瘤

恶性黑色素瘤是我国少见的恶性肿瘤之一，但病死率高，发病率逐年增加。其发病与紫外线照射、黑色素病变（如不典型增生痣）、遗传因素、外伤、内分泌、化学致癌物质、免疫缺陷等多种因素有关。

我国与欧美国家黑色素瘤在发病机制、生物学行为、组织学形态、治疗方法及预后等方面差异较大。从黑色素瘤亚型看，白色人种以皮肤黑色素瘤为主，约占 90%，原发部位常见于背部、胸腹部和下肢皮肤；我国常见原发部位则为肢端和黏膜，原发于肢端的黑色素瘤约占 50%，原发于黏膜的黑色素瘤占 20%～30%。

一、诊 断 要 点

（一）病理特点及临床表现

黑色素瘤的常见病理类型有浅表扩散型、结节型、恶性雀斑样痣和肢端雀斑样痣；少见类型有上皮样、促纤维增生性、恶性无色素痣、气球样细胞、梭形细胞和巨大色素痣黑色素瘤等。白色人种中浅表扩散型最多见，黄色人种和黑色人种以肢端雀斑样痣黑色素瘤多见。

1. 浅表扩散型黑色素瘤　肿瘤以水平生长为特点，表现为大的色素性肿瘤细胞在鳞状上皮之间呈铅弹样或 Paget 样播散，通常由痣或皮肤色素斑发展而来，好发于背部和女性的下肢皮肤，与间歇性接受过多日光照射相关。

2. 结节型黑色素瘤 常表现为快速生长的色素性结节(偶尔为无色素性结节性黑色素瘤),可出血或形成溃疡。其可发生于任何部位和任何年龄,但>60岁的老年人和男性更多见。该类型恶性程度高,生长迅速,诊断时一般浸润皮肤厚度较深。

3. 恶性雀斑样痣黑色素瘤 表现为非典型性黑色素细胞沿真皮表皮交界处呈线状或巢状增生,下延至毛囊壁和汗腺导管,并伴有严重的日光性损伤,同时有真皮内非典型性黑色素细胞浸润。其约占10%,通常发生于中老年人面部等常暴露于日光的部位。

4. 肢端雀斑样痣黑色素瘤 白色人种发病率低,约占5%,与紫外线关系不大。黄色人种和黑色人种以该类型最为多见。其好发于手掌、足跟、手指、足趾、甲床和黏膜等特殊且隐匿部位,容易被忽视。

随着对黑色素瘤的分子生物学特征、临床组织学特征和基因变异之间关系的研究不断深入,目前国际上倾向将黑色素瘤分为4种基本类型:①肢端型;②黏膜型;③慢性日光损伤型(CSD);④非慢性日光损伤型(non-CSD,包括原发病灶不明型)。其中,肢端型和黏膜型发生 *KIT* 基因变异较多,其次为 *BRAF* 突变;日光损伤型主要包括头颈部和四肢黑色素瘤,日光暴露较多,高倍镜下可观察到慢性日光晒伤小体;对于非慢性日光损伤型(如躯干黑色素瘤),大部分发生 *BRAF*^{V600E} 突变(60%)或 *NRAS* 基因突变(20%)。

(二)检查手段

1. 影像学检查 应根据当地实际情况和患者经济情况决定,必查项目包括区域淋巴结(颈部、腋窝、腹股沟、腘窝等)超声、胸部 CT、腹盆部 CT 和 MRI、全身骨扫描及头颅检查(CT 或 MRI)。经济情况好的患者可行全身 PET/CT 检查,特别是原发灶不明的患者。PET/CT 较普通 CT 在发现远处转移灶方面有优势。

2. 组织病理学检查　需行组织病理学检查以明确诊断,活检方式包括切除活检、切取活检和环钻活检,一般不采取削刮活检。常规推荐切除活检,切缘 0.3～0.5cm,切口应沿皮纹走行方向(如肢体一般选择沿长轴的切口)。避免直接扩大切除,以免改变区域淋巴回流而影响以后前哨淋巴结活检的质量。部分切取活检不利于组织学诊断和厚度测量,增加了误诊和错误分期风险。切取活检和环钻活检一般仅用于大范围病变或特殊部位的诊断性活检,如颜面部、手掌、足底、耳、手指、足趾或甲下等部位的病灶,或巨大的病灶,完整切除活检无法实现时,可考虑进行切取活检或环钻活检。

病理报告应包括与患者治疗和预后相关的所有内容,建议在病理学报告中至少包括 Breslow 厚度、溃疡状态、有丝分裂率、深部和外周边缘状态(阳性或阴性)、微卫星灶存在与否、单纯结缔组织增生(如果存在),以及有丝分裂率不明的 1.0mm 或更小的非溃疡病灶的 Clark 分级。理想情况下,应报告所有病变的有丝分裂率。对于Ⅲ期患者,建议报告阳性淋巴结的数量、检查的淋巴结总数及有无淋巴结外肿瘤侵犯。此外,建议记录阳性前哨淋巴结中的肿瘤大小和部位。

二、TNM 分 期

目前临床采用的是皮肤黑色素瘤 AJCC 第八版分期,TNM分期主要内容包括:①T 分期,主要包括 Breslow 厚度、有无溃疡;②N 分期,主要包括受累的淋巴结数目、是否临床或影像学检查可检出、是否有卫星灶和移行转移的情况;③M 分期,主要包括远处转移情况。

1. 2017 年皮肤黑色素瘤 TNM 分级标准　见表 20-1。

表 20-1 黑色素瘤 TNM 分级标准（AJCC 第八版）

原发肿瘤（T）		区域淋巴结（N）		远处转移（M）	
Tx	原发肿瘤厚度无法评估	Nx	区域淋巴结无法评估	M0	无远处转移证据
T0	无原发肿瘤证据	N0	无区域淋巴结转移证据	M1	有远处转移
Tis	原位癌				
T1	Breslow 厚度≤1.0mm	N1	1 个淋巴结或无淋巴结转移，但是出现以下转移：移行转移、卫星结节和（或）微卫星转移	M1a	转移至皮肤、软组织（包括肌肉）和（或）非区域淋巴结转移
				M1a（0）	LDH 正常
				M1a（1）	LDH 升高
T1a	Breslow 厚度<0.8mm 且无溃疡	N1a	1 个临床隐匿淋巴结转移（镜下转移，如经前哨淋巴结活检诊断）	M1b	转移至肺伴或不伴 M1a 转移
T1b	Breslow 厚度<0.8mm 且有溃疡或 Breslow 厚度为 0.8～1.0mm	N1b	1 个临床显性淋巴结转移	M1b（0）	LDH 正常
				M1b（1）	LDH 升高

续表

原发肿瘤（T）		区域淋巴结（N）		远处转移（M）	
		N1c	无区域淋巴结转移但是出现以下转移：移行转移，卫星转移和（或）微卫星转移	M1c	非中枢神经系统的其他器官转移，伴或不伴 M1a 或 M1b 转移
				M1c（0）	LDH 正常
				M1c（1）	LDH 升高
				M1d	转移至中枢神经系统，伴或不伴 M1a 或 M1b 或 M1c 转移
				M1d（0）	LDH 正常
				M1d（1）	LDH 升高
T2	1.0mm<Breslow 厚度≤2.0mm	N2	2~3 个淋巴结或 1 个淋巴结伴移行转移，卫星转移和（或）微卫星转移		
T2a	无溃疡	N2a	2~3 个临床隐匿淋巴结转移（镜下转移，如经前哨淋巴结活检诊断）		
T2b	有溃疡	N2b	2~3 个淋巴结转移中至少 1 个临床显性淋巴结转移		
		N2c	至少 1 个淋巴结转移（临床显性或隐匿）伴移行转移、卫星转移和（或）微卫星转移		

续表

原发肿瘤（T）		区域淋巴结（N）		远处转移（M）
T3	2.0mm＜Breslow 厚度≤4.0mm	N3	4个及以上淋巴结；或2个以上淋巴结伴转移行转移、卫星转移和（或）微卫星转移；融合淋巴结无论是否伴有转移行转移、卫星转移和（或）微卫星转移	
T3a	无溃疡	N3a	4个及以上临床隐匿淋巴结转移（镜下转移，如经前哨淋巴结活检诊断）	
T3b	有溃疡	N3b	4个及以上淋巴结转移或至少1个临床显性淋巴结转移或可见融合淋巴结	
		N3c	2个及以上临床转移伴或隐匿淋巴结转移或临床显性淋巴结转移伴融合淋巴结且伴行转移、卫星转移和（或）微卫星转移	
T4	Breslow 厚度＞4.0mm			
T4a	无溃疡			
T4b	有溃疡			

2. 皮肤黑色素瘤 TNM 病理分期（AJCC 第八版）　见表 20-2。

表 20-2　黑色素瘤 TNM 病理分期

	N0	N1a	N1b	N1c	N2a	N2b	N2c	N3a	N3b	N3c
Tis	0	—	—		—			—		
T0	—	—	ⅢB	ⅢB	—	ⅢC	ⅢC	—	ⅢC	ⅢC
T1a	ⅠA	ⅢA	ⅢB	ⅢB	ⅢA	ⅢB	ⅢC	ⅢC	ⅢC	ⅢC
T1b	ⅠA	ⅢA	ⅢB	ⅢB	ⅢA	ⅢB	ⅢC	ⅢC	ⅢC	ⅢC
T2a	ⅠB	ⅢA	ⅢB	ⅢB	ⅢA	ⅢB	ⅢC	ⅢC	ⅢC	ⅢC
T2b	ⅡA	ⅢB	ⅢB	ⅢB	ⅢB	ⅢB	ⅢC	ⅢC	ⅢC	ⅢC
T3a	ⅡA	ⅢB	ⅢB	ⅢB	ⅢB	ⅢB	ⅢC	ⅢC	ⅢC	ⅢC
T3b	ⅡB	ⅢC	ⅢC	ⅢC	ⅢC	ⅢC	ⅢC	ⅢC	ⅢC	ⅢC
T4a	ⅡB	ⅢC	ⅢC	ⅢC	ⅢC	ⅢC	ⅢC	ⅢC	ⅢC	ⅢC
T4b	ⅡC	ⅢC	ⅢC	ⅢC	ⅢC	ⅢC	ⅢD	ⅢD	ⅢD	ⅢD
M1a	Ⅳ	Ⅳ	Ⅳ	Ⅳ	Ⅳ	Ⅳ	Ⅳ	Ⅳ	Ⅳ	Ⅳ
M1b	Ⅳ	Ⅳ	Ⅳ	Ⅳ	Ⅳ	Ⅳ	Ⅳ	Ⅳ	Ⅳ	Ⅳ
M1c	Ⅳ	Ⅳ	Ⅳ	Ⅳ	Ⅳ	Ⅳ	Ⅳ	Ⅳ	Ⅳ	Ⅳ

三、治 疗 原 则

恶性黑色素瘤的治疗主要包括三部分：手术治疗、辅助治疗及晚期系统性药物治疗（包括化疗、靶向治疗及免疫治疗）等。治疗方式需要根据肿瘤分期、原发部位、基因突变状态及患者的一般状况进行选择。

（一）手术治疗

1. 原发灶切除　手术切除是黑色素瘤的主要治疗方法。早期黑色素瘤在活检确诊后，如切缘未达要求，应尽快进行原发灶扩大切除术。扩大切除的临床推荐如下：对于原位黑色素瘤，应保证在可见病变周围有 0.5～1cm 的可测量切缘。对于 Breslow 厚度≤1mm 的黑色素瘤，建议切缘保留 1cm；1～2mm 的采用 1～2cm 切缘；>2mm 采用 2cm 切缘的扩大切除。手术切缘可以调整以适应个体解剖结构或基于美容方面的考虑。在手术困难的区域，全部切缘都保留 2cm 难以实现，1～2cm 的切缘也是可以接受的。

2. 前哨淋巴结活检和区域淋巴结清扫　前哨淋巴结活检是评估区域淋巴结是否转移的重要手段。肿瘤厚度>1mm 的患者推荐行前哨淋巴结活检；通常不推荐对原发肿瘤厚度≤0.8mm 的患者行前哨淋巴结活检，传统的危险因素如溃疡、高有丝分裂率及淋巴与血管侵犯在这些患者前哨淋巴结活检中的指导意义有限。这些危险因素一旦出现，是否行前哨淋巴结活检需考虑患者的个人意愿；病灶厚度为 0.8～1.0mm 的可结合临床考虑行前哨淋巴结活检。

传统意义上，所有前哨淋巴结活检结果阳性的患者都被建议行完全淋巴结清扫。但最新的两项Ⅲ期多中心随机对照临床研究表明，对于前哨淋巴结微转移的患者，即刻淋巴结清扫组与观察组相比，并未能改善患者的总生存时间，在无复发生存时间方面的获益也存在争议。故目前对于经前哨淋巴结活检证实区域淋巴结微转移的Ⅲ期患者，可考虑行即刻淋巴结清扫，亦可行区域淋巴结密切监测。监测内容至少包括每 3～6 个月的区域淋巴结超声检查，可根据预测淋巴结复发的风险而定。

我国患者的原发病灶 Breslow 平均浸润深度较深，故前哨淋巴结的阳性率及清扫后非前哨淋巴结的阳性率都较欧美国家的数据高，为 28%～30%。故对于我国黑色素瘤患者，前哨淋巴结阳性后，是否可以摒弃区域淋巴结清扫尚存在争议，特别是Breslow 浸润深度深和存在溃疡的患者，临床应谨慎处理。

（二）辅助治疗

1. 干扰素　α 干扰素（IFN-α）辅助治疗，特别是大剂量干扰素 α-2b，多年来已广泛用于黑色素瘤患者。多项临床研究证实

大剂量干扰素 α-2b 能延长患者的无复发生存期，但并未显著改善总生存期。目前干扰素的给药剂型、最优剂量和给药时间仍在探讨中。对于长效干扰素，美国 FDA 于 2011 年批准将其用于治疗高危Ⅲ期术后黑色素瘤，但由于长效干扰素在我国并没有成熟的临床研究数据，所以不做推荐。

2. 免疫治疗　伊匹木单抗（ipilimumab）是一种结合并阻断免疫检查点受体细胞毒性 T 淋巴细胞抗原 4（CTLA-4）功能的单克隆抗体，已显示可显著改善无法切除或转移性黑色素瘤患者的无进展生存期和总生存期。2015 年 10 月美国 FDA 批准伊匹木单抗用于Ⅲ期黑色素瘤术后的辅助治疗，研究表明伊匹木单抗组 5 年的无复发生存率和总生存率分别为 40.8% 和 65.4%，安慰剂组分别为 30.3% 和 54.4%。目前该药物在我国尚未上市，且缺乏与干扰素的直接对照。同时鉴于 10mg/kg 剂量的高毒性反应及副作用，目前较少采用。

纳武利尤单抗、帕博利珠单抗均属 PD-1 抑制剂，且已获批用于黑色素瘤术后辅助治疗。CheckMate 238 研究显示纳武利尤单抗（3mg/kg）作为ⅢB、ⅢC 或Ⅳ期完全切除的皮肤黑色素瘤患者术后辅助治疗，相较于伊匹木单抗（10mg/kg），复发或死亡风险下降 35%，且安全性明显优于后者。帕博利珠单抗用于高风险Ⅲ期手术完全切除黑色素瘤患者的辅助治疗显示，与安慰剂相比，其可显著延长患者的无复发生存期，对应的复发风险降低了 43%。

3. 靶向治疗　基于 COMBI-AD 临床研究结果，美国 FDA 批准达拉非尼（dabrafenib）联合曲美替尼（trametinib）用于 $BRAF^{V600E}$ 突变的Ⅲ期黑色素瘤患者的术后辅助治疗。与安慰剂组相比，联合治疗组疾病复发或死亡风险显著降低 53%。联合治疗组和安慰剂组 3 年无复发生存率分别为 59% 和 40%。同时，联合治疗在所有亚组人群中均表现出了无复发生存期的获益。BRIM8 研究是一项维莫非尼单药辅助治疗的随机、双盲、安慰剂对照的Ⅲ期临床研究。入组患者为ⅡC～ⅢC 期术后 $BRAF^{V600E}$

突变的黑色素瘤患者，结果显示在ⅡC～ⅢB期患者中，维莫非尼可降低46%的复发转移风险，但上述获益未在ⅢC期患者中观察到。

4. 淋巴结辅助放疗　辅助放疗可提高局部控制力，但未能改善无复发生存时间或总生存时间，还可能增加不良反应（水肿、皮肤或皮下组织纤维化、疼痛等）。仅推荐其用于以控制局部复发为首要目的的患者，或在无法进行全身辅助治疗的患者中作为备选。

5. 不同亚型黑色素瘤辅助治疗推荐

皮肤黑色素瘤：对于Ⅱ期高危黑色素瘤患者，目前仍推荐以大剂量干扰素辅助治疗为主；对于Ⅲ期皮肤黑色素瘤术后患者，推荐应用抗PD-1单抗辅助治疗；ⅡC期 *BRAF*^V600E 突变的患者：维莫非尼治疗1年；Ⅲ期 *BRAF*^V600E 突变的患者：达拉非尼联合曲美替尼治疗1年。

肢端黑色素瘤：有关肢端黑色素瘤术后辅助治疗研究较少，对于存在 *BRAF* 突变的患者，辅助治疗原则同皮肤黑色素瘤。对于 *BRAF* 野生型患者，辅助治疗仍首选大剂量干扰素治疗。高危Ⅱb～Ⅲ期术后推荐大剂量干扰素治疗1年，针对Ⅱb～Ⅲa期患者或耐受性欠佳的患者，4周方案亦可。

黏膜黑色素瘤：黏膜黑色素瘤更易侵及血管和复发转移，术后辅助治疗更为关键。一项国内多中心、前瞻性、随机对照Ⅲ期黏膜黑色素瘤辅助治疗研究证实术后辅助化疗优于辅助干扰素治疗。抗PD-1单抗与大剂量干扰素的黏膜黑色素瘤辅助治疗研究证实两组的中位无疾病复发期和远处转移时间相近，在PD-L1表达阳性人群中，PD-1治疗或许更能获益。因此推荐替莫唑胺联合顺铂为黏膜黑色素瘤术后辅助治疗方案，大剂量干扰素或抗PD-1单抗可作为备选。对于头颈黏膜黑色素瘤，术后放疗有利于提高局部控制率。

葡萄膜黑色素瘤：国内外部分研究证实大剂量干扰素可改善葡萄膜黑色素瘤的无复发生存期，另有一些联合细胞毒性化疗和免疫治疗药物的研究在进行之中，对于经转移风险评估为高风险的患者，可考虑入组相关的临床研究。

（三）晚期系统性药物治疗

对手术不可切除的Ⅲ期或转移性黑色素瘤，考虑以药物治疗为主的系统性治疗，并以多学科协作为基础，以期达到改善生活质量、延长生存时间的目的。目前系统性治疗包括化疗、靶向治疗和免疫治疗等。

1. 化疗 在靶向治疗和免疫治疗出现之前，应用达卡巴嗪（DTIC）治疗一直是晚期黑色素瘤的一线标准治疗，其总体客观缓解率为13.4%，持续缓解期较短。替莫唑胺（TMZ）为一种达卡巴嗪类似物的小分子口服制剂，不需要经肝脏代谢，可穿透血脑屏障，其疗效与达卡巴嗪相当。铂类药物对黑色素瘤具有一定的疗效。顺铂单药的有效率为10%～20%，持续缓解时间仅约3个月。卡铂治疗转移性黑色素瘤的有效率与顺铂相似。紫杉醇及白蛋白结合型紫杉醇同样在黑色素瘤中显示了一定的疗效，相对于达卡巴嗪，白蛋白结合型紫杉醇显著延长了中位无进展生存期，但总生存期未得到显著改善。整体而言，晚期黑色素瘤化疗缓解率较低，总生存期改善有限，临床多采用联合化疗。

2. 靶向治疗 *BRAF* 突变转移性黑色素瘤患者一线治疗的选择包括针对 *BRAF* 的靶向治疗，主要包括 BRAF 抑制剂单药治疗和 BRAF 抑制剂 + MEK 抑制剂联合治疗（达拉非尼和曲美替尼或维莫非尼/考比替尼或）。目前国内已上市的药物包括维莫非尼、达拉非尼和曲美替尼。维莫非尼和达拉非尼是美国 FDA 获批用于晚期黑色素瘤治疗的 *BRAF*^{V600E} 突变抑制剂，与化疗相比可以改善客观缓解率、无进展生存期和总生存期。尽管 BRAF 抑制剂单药的客观缓解率很高，但约50%接受治疗的患者在6个月内出现耐药复发。曲美替尼和考比替尼是口服小分子 MEK1 抑制剂和 MEK2 抑制剂，MEK 抑制剂单药疗效有限，但联合应用 BRAF 抑制剂和 MEK 抑制剂在晚期黑色素瘤中的治疗效果优于 BRAF 抑制剂单药。与维莫非尼或达拉非尼单药相比，达拉非尼和曲美替尼联合治疗改善了客观缓解率、无进展生存期和总生存期。

我国黑色素瘤患者 *C-KIT* 基因突变发生率为 17%。目前针对该突变的小分子靶向药物主要包括伊马替尼、达沙替尼（dasatinib）、尼洛替尼（nilotinib）。一项国内多中心Ⅱ期临床研究显示伊马替尼在 *KIT* 变异晚期黑色素瘤患者中的客观缓解率为 23.3%，中位无进展生存期和总生存期分别为 3.5 个月和 14 个月。达沙替尼的客观有效率约为 18.2%，中位无进展生存期和总生存期分别为 2.1 个月和 7.5 个月。尼洛替尼客观有效率约为 26%，中位无进展生存期为 4.2 个月，中位总生存期为 18 个月。虽然 KIT 抑制剂客观缓解率不如 BRAF 抑制剂，但对 *KIT* 突变患者仍具有一定的疗效。目前针对 *KIT* 突变的黑色素瘤患者，可选用伊马替尼进行治疗，部分患者可获得明显缓解。伊马替尼治疗失败后，二代 KIT 抑制剂并未作为首选，化疗或免疫治疗或许也有一定的疗效。

3. 免疫治疗　基于国际上已有的Ⅲ期临床研究结果，帕博利珠单抗、纳武利尤单抗或纳武利尤单抗联合伊匹木单抗被考虑用作晚期皮肤黑色素瘤的一线治疗，并且适用于 *BRAF* 突变和野生型患者。因纳武利尤单抗在国内未开展黑色素瘤相关的临床研究，未获批黑色素瘤适应证，因此并不作为首选推荐。此外，包含伊匹木单抗的联合方案虽然能在一定程度上改善无进展生存期，但严重免疫相关不良反应发生率明显升高，临床上需谨慎选择。

对于一线未使用免疫治疗者，二线治疗推荐帕博利珠单抗或特瑞普利单抗，适用于 *BRAF* 突变和野生型患者。其他二线治疗选择包括纳武利尤单抗、纳武利尤单抗和伊匹木单抗联合治疗、伊匹木单抗单药或伊匹木单抗联合溶瘤病毒局部注射。对于二线治疗之后的后续治疗，目前不推荐使用与既往治疗相同的药物，但可考虑选用与既往治疗同一类的其他药物。

对于免疫检查点抑制剂治疗后进展的患者(携带 *BRAF* 突变、BRAF 抑制剂治疗后进展)而言，二线治疗之后的后续治疗的其他选择可考虑细胞毒性药物化疗、MAPK 通路抑制剂靶向治疗。由于上述治疗选择的相关临床研究多在靶向治疗和免疫治疗出现前进行，目前上述方案用于后续治疗中的获益情况尚不明确。一般状况较差（PS 评分 3～4 分）的患者应采用最佳支持治疗。

四、治 疗 策 略

（一）辅助治疗

1. 大剂量干扰素

- 干扰素 α-2b 1500 万 U/m^2，每周连用 5 天，共 4 周；其后 900 万 U，每周 3 次，共 48 周
- 因既往研究中采用的重组人干扰素 α-2b 注射液（甘乐能）停产，国产干扰素建议等量使用。根据说明书给予皮下注射或肌内注射

2. 维莫非尼

- 960mg，po，bid，治疗 1 年

3. 帕博利珠单抗

- 200mg 或 2mg/kg，ivgtt（30min 以上），每 3 周 1 次，治疗 1 年

4. 纳武利尤单抗

- 3mg/kg，ivgtt（30min 以上），每 2 周 1 次，治疗 1 年

5. 达拉非尼联合曲美替尼方案

- 达拉非尼（150mg，每日 2 次）+曲美替尼（2mg，每日 1 次），治疗 1 年

6. 伊匹木单抗方案

- 10mg/kg，每 3 周 1 次，共 4 次；序贯 10mg/kg，每 12 周 1 次，治疗 3 年

（二）晚期治疗

1. 达卡巴嗪（DTIC）

- DTIC 1000mg/m^2，ivgtt，第 1 天，每 3 周重复

或

- DTIC 250mg/m^2，ivgtt，连续 5 天，每 3 周重复

2. 替莫唑胺

- 200mg/（m^2·d），po，连续 5 天，每 4 周重复

3. DTIC+重组人血管内皮抑制素（恩度）

- DTIC 250mg/m^2，ivgtt，第 1~5 天；恩度 7.5mg/m^2，ivgtt，第 1~14 天，每 4 周重复

4. 紫杉醇±卡铂±贝伐珠单抗

- 紫杉醇 175mg/m^2，ivgtt，第 1 天；卡铂（AUC=5），ivgtt；贝伐珠单抗 5mg/kg，ivgtt，第 1、15 天，每 4 周重复

5. 白蛋白结合型紫杉醇±卡铂±贝伐珠单抗

- 白蛋白结合型紫杉醇 260mg/m^2，ivgtt，第 1 天；卡铂（AUC=5），ivgtt；贝伐珠单抗 5mg/kg，ivgtt，第 1、15 天，每 4 周重复

6. 伊马替尼

- 400mg，po，qd，直至进展或不能耐受

7. 维莫非尼

- 960mg，po，bid，直至进展或不能耐受

8. 达拉非尼联合曲美替尼方案

- 达拉非尼（150mg，每日 2 次）+曲美替尼（2mg，每日 1 次）直至进展或不能耐受

9. 帕博利珠单抗

- 2mg/kg 或 200mg，ivgtt（30min 以上），每 3 周重复，直至疾病进展或不能耐受或用满 2 年

10. 特瑞普利单抗

- 3mg/kg 或 240mg，ivgtt（30min 以上），每 2 周重复，直

至疾病进展或不能耐受或用满 2 年

11. 纳武利尤单抗

- 3mg/kg，ivgtt（30min 以上），每 2 周重复，直至进展或不能耐受或用满 2 年

12. 纳武利尤单抗和伊匹木单抗联合

- 纳武利尤单抗1mg/kg ＋ 伊匹木单抗3mg/kg，ivgtt（30min 以上），每 3 周重复×4 次→纳武利尤单抗 3mg/kg，每 2 周重复，直至进展或不能耐受或用满 2 年

（郭　军）

第二十一章 软组织肉瘤

软组织肉瘤（soft tissue sarcoma，STS）是指来源于非上皮性的骨外组织的一组恶性肿瘤，但不包括网状内皮系统、神经胶质细胞和各个实质器官的支持组织。软组织肉瘤胚胎来源主要是中胚层，部分来源于神经外胚层，主要包括肌肉、脂肪、纤维组织、血管及周围神经。软组织肉瘤是根据组织发生学中与之类似的成人组织类型进行分类的一组高度异质性肿瘤，其特点为具有局部侵袭性、呈浸润性或破坏性生长、可局部复发和远处转移，不同病理类型软组织肉瘤的生物学行为和临床转归各不相同。

软组织肉瘤约占人类所有恶性肿瘤的0.8%，不同国家和地区报道的发病率不尽相同，美国年发病率约为3.4/10万，欧洲年发病率为（4～5）/10万，我国年发病率约为2.38/10万。根据美国监测、流行病学及预后（Surveillance，Epidemiology，and End Result，SEER）数据库的数据，不同人种的发病率可能存在差异。美国男女发病人数比例约为1.4∶1，我国男女发病人数比例接近1∶1。

软组织肉瘤可以发生于任何年龄，好发年龄为30～50岁，随着年龄增长，发病率明显升高，年龄校准后的发病率中，80岁发病率约为30岁的8倍。软组织肉瘤最常见的发生部位是肢体，约占53%，其次为腹膜后（19%）、躯干（12%）、头颈部（11%）。软组织肉瘤依据组织来源共分为十二大类，再根据不同形态和生物学行为，有50种以上亚型。常见的亚型为未分化多形性肉瘤（undifferentiated pleomorphic sarcoma，UPS）、脂肪肉瘤（liposarcoma，LPS）、平滑肌肉瘤（leiomyosarcoma，LMS）、滑膜肉瘤（synovial sarcoma，SS）。儿童和青少年最常见的软组织肉瘤为横纹肌肉瘤（rhabdomyosarcoma，RMS）。

软组织肉瘤总的五年生存率为60%～80%。根据 Memorial Sloan-Kettering 肿瘤医院的报告，美国肌肉骨骼系统肿瘤学会（MSTS）分期为Ⅰ期、Ⅱ期和Ⅲ期患者的五年总生存率分别为90%、81%和56%。影响软组织肉瘤预后的主要因素有年龄及肿瘤部位、大小、组织学分级、是否存在转移及转移部位等。最早由 Pisters 等通过 Cox 回归分析确定软组织肉瘤局部复发、远处转移及肿瘤相关死亡的相对危险度。MD Anderson 癌症中心对1225 例软组织肉瘤患者进行分析，结果显示病理学分级 1 级、2 级和 3 级的无转移生存率分别为 98%、85%和64%。如果将肿瘤大小分为<5cm、5～10cm、10～15cm、>15cm，其五年生存率分别为 84%、70%、50%和 33%。

软组织肉瘤的发病机制及病因学仍不明确，其可能存在遗传易感性，如 *NF1*、*Rb* 及 *p53* 等基因突变可能与某些亚型的发生有关；也有文献报道，化学因素、感染、射线等也可能与软组织肉瘤的发病相关。

一、诊 断 要 点

所有疑似软组织肉瘤的患者标准诊断步骤应包括病史采集、体格检查、原发肿瘤部位的影像学检查及区域和全身影像学检查，然后进行活检（首选穿刺活检）获得组织学诊断，完成软组织肉瘤分期诊断和分型诊断。如单纯依靠形态学不能直接确定诊断，可进一步行免疫组化、分子遗传学和基因分析等。部分软组织肿瘤中基因异常可以作为提示诊断的重要证据，包括荧光原位杂交（FISH）、反转录聚合酶链反应（RT-PCR）、DNA 测序和二代测序等。其中分子遗传学检测是一种有效的辅助诊断方法，很多软组织肉瘤亚型都具有特征性遗传变异，包括单个碱基对替换、缺失、扩增或移位等。目前遗传学检测可用于透明细胞肉瘤、滑膜肉瘤和腺泡状软组织肉瘤等多种软组织肉瘤的辅助诊断。

（一）临床表现

软组织肉瘤主要表现为逐渐增大的无痛性肿块，有些患者可出现受累神经压迫症状、受累关节活动受限、局部畸形，局部感染甚至破溃，皮肤温度升高，胸腔积液、腹水，区域淋巴结肿大等。某些患者也可以出现全身症状，如发热和体重减轻。临床特点为病程短、较早出现血行转移、治疗后易复发等，查体时需注意肿块的位置、局部皮肤温度、肤色、硬度、活动度、是否触痛等。

（二）检查手段

1. 影像学检查

（1）X线检查：协助排除骨肿瘤，确认肿块位置，也可用于评估软组织肉瘤骨受侵时发生病理性骨折的风险。X线检查表现为软组织包块、有无钙化特征、局部有无骨质异常（皮质破坏、骨膜反应、骨髓侵犯）等。不同的病理类型X线检查特征性表现各异，如脂肪肉瘤表现为脂肪样低密度影；而钙化多见于滑膜肉瘤和软组织间叶软骨肉瘤等；血管瘤可观察到静脉石；骨化性肌炎和软组织骨肉瘤可观察到骨化。

（2）B超：用于判断肿物是囊性还是实性，提供肿物的血流情况及区域淋巴结有无肿大等信息。B超在淋巴结转移检查中起重要作用，对于滑膜肉瘤、上皮样肉瘤、腺泡状肉瘤及透明细胞肉瘤等，可用B超进行区域淋巴结检查。

（3）MRI：是软组织肿瘤重要的检查手段，能精确显示肿瘤与邻近肌肉、皮下脂肪、关节及主要神经血管束的关系，对测定前计划非常有意义。通常 T_1 为中等信号，T_2 为高信号。增强MRI可了解肿瘤的血供情况，对脂肪瘤、非典型性脂肪瘤和脂肪肉瘤有诊断意义；对于黏液性/圆细胞脂肪肉瘤，可进行全脊髓MRI

检查；对于腺泡状软组织肉瘤及血管肉瘤，可进行中枢神经系统检查。此外，MRI 还可以很好地显示肿瘤在软组织和骨髓腔中的侵及范围，以及发现跳跃病灶。

（4）CT：可以显示软组织肿块大小、范围，软组织肉瘤邻近骨有无骨破坏及破坏情况。强化后可显示肿瘤的血供状况、肿瘤与血管的关系，有助于与骨化性肌炎鉴别。胸部 CT 是分期诊断必需的检查，黏液性脂肪肉瘤需要进行腹部 CT 检查。

（5）PET/CT：可显示肿瘤的确切发病部位及代谢状况，可评价患者的全身情况，但存在假阳性，特异性有待提高，因此不是所有软组织肉瘤患者均推荐进行该检查。

2. 活检　当病变的临床表现和影像学表现都提示为比较典型的软组织肉瘤时，常依据穿刺活检结果明确诊断。一般来说，没有遵循适当的活检程序可能会导致不良的治疗效果。因此建议在拟行外科治疗的医院，最终由手术医生行活检术。

推荐行带芯针穿刺活检（core needle biopsy），穿刺活检引起针道播散非常少见，仅有少数个案报道，穿刺部位需位于拟手术切除的范围内，以便在随后的手术中切除。

穿刺活检失败后可行切除活检，尽量避免切取活检。如病灶小（<5cm）、肿瘤表浅，则良性肿瘤可能性大，即使良性，易行扩大切除术者也可考虑切除活检。不推荐冰冻活检，其原因为污染范围大，组织学检测不可靠。

细针活检（fine needle biopsy）在某些肿瘤中心也作为常规的活检诊断方法，但需要有经验的病理科医生配合。

因软组织肉瘤存在一定的不均质性，故推荐行粗针活检，以尽量获得较多的组织，便于进行免疫组化、分子生物学等分析。

3. 病理学检查　病理诊断和分类依据的是肿瘤组织学分型，而不是肿瘤来源。病理形态学评估仍然是软组织肉瘤诊断的金标准。完整的病理报告应该包括肿瘤的诊断、部位、深度、大小、组织学分级、坏死情况、切缘情况、病理核分裂情况及脉管癌栓、淋巴结状态等。免疫组化、细胞病理及分子病理可用于辅助诊断和鉴别诊断。融合基因检测对于某些肉瘤的诊断和预后判断有一定的价值。伴有以下情况者应考虑行分子遗传学检查。

（1）病理学表现罕见。

（2）组织形态结合免疫组化不足以明确亚型或诊断值得怀疑。

（3）判断预后。常见的几种分子遗传学异常包括透明细胞肉瘤 *EWS-ATFI*、黏液或圆细胞脂肪肉瘤 *TLS-CHOP*、滑膜肉瘤 *SYT-SSX*（*SYT-SSX1* 或 *SYT-SSX2*）、腺泡状横纹肌肉瘤 *PAX-FKHR*（*PAX3-FKHR* 或 *PAX7-FKHR*）等。

（三）分期

临床上肿瘤内科医生常用的分期为 2016 年美国癌症联合委员会（AJCC）提出的软组织肉瘤分期系统（表 21-1），此分期系统按照肿瘤大小（T）、累及区域（N）和（或）远处转移（M）标准（表 21-2）进行分类。

表 21-1　TNM 分期（AJCC 第八版）

分期	T	N	M	G
Ⅰ A 期	T1	N0	M0	G1，Gx
Ⅰ B 期	T2/T3/T4	N0	M0	G1，Gx
Ⅱ 期	T1	N0	M0	G2，G3
Ⅲ A 期	T2	N0	M0	G2，G3
Ⅲ B 期	T3/T4	N0	M0	G2，G3
Ⅳ 期	任何 T	N1	M0	任何 G
	任何 T	任何 N	M1	任何 G

表 21-2 TNM 分级标准（AJCC 第八版）

	原发肿瘤（T）	区域淋巴结（N）	远处转移（M）	病理分级（G）
Tx	原发肿瘤无法评价	N0 无区域淋巴结转移或局部淋巴结无法评价	M0 无远处转移灶	Gx 病理分级无法评价
T0	无原发肿瘤证据			
T1	肿瘤最大径≤5cm		M1 有远处转移灶	
T2	5cm＜肿瘤最大径≤10cm	N1 区域淋巴结转移		G1
T3	10cm＜肿瘤最大径≤15cm			G2
T4	肿瘤最大径＞15cm			G3

软组织肉瘤的分级概念在 1977 年首先由 Russell 等提出，分级是临床病理分类中最重要的组成部分。两种应用最广泛的分级系统是 NCI（National Cancer Institute）系统和 FNCLCC（French Federation Natinale des Centres de Lutte Cotre le Cancer）系统。1984 年（制定标准）和 1999 年（修订标准）NCI 结合组织学分型、细胞结构、多形性和核分裂制定了 1～3 级的标准。所有分为 2 级和 3 级的肉瘤主要依据肿瘤坏死范围划分，15% 坏死范围是 2 级和 3 级的分界线。FNCLCC 系统通过几个组织学特征的多变量分析评分后进行分级，主要考虑肿瘤分化、核分裂比率和肿瘤坏死。每个参数之间独立评分，将 3 个评分相加后得出分级。肿瘤分化主要依靠组织学分型和亚型。FNCLCC 系统的重复性曾经过 15 个病理学家测试：肿瘤分级的一致率为 75%，而组织学分型的一致率为 61%。NCI 系统中分为 2 级的肿瘤较 FNCLCC 系统多，而在 FNCLCC 系统中这些肿瘤更反映了与总体生存率和无转移生存率的相关性。

二、治 疗 原 则

软组织肉瘤治疗通常采用以手术为主的综合治疗模式，治疗强调多学科协作。由多学科医生共同制订治疗计划，应根据适应证个体化选择放疗、化疗和靶向药物治疗，存在区域和远处转移者也应积极治疗。本部分的重点不是手术、放疗，而是化疗。

三、治 疗 策 略

（一）术前化疗

随着肿瘤联合治疗模式的发展，局限期软组织肉瘤的治疗也逐渐形成术前治疗联合手术及术后治疗的综合治疗模式。其潜在的优点包括可以缩小肿瘤体积、增加保肢机会等。很多治疗中心都尝试通过术前化疗或放化疗降低肿瘤分期，从而进行有效的手术切除，尤其是对一些化疗敏感的患者。例如，MD Anderson 癌症中心对在本中心进行术前新辅助化疗的 II 期和 III 期肢体软组织肉瘤患者进行了回顾性研究，术前化疗以多柔比星为主，总体客观缓解率为 27%，中位随访 85 个月，5 年无局部复发率为 83%，总生存率为 59%；而无疾病相关事件总生存率与仅行术后辅助化疗结果相似。Memorial Sloan-Kettering 则选择肿瘤最大径＞10cm 的 III B 期患者，术前给予 2 个周期的多柔比星为基础的化疗，发现许多患者肿瘤硬度和影像学特征发生了改变（瘤内坏死与出血），但未加以量化。虽然以上研究支持新辅助化疗在肢体软组织肉瘤中应用，但相关报道仍较少，并且还包括一些结论相反的报道。例如，在 2002 年 Cancer 上发表的一项回顾性研究显示，65 例 II～III 期肢体或腹膜后软组织肉瘤患者行新辅助化疗，仅有 8 例（12.3%）患者的新辅助化疗对手术有益；6 例患者病情进展需要扩大手术范围；9 例化疗前拟行截肢术的患者，化疗后也未能进行保留肢体的手术。因此 NCCN 软组织肉瘤临床实践指南目前对于新辅助化疗不作为常规推荐，尤其是对中低危软组织肉瘤患者。

尽管如此，国内外对新辅助化疗主流观点依然持支持态度，尤其对于敏感的软组织肉瘤，认为其具有以下优点：①可以提供化疗敏感性的证据，为术后化疗方案的选择提供参考；②可尽早对隐匿转移病灶进行治疗；③尽可能缩小病灶；④诱导肿瘤细胞凋亡，促使肿瘤边界清晰化，使手术更易于进行；⑤对于肢体巨大软组织肉瘤，可降低术后复发率，使保肢手术可以更安全地进行。因此，对于伴有以下情况的软组织肉瘤患者，可以考虑行术前新辅助化疗：①对化疗相对敏感的软组织肉瘤（骨外骨肉瘤、横纹肌肉瘤、多形性未分化肉瘤、滑膜肉瘤、去分化脂肪肉瘤）；②肿瘤＞5cm；③肿瘤与重要血管神经关系密切；④局部复发或出现肺转移。术前化疗推荐药物为多柔比星和（或）异环磷酰胺，可选药物有达卡巴嗪、吉西他滨、多柔比星脂质体、长春瑞滨等。

（二）疗效评估

从临床症状、肢体周径变化方面可以获得对化疗疗效好坏的初步判断，后续需通过影像学检查肿瘤边界是否变得清晰、骨化是否更完全、肿块是否缩小、核素浓集是否降低，可使用 RECIST 疗效评价。

（三）术后化疗

软组织肉瘤术后辅助化疗最早的报道见于20世纪70年代，治疗思路及方案多参考骨肉瘤的术后辅助治疗；至20世纪80年代，软组织肉瘤的辅助化疗才真正拉开序幕。1983年Rosenberg 在 *Cancer* 上发表了前瞻性随机对照研究，初步证实辅助化疗可改善患者的 DFS 和 OS。1989年北欧软组织肉瘤协作组（Scandinavian Sarcoma Group）进行了软组织肉瘤术后辅助化疗研究，发现高级别软组织肉瘤的术后患者应用单药多柔比星化疗未见明显生存获益，其后辅助化疗并未获得广泛认可，直至1997年 *Lancet* 上发表了有关软组织肉瘤术后辅助化疗的 Meta 分析，其汇总了含蒽环类药物辅助治疗的14个临床试验，共纳入 1568 例患者。结果显示中位随访 9.4 年，可使 10 年无病生存率从 45% 提高到 55%，局部无病生存率从 75% 提高到 81%（P=0.016），10 年总生存率也从 50% 提高到 54%，从而奠定了术后辅助化疗在软组织肉瘤治疗中的地位。此后，众多研究均证实辅助化疗能够显著提高患者生存率，如在 2008 年 Cancer 上发表的一项 meta 分析结果表明，在局部可切除的软组织肉瘤中，术后辅助化疗可使局部复发率下降 27%，远处复发率和总复发率均下降 33%，尤其是多柔比星+异环磷酰胺化疗，其可使死亡率下降 44%，且与未化疗组的差异有统计学意义。2013 年在 Eur J Cancer 发表的 EORTC 62771 和 EORTC 62931 临床试验同样肯定了辅助化疗在软组织肉瘤中的作用。这些研究结果进一步巩固了术后辅助化疗的地位，因此，最新版美国 NCCN 软组织肉瘤临床实践指南推荐 Ⅱ、Ⅲ 期软组织肉瘤患者接受辅助化疗（循证医学 ⅡB 类证据）。

软组织肉瘤患者术后化疗适应证：①对化疗相对敏感的软组织肉瘤（骨外骨肉瘤、横纹肌肉瘤、多形性未分化肉瘤、滑膜肉瘤、去分化脂肪肉瘤）；②年轻患者（<35 岁）；③肿瘤>5cm；④肿瘤位于四肢；⑤分化程度差（病理为 Ⅲ 级）；⑥局部复发二次切除术后。建议根据肿瘤病理类型选择药物。术后化疗推荐药物为多柔比星和（或）异环磷酰胺，可选药物有达卡巴嗪、吉西他滨、多柔比星脂质体、长春瑞滨等。给药方式可考虑序贯用药或联合用药。

（四）较常用的化疗方案

1. 单药多柔比星（ADM）和异环磷酰胺（IFO）序贯

- ADM 30mg/m^2，iv，第 1～3 天，每 2 周 1 次
- IFO 3g/m^2，ivgtt，第 1～5 天，每 3 周 1 次
- 美司钠（mesna）：0.4g/m^2，IFO 静脉滴注开始的 0h、4h、8h 各静脉注射 1 次，第 1～5 天

注意骨髓抑制，建议化疗 24h 后给予预防性升白细胞治疗。

2. AI 联合方案

- ADM 60～75mg/m², iv 或 ivgtt，第 1 天
- IFO 2g/m²，ivgtt，第 1～5 天
- 美司钠 0.4g/m²，IFO 静脉滴注开始的 0h、4h、8h 各静脉注射 1 次，第 1～5 天
- 21 天为 1 个周期

3. AD 联合方案

- ADM 每 3 周 75～90mg/m²，iv，第 1 天；或 20～25mg/（m²·d）连续 4 天，每 3 周 1 次
- 达卡巴嗪（DTIC）每 3 周 700～800mg/m²，ivgtt，第 1 天；或 160～200mg/（m²·d）连续 4 天，每 3 周 1 次

4. MAID 方案

- ADM 75mg/m²，iv 或 ivgtt，第 1 天
- IFO 2g/m²，ivgtt，第 1～5 天
- 美司钠 0.4g/m²，IFO 静脉滴注开始的 0h、4h、8h 各静脉注射 1 次，第 1～5 天
- DTIC 250mg/m²，ivgtt，第 1～5 天
- 21 天为 1 个周期

5. CYVADIC 联合方案

- CTX 500mg/m²，ivgtt，第 1 天
- 长春新碱（VCR）1.5mg/m²，ivgtt，第 1、5 天
- ADM 50mg/m²，iv，第 1 天
- DTIC 200mg/m²，ivgtt，第 1～5 天
- 28 天为 1 个周期

6. 横纹肌肉瘤方案 横纹肌肉瘤是软组织肉瘤中的一大类，儿童好发，恶性程度极高，化疗方案与其他类型软组织肉瘤不完全一样。最常用的化疗方案为 VAC（长春新碱 + 放线菌素 D+ 环磷酰胺）。自 1972 年美国横纹肌肉瘤研究组（IRS）开始研究工作以来，以 VAC 方案为主，联合应用多柔比星或使用异环磷酰胺替代环磷酰胺，已在许多医疗单位广泛实施。非多形性横纹肌

肉瘤（主要包括胚胎性横纹肌肉瘤和腺泡状横纹肌肉瘤）对化疗非常敏感，其化疗方案需要根据 IRS 的术后-病理分组系统（表21-3）和横纹肌肉瘤危险度（表 21-4）进行分级来选择。低危患者推荐 VAC 方案，中危患者推荐 VAC/VI 方案（长春新碱 + 放线菌素 D+ 环磷酰胺/长春新碱 + 伊立替康）交替进行或 VAC 方案，高危患者推荐 VAC/VI（长春新碱 + 放线菌素 D+ 环磷酰胺/长春新碱 + 伊立替康）-VDC/IE（长春新碱 + 多柔比星 + 环磷酰胺/异环磷酰胺 + 依托泊苷）方案交替进行，而侵犯中枢神经系统者可采用 VAI（长春新碱 + 放线菌素 D+ 异环磷酰胺）-VACa（长春新碱 + 放线菌素 D+ 卡铂）-VDE（长春新碱 + 多柔比星 + 依托泊苷）-VDI（长春新碱 + 多柔比星 + 异环磷酰胺）序贯方案。

表 21-3 IRS 的术后-病理分组系统

分组	临床特征
I	局限性病变，肿瘤完全切除，且病理证实已完全切除，无区域淋巴结转移（除头颈部病灶外，需要淋巴结活检或切除以证实无区域淋巴结受累）
I a	肿瘤局限于原发肌肉或原发器官
I b	肿瘤侵犯至原发肌肉或器官以外的邻近组织，如穿过筋膜层
II	肉眼所见肿瘤完全切除，肿瘤具有局部浸润或区域淋巴结转移
II a	肉眼所见肿瘤完全切除，但镜下有残留，区域淋巴结无转移
II b	肉眼所见肿瘤完全切除，镜下无残留，但区域淋巴结转移
II c	肉眼所见肿瘤完全切除，镜下有残留，区域淋巴结有转移
III	肿瘤未完全切除或仅活检取样，肉眼有明显残留肿瘤
III a	仅做活检取样
III b	肉眼所见肿瘤大部分被切除，但肉眼有明显残留肿瘤
IV	有远处转移：肺、肝、骨、骨髓、脑、远处肌肉或淋巴结（脑脊液细胞学检查阳性，胸腔积液或腹水及胸膜或腹膜有瘤灶种植）

表 21-4 横纹肌肉瘤危险度分组

危险组	病理亚型	TNM 分期	IRS 分组
低危组	胚胎型	1	I～III
低危组	胚胎型	2～3	I～II
中危组	胚胎型、多形型	2～3	III
中危组	腺泡型、多形型	1～3	I～III
高危组	胚胎型、多形型、腺泡型	4	IV
中枢侵犯组	胚胎型、多形型、腺泡型	3～4	III～IV

（1）VAC 方案

- 长春新碱 $1.5mg/m^2$（最大量 2mg），ivgtt，第 1、8、15 天
- 放线菌素 D $1.5mg/m^2$（最大量 2.5mg），ivgtt，第 1 天
- 环磷酰胺 $1.2g/m^2$，ivgtt，第 1 天
- 21 天为 1 个周期

（2）VI 方案

- 长春新碱 $1.5mg/m^2$（最大量 2mg），ivgtt，第 1、8、15 天
- 伊立替康 $50mg/m^2$，ivgtt，第 1～5 天
- 21 天为 1 个周期

（3）VDC 方案

- 长春新碱 $1.5mg/m^2$（最大量 2mg），ivgtt，第 1、8、15 天
- 多柔比星 $30mg/m^2$，iv，第 1、2 天
- 环磷酰胺 $1.2g/m^2$，iv，第 1 天
- 21 天为 1 个周期

（4）IE 方案

- 异环磷酰胺 $1.8g/m^2$，ivgtt，第 1～5 天
- 依托泊苷 $100mg/m^2$，ivgtt，第 1～5 天
- 21 天为 1 个周期

（5）VAI 方案

- 长春新碱 $1.5mg/m^2$（最大量 2mg），ivgtt，第 1、8、15 天

- 放线菌素 D 1.5mg/m^2（最大量 2mg），ivgtt，第 1 天
- 异环磷酰胺 3g/m^2，ivgtt，第 1~3 天
- 21 天为 1 个周期

（6）VACa 方案

- 长春新碱 1.5mg/m^2（最大量 2mg），ivgtt，第 1、8、15 天
- 放线菌素 D 1.5mg/m^2（最大量 2mg），ivgtt，第 1 天
- 卡铂 560mg/m^2，ivgtt，第 1 天
- 21 天为 1 个周期

（7）VDE 方案

- 长春新碱 1.5mg/m^2（最大量 2mg），ivgtt，第 1、8、15 天
- 多柔比星 25mg/m^2，iv，第 1、2 天
- 依托泊苷 150mg/m^2，ivgtt，第 1~3 天
- 21 天为 1 个周期

（8）VDI 方案

- 长春新碱 1.5mg/m^2（最大量 2mg），ivgtt，第 1、8、15 天
- 多柔比星 25mg/m^2，iv，第 1、2 天
- 异环磷酰胺 3g/m^2，ivgtt，第 1~3 天
- 21 天为 1 个周期

（五）二线化疗

软组织肉瘤的二线治疗没有公认的化疗方案，可以参照病理类型进行选择。

（1）平滑肌肉瘤可以选择吉西他滨联合达卡巴嗪，吉西他滨联合多西他赛，或者吉西他滨联合曲贝替定治疗。曲贝替定被美国 FDA 批准用于平滑肌肉瘤和脂肪肉瘤的二线化疗，与达卡巴嗪相比，中位 PFS 由 1.5 个月延长到 4.2 个月（$P<0.001$），而且分层分析显示曲贝替定对平滑肌肉瘤和脂肪肉瘤均有效，在脂肪肉瘤中对黏液样/圆细胞型脂肪肉瘤疗效更佳；但曲贝替定较达卡巴嗪并没有带来 OS 上的获益。

（2）脂肪肉瘤可以选择曲贝替定或艾日布林治疗，艾日布林

被美国 FDA 批准用于脂肪肉瘤的二线化疗，与达卡巴嗪相比，中位 OS 由 8.4 个月延长到 15.6 个月。

（3）滑膜肉瘤可以选择大剂量异环磷酰胺治疗。

（4）未分化多形性肉瘤可以选择吉西他滨联合多西他赛治疗；血管肉瘤可以选择紫杉醇等治疗。

（六）靶向治疗

近 10 年来，随着对软组织肉瘤分子机制研究的深入，靶向药物越来越多地应用于进展期软组织肉瘤的治疗，使得部分进展期软组织肉瘤患者预后有所改善。通常情况下，靶向药物治疗作为不可切除或晚期软组织肉瘤的二线治疗，而不作为术后辅助治疗。

2013 年美国临床肿瘤（ASCO）会议报道了 1 项瑞戈非尼三线治疗进展期 GIST 的多中心、II 期临床研究的结果，转移性和（或）不可切除性 GIST 患者应用伊马替尼和舒尼替尼治疗失败后改用瑞戈非尼 160mg，结果显示，PR 2 例、SD 1 例，疾病控制率（discase control rate，DCR）为 54.5%。并且 *KIT* 基因外显子 11 和 9 突变的患者更能获益。近期美国国立卫生研究院 Shivaani Kummar 等于 2013 年 4 月在 *Journal of Clinical Oncology* 上发表了一项 cediranib 治疗转移性腺泡状软组织肉瘤的 II 期临床研究（NCT00942877）结果，该研究是目前腺泡状软组织肉瘤系统治疗方面的最大规模前瞻性临床研究，研究结果显示应用 cediranib 后 ORR 可达 35%，在 24 周时，病情控制率为 84%。

安罗替尼为新型小分子多靶点酪氨酸激酶抑制剂（TKI），能够强效抑制 VEGFR、FGFR、PDGFR、C-KIT 等多个与血管生成或肿瘤生长相关激酶，具有抗肿瘤血管生成和抑制肿瘤生长的双重作用。安罗替尼 II 期临床研究表明，与安慰剂相比，安罗替尼治疗组可使晚期软组织肉瘤患者的无疾病进展生存时间延长 4.84 个月，肿瘤复发风险降低 67%，且不良反应发生率低，严重程度轻，患者可耐受，绝大多数可控。基于此，安罗替尼在中国获得晚期软组织肉瘤的二线治疗适应证，并被纳入中国临床肿瘤学会（CSCO）《软组织肉瘤诊疗指南》，其中在晚期腺泡状软组织肉瘤患者中其可作为一线治疗。

除此之外，NCCN发布的《软组织肉瘤临床实践指南》推荐诸多靶向药物用于进展期软组织肉瘤：索拉非尼、舒尼替尼和贝伐珠单抗被推荐用于治疗血管瘤；伊马替尼、索拉非尼被推荐用于治疗硬纤维瘤和侵袭性纤维瘤病；贝伐珠单抗联合替莫唑胺及舒尼替尼单药被推荐用于治疗孤立性纤维瘤和血管外皮瘤；CDK4抑制剂哌柏西利可以用于高分化/去分化脂肪肉瘤的一线治疗；安罗替尼、培唑帕尼和舒尼替尼可以用于腺泡状软组织肉瘤的一线治疗；克唑替尼和赛瑞替尼用于 ALK 融合的炎性肌成纤维细胞瘤一线治疗；依维莫司和西罗莫司用于恶性血管周上皮样细胞瘤的一线治疗；拉罗替尼治疗 NTRK 融合的软组织肉瘤；他泽司他（tazemetostat），用于治疗不适合手术的转移性或局部晚期上皮样肉瘤等。

（七）免疫治疗

基于免疫检查点抑制剂抗PD-1抗体的免疫治疗在多种肿瘤类型中表现出有效性，其在软组织肉瘤领域也受到了特别的关注，但仍相对较少。2017年一项 I 期临床试验研究了晚期肉瘤患者采取免疫治疗的疗效及不良反应，研究发现帕博利珠单抗（pembrolizumab）对腺泡状软组织肉瘤（ASPS）的疗效较好，该研究中2例(4%)达到PR的患者均为ASPS，且另外2例ASPS亦达到 SD。该研究观察到所有 ASPS 患者对免疫检查点抑制剂都有明显的临床获益。一项纳武利尤单抗或纳武利尤单抗联合伊匹木单抗的多中心 II 期临床试验（Alliance A091401）结果表明，在纳武利尤单抗单药组客观缓解率为5%（2/38），在联合组客观缓解率为 16%（6/38）。一项多中心、单臂的 II 期 SARC-028 研究进行了帕博利珠单抗对治疗晚期软组织肉瘤或骨肉瘤患者的有效性和安全性评估，中位随访时间为 17.8 个月，40 例软组织肉瘤患者中 7 例（18%）达到 PR，其中包括 4 例（40%，4/10）未分化多形性肉瘤患者。而 2019 年 ASCO 进一步报道了未分化多形性肉瘤和去分化脂肪肉瘤组的队列扩展试验结果，两组患者分别入组了 40 例和 39 例患者。在未分化多形性肉瘤组中，总体 ORR 为 23%，中位 PFS 为 12 周，而去分化脂肪肉瘤组总体 ORR 仅为 10%，中位 PFS 为 8 周。

一项单中心、单臂、Ⅱ期研究探索了阿昔替尼联合帕博利珠单抗在既往至少一线治疗失败的进展期或转移性软组织肉瘤中的疗效。研究共入组了 33 例患者，其中包括 12 例 ASPS。所有可评价患者总体的 ORR 为 26.7%，总体的 PFS 为 4.7 个月。亚组分析显示，非 ASPS 患者组的中位 PFS 为 3.0 个月，ASPS 亚组的 ORR 为 54.5%，中位 PFS 为 12.4 个月。提示阿昔替尼联合帕博利珠单抗对 ASPS 的作用更为突出。

尽管抗 PD-1 抗体治疗软组织肉瘤并没有获得其他肿瘤那么好的结果，但其在某些特殊亚型的软组织肉瘤如未分化多形性肉瘤和 ASPS 患者中表现出的显著疗效令人鼓舞，并为这些类型的软组织肉瘤提供了有效的治疗选择。

（八）外科治疗

手术治疗是软组织肉瘤局部控制的基础方法，手术策略依据肿瘤的外科分期和部位决定，不影响功能的 R0 切除是肿瘤外科医生争取的目标。手术方式通常分为保肢和截肢。软组织肉瘤的保肢适应证：保肢手术可获得一个满意的外科边界，重要血管神经束未受累，软组织覆盖完好，预计保留肢体功能优于义肢；远处转移不是保肢的禁忌证。截肢适应证：患者要求截肢，重要血管神经束受累，缺乏保肢后骨或软组织重建条件，预计义肢功能优于保肢。区域或远隔转移不是截肢手术的禁忌证。

（九）放疗

放疗是软组织肉瘤的有效治疗方式之一，目前已有的几项随机临床试验均证实放疗能显著降低局部复发率,但在改善总生存率方面的作用还不明确。随着放疗技术的改进,如近距离放疗、调强适形放疗和术中放疗的普及,软组织肉瘤的治疗效果有了一定的提高。

术前放疗的目的是刺激形成致密的纤维组织区取代假包膜,以及除去反应区内的卫星灶,因此,经放疗后仅在纤维包壳外切除就可以获得广泛的外科边界。虽然放疗也可以造成肿瘤坏死,但放疗的目的在于刺激包膜形成,从而可以施行保肢手术。由于包膜形成是机体对放疗的反应而非放疗对肿瘤的效应,因此这种刺激包膜形成的效应不仅仅局限于对放疗敏感的病变。

术后放疗对软组织肉瘤的治疗可起到辅助作用。对于高度恶性的深部软组织肉瘤(最大径>5cm),广泛切除 + 放疗是标准的治疗方法;但是在一些特殊的病例,即使为低度恶性、表浅但最大径>5cm,或者为低度恶性但深在,即使最大径<5cm,在手术后也可追加放疗。

(牛晓辉)

第二十二章 癌性疼痛

癌性疼痛是指由癌症和癌症相关性病变及抗肿瘤治疗所导致的疼痛。癌性疼痛常为慢性，是癌症患者的最常见症状之一。癌性疼痛如果得不到恰当的治疗，会对患者及其家属的生活质量造成严重影响，可导致患者抑郁、乏力、焦虑、失眠、全身情况恶化，或严重干扰抗肿瘤治疗实施。

一、诊 断 要 点

癌性疼痛诊断包括疼痛的原因、部位、程度，癌性疼痛加重或减轻的相关因素，癌性疼痛治疗的效果和不良反应等。

（一）疼痛病史

（1）患者就诊时应了解其疼痛部位、范围，有无放射痛及牵涉痛。

（2）了解疼痛性质对协助诊断非常重要。灼痛或枪击样疼痛提示神经病理性疼痛。有关神经病理性疼痛、躯体疼痛、内脏器官疼痛的描述多种多样，各有特点，其能给临床诊断提供有用信息。癌性疼痛评估应秉承常规、量化、全面、动态的原则。

（3）疼痛程度的准确评估是进行有效镇痛治疗的前提。目前常用的疼痛评估方法有数字分级评分法（NRS）、视觉模拟法（VAS）、根据主诉疼痛的强度分级法（VRS）及疼痛强度评分法（Wong-Baker 面部表情疼痛量表）。笔者推荐使用数字分级评分法评估疼痛程度。对于用疼痛程度数字评估量表有困难的患者，如儿童或有疼痛感受表达障碍者，可以使用疼痛强度评分法

（Wong-Baker面部表情疼痛量表）评估疼痛程度。镇痛治疗过程中反复评估疼痛程度有助于安全用药。

（4）疼痛评估过程中还应了解疼痛发作时间、频率，以及是持续性疼痛、间断发作性疼痛，还是突发性疼痛。

（5）评估及了解疼痛发作、加剧及减轻的相关因素有助于进行个体化综合镇痛治疗。使疼痛加重的因素包括全身不适、失眠、乏力、焦虑、孤独、与社会隔离、恐惧、愤怒、悲观、抑郁、厌倦等。

（6）在评估疼痛的同时，还应该评估疼痛对患者生活质量的影响，包括疼痛对生理、心理、精神、社会活动的影响。睡眠异常和抑郁是疼痛对生活质量最常见的影响。

（7）应详细了解患者镇痛治疗用药情况，包括镇痛治疗用药的种类、药物剂型、药物剂量、给药途径、用药间隔及镇痛治疗效果和不良反应等。

（二）肿瘤病史

了解患者肿瘤发病和诊断治疗过程，包括肿瘤类型、病变范围、治疗方法及治疗经过、肿瘤病变目前是否已控制。如果肿瘤病变未控制或复发，应该进一步了解肿瘤病变的部位及范围、抗肿瘤治疗方法及效果、抗肿瘤治疗的不良反应、患者对治疗的期望及目标。

（三）体格检查及相关实验室检查

疼痛部位、疼痛性质及疼痛程度的评估主要依赖于患者的主诉，但仍有必要对疼痛患者进行全面的体格检查和相关实验室检查，包括神经系统检查和医学影像学检查，以便对患者情况进行全面评估。

骨转移是癌性疼痛最常见的原因，因此应重视癌症患者骨骼系统的检查。癌症患者一旦出现骨疼痛，应进行影像学检查，包括 X 线检查、ECT 骨扫描、MRI 等。癌症患者一旦出现头痛伴恶心、呕吐，就要警惕脑转移的可能，头颅 MRI 是比较好的诊断方法。如患者出现背部疼痛伴下肢乏力，应高度怀疑肿瘤转移导致脊髓压迫症，MRI 检查比较容易明确诊断。

二、治 疗 原 则

癌性疼痛治疗的主要目的是根据患者具体情况合理、有计划地综合应用有效镇痛治疗手段，最大限度缓解癌症患者的疼痛症状，持续、有效地消除或减轻疼痛，降低药物的不良反应，将疼痛及治疗带来的心理负担降至最低，最大限度提高生活质量。WHO 癌性疼痛三阶梯镇痛治疗指导原则是癌性疼痛治疗的基本共识，然而在临床实际工作中，癌性疼痛治疗的复杂程度远远超过对疼痛程度的三级划分，因此，合理镇痛治疗需要个体化综合治疗。

三、治 疗 策 略

癌性疼痛的治疗方法分为四大类，即病因治疗、镇痛药物治疗、神经阻滞疗法及神经外科治疗。

（一）病因治疗

癌性疼痛主要由癌症本身及合并症引起。针对引起癌性疼痛的病因进行抗肿瘤治疗主要包括手术、放疗或化疗等。

1. 抗肿瘤治疗

（1）手术：根治性手术是早期恶性肿瘤治疗的主要方法。对于晚期及终末期恶性肿瘤患者，大多数采取姑息性抗肿瘤治疗。

（2）放疗：是抗肿瘤治疗的有效手段，约 70% 的癌症患者在肿瘤病变的过程中可以通过放疗有效而迅速地缓解疼痛，还可以控制骨转移肿瘤进展，降低病理性骨折发生率。姑息性放疗对患者的损伤相对较小，适用于一般情况较差的晚期癌症患者。

（3）化疗：是癌症治疗的重要方法，也是癌症姑息治疗的有效方法。但对于化疗敏感性差的患者，尤其是终末期癌症患者，试图通过化疗缓解疼痛是不恰当的。

2. 其他　有效治疗引起癌症患者疼痛的合并症或伴发症。

【说明】　治标要治本，如果能针对癌症进行综合治疗，癌症得到控制后，癌性疼痛就能在一定程度上得到缓解。

（二）镇痛药物治疗

药物治疗是癌性疼痛治疗的主要方法。根据 WHO 癌性疼痛三阶梯镇痛治疗原则，癌性疼痛药物治疗的基本原则如下。

1. 首选无创途径给药　包括口服用药、透皮贴剂、直肠栓剂等。

2. 按阶梯用药　指根据疼痛程度由轻到重，按顺序选择不同强度的镇痛药物。轻度疼痛，首选非甾体抗炎药（NSAID）；中度疼痛，首选弱阿片类药物，可合用 NSAID，也可考虑采用低剂量强阿片类药物；重度疼痛，首选强阿片类药物，可合用 NSAID。三阶梯镇痛用药的同时，可根据病情合用辅助用药。

（1）轻度疼痛

1）阿司匹林 0.3g，po，tid 或 qid；严重疼痛患者可加至 0.6g，po，tid。

2）索米痛片（去痛片）1～2 片，po，tid。

3）布洛芬缓释胶囊（芬必得）0.3～0.6g，po，bid（餐后）。

4）复方对乙酰氨基酚（散利痛）1～2 片，po，tid。

5）吲哚美辛（消炎痛）栓剂 1 粒，po，qd 或 bid；或肠溶片 25mg，po，tid；或控释片（意施丁片）25mg，po，tid。

6）塞来昔布（西乐葆）首剂 400mg，随后 200mg，po，bid。

（2）中度疼痛

1）盐酸曲马多缓释片（奇曼丁）0.1g，po，bid 或 tid；盐酸曲马多针剂 50～100mg，im。

2）可待因 10～30mg，po，tid。

3）羟考酮（泰勒宁）5mg，po，tid 或 qid。

4）羟考酮控释片（奥施康定）10～30mg，po，每 12h 1 次。

5）布桂嗪（强痛定）30～60mg，po，每 4～6h 1 次；或 50～100mg，im，每 6～8h 1 次。

（3）重度疼痛

1）硫酸吗啡控释片（美施康定）10～60mg，po，每 12h 1 次；或盐酸吗啡控释片（美菲康）10～60mg，po，每 12h 1 次。

根据镇痛效果剂量从小递增。若不能口服，可经肛门给药。

2）芬太尼透皮贴剂（芬太克）2.5mg 或 5.0mg，皮肤粘贴，可连续作用 48～72h；或芬太尼贴剂（多瑞吉）4.2mg 或 8.4mg，皮肤粘贴，可连续作用 48～72h。

3）盐酸吗啡针 10mg，im。

4）吗啡片 5mg，po。

辅助用药主要包括：①抗惊厥药，卡马西平、丙戊酸等；②抗抑郁药，阿米替林、丙米嗪等；③抗焦虑药，苯二氮䓬类、吩噻嗪类等；④皮质类固醇类；⑤缓泻剂，甘油乳果糖。

3. 按时用药 指镇痛药应有规律地按规定间隔给予，而不是有要求时才给予。若突发剧痛，可按需给药。

4. 个体化给药 阿片类药物用药剂量个体差异较大，故选用阿片类药物时应从小剂量开始，逐步增加至理想缓解疼痛且无明显不良反应的用药剂量。在确定阿片类药物最佳剂量的过程中，需要进行药物剂量滴定。

阿片类药物剂量滴定策略：对于疼痛评分≥4 分的患者，需要进行阿片类药物剂量滴定，临床常用吗啡进行剂量滴定。

根据患者之前是否应用过阿片类药物，将疼痛患者划分为从未使用过阿片类药物或阿片类药物耐受者。①从未使用过阿片类药物者为没有长期将阿片类药物作为每日基础用药的患者，因此也没有表现出明显的耐受。这类患者吗啡的起始剂量为 5～15mg/2～5mg（口服/静脉给药）。②美国 FDA 将每日至少接受

60mg 吗啡，每日至少口服 30mg 羟考酮，或者每日至少口服 8mg 氢吗啡酮或其他等量阿片类药物达到1周或更长时间视为阿片类药物耐受。这类患者吗啡的起始剂量为前 24h 阿片总量的 10%～20%，用药 60min 后评价镇痛效果，疼痛评分未降或增加者，即刻增加 50%～100%的药物剂量；如果疼痛评分降至 4～6 分，即刻给予原药物剂量；如果疼痛评分降至 2 分以下，24h 内按需给予。如果 2～3 次评估及治疗后疼痛仍不缓解，考虑疼痛会诊或改变给药途径。计算 24h 吗啡总量且换算成吗啡缓释片剂量，24h 吗啡缓释片总剂量除以 2，换算成单次剂量，即为次日每 12h 1 次给予的剂量。

5. 注意事项 密切监护、观察患者疼痛缓解程度和反应，及时采取必要措施。

NSAID 镇痛治疗中的毒性如下。

（1）有肾脏、消化道（上消化道手术、放疗）、心脏毒性、血小板减少或出凝血功能紊乱等高危因素的患者应当慎用 NSAID；NSAID 也可能增加化疗引起的不良反应（特别是抗血管生成药物的应用）。

（2）使用 NSAID 的肾毒性高危因素：年龄＞60 岁、水电解质紊乱、多发性骨髓瘤、糖尿病、间质性肾炎、肾乳头坏死及同时使用其他肾毒性药物（包括环孢素、顺铂）和经肾脏代谢的化疗药物。

（3）使用 NSAID 的胃肠道毒性高危因素：年龄＞60 岁、有消化性溃疡或酗酒史、重要器官功能障碍（包括肝衰竭）、长期使用大剂量 NSAID、联合应用类固醇类药物。

（4）使用 NSAID 的心血管毒性高危因素：有心血管病史或者有心血管危险因素或并发症。NSAID 和抗凝药（华法林或肝素）同服时，可能显著增加出血并发症风险；高危人群可选择萘普生和布洛芬。

对乙酰氨基酚日剂量上限仅适用于肝功能正常的患者，根据美国 FDA 药物说明的更新，对乙酰氨基酚的日剂量上限为 3g/d

或更低剂量；考虑到对乙酰氨基酚的肝毒性，为防止过量，对乙酰氨基酚-阿片复方制剂的使用需非常谨慎或根本不使用。

【说明】 ①疼痛强度是选择治疗的依据，对疼痛强度进行量化评估是治疗的关键。评估既包括综合评估，又包括动态评估。②根据疼痛程度合理应用镇痛药，并强调掌握合理剂量及不良反应的发生和处理。

（三）神经阻滞疗法及神经外科治疗

对于镇痛药难以奏效或无法耐受镇痛药不良反应、癌痛部位相对局限的顽固性重度癌性疼痛患者，可以选择脊神经或周围神经阻滞、神经破坏疗法、神经阻断术等。

（四）癌性疼痛管理原则

（1）越来越多有关肿瘤的证据表明生存情况与症状控制情况相关，并且疼痛管理有助于提高患者生活质量。因此疼痛管理是肿瘤治疗的重要组成部分。

（2）所有的癌症患者，每次随访时都必须进行疼痛筛查。

（3）疼痛控制的目的是提高舒适度和功能。

（4）如果患者出现疼痛，必须进行疼痛综合评估。

（5）由于大部分患者合并多重病理生理发病机制，因此需要进行综合疼痛管理。

（6）镇痛治疗方案的确定需要综合考虑患者症状（多重或系列症状）及癌症治疗本身的复杂性。

（7）疼痛强度必须量化，疼痛的性质必须由患者进行特征描述。

（8）应固定明确的随访间隔，对患者进行疼痛强度再评估，以确保选择的镇痛方案有最大的临床获益和最小的副作用。

（9）持续性癌性疼痛通常需要规则的基础镇痛药和处理暴发痛的额外镇痛药。

（10）可能需要多学科团队合作。

（11）必须提供心理支持。

（12）必须提供给患者及其家属具体的宣教材料。

（13）考虑到疼痛对患者及其家属造成的多方面"痛苦"，在解决这些问题时，需要尊重文化差异。

（14）优化综合干预。

（常建华　陈治宇）

第二十三章 抗肿瘤药物不良反应管理

　　抗肿瘤药物既是恶性肿瘤治疗中的重要武器，也是一把双刃剑，可能因其特有的作用机制、代谢特点而影响机体正常的生理活动，引起不同程度的不良反应，严重时可能直接影响患者继续接受抗肿瘤治疗，甚至威胁生命。因此，充分认识抗肿瘤药物常见的不良反应及其原因，规范、正确地管理常见不良反应，适时调整药物的剂量或治疗计划，是肿瘤科医生必须掌握的临床技能。

　　传统的抗肿瘤药物以细胞毒性药物为主，因为该类药物抗肿瘤机制较相似，所引起的不良反应类型也较为相似且常见，包括对代谢旺盛器官或组织的损害，如骨髓抑制、脱发等；对药物代谢器官的损害，如药物性肝损伤、肾损伤；对某一特定的组织或器官的选择性损害，如心脏毒性、神经毒性等。随着对肿瘤发生发展规律认知探索的不断深入及生物医药技术的飞速发展，抗肿瘤药物的范畴逐渐扩大，新型抗肿瘤药物还包括靶向药物，如各类抗体和小分子化合物等，以及免疫治疗药物，如免疫检查点抑制剂等。在新药物时代下，由于各类靶向药物作用靶点和信号通路的不同，以及免疫检查点抑制剂独有的作用机制，不良反应的表现特征越来越多样化，如针对 EGFR 通路靶向药物所特有的皮肤损害，免疫治疗引起的免疫相关不良反应（immune-related adverse event，irAE）可能涉及全身多个器官等。特别是 irAE，由于可能引发多器官损害，在不良反应诊断与管理中往往需要多学科的参与。此外，很多联合用药方法如化疗联合靶向治疗、化疗联合免疫治疗、免疫治疗联合靶向治疗等，导致不良反应的发生率和复杂化程度越来越高。因此，对不良反应的认识和管理也提出了更高的要求。肿瘤科医生不仅应当熟悉已上市的各类细胞毒性药物、靶向药物、免疫治疗药物的常见不良反应，了解其主要临床症状、体征与相应的检查特点，更应当掌握如何尽早准确判断并给予规范处理，及时调整后续用药计划甚至终止相关治疗。

　　本章聚焦于抗肿瘤药物常见不良反应的管理，以不良反应发生的组织、器官、部位分类，分节阐述各组织器官常见的不良反应种类，归纳与不良反应发生相关的常用抗肿瘤药物，阐明这些药物使用前基线的器官功能评估方法，总结针对该类不良反应的预防和治疗措施。以临床实用性为主要出发点，旨在提高我国肿瘤科医生，特别是基层医院医生对抗肿瘤药物不良反应的认知水平，规范药物所致不良反应的诊治行为。

（石　燕　刘红利　张小田）

第一节　实验室检查异常

一、凝血功能异常

　　1. 常用药物　药物相关的凝血功能障碍主要见于门冬酰胺酶，47.9%的患者在治疗期间伴有纤维蛋白原降低，具有出血倾向。细胞毒性药物，如环磷酰胺、铂类化合物、丝裂霉素、氟尿嘧啶等也会引起凝血功能异常。

　　2. 预防和治疗措施

　　（1）对于接受门冬酰胺酶治疗的患者，治疗期间应密切监测凝血功能，当出现 4 级神经系统栓塞或出血时，应永久停用门冬酰胺酶；所有 3 级事件或 4 级非神经系统事件，应停药至临床症状消失，抗凝、止血治疗停止后或可稳定进行治疗，后续恢复用药时应以小剂量开始和（或）间隔较长时间；对于无症状的实验室指标异常，不需停用。

（2）对于低纤维蛋白原血症患者，应及时补充人纤维蛋白原（用量：一般首次给药 1～2g，如需要，可继续给药），或冷沉淀输注。指南推荐实验室检查凝血酶原时间/活化部分凝血活酶时间（PT/APTT）延长大于正常值的 1.5 倍或纤维蛋白低于 1.5g/L 且伴有活动性出血的弥散性血管内凝血患者，推荐输注新鲜冰冻血浆 15ml/kg。

（3）对于高凝状态及血栓形成的患者，可应用抗凝药物进行治疗。抗凝药物主要包括肝素、低分子肝素、华法林等。低分子肝素比肝素的药物动力学和生物效应具有更好的预测性，且出血不良反应少，在临床上最为常用。推荐按患者体重给药，每次 80～100U/kg 体重，每 12 小时 1 次，皮下给药。

二、转氨酶升高、胆红素升高

1. 常用药物　致肝损伤常见的抗肿瘤药物有烷化剂（环磷酰胺）、抗代谢类药物（甲氨蝶呤、阿糖胞苷、吉西他滨、卡培他滨等）、蒽环类药物、抗微管药物、铂类、抗激素类药物（来曲唑、托瑞米芬、氟维司群），此外，门冬酰胺酶也可引起肝损伤，罕见引起急性重型肝炎。伊立替康可致"黄肝"，奥沙利铂可致"蓝肝"，引起转氨酶升高、腹水、黄疸。

致肝损伤的分子靶向药物有伊马替尼、尼洛替尼、吉非替尼、舒尼替尼等，利妥昔单抗可能会导致乙型肝炎病毒再激活，引起急性重型肝炎。

此外，免疫治疗也有肝毒性，会导致转氨酶和胆红素升高，需引起重视。

2. 预防和治疗措施

（1）对于所有应用化疗药物、靶向药物（尤其利妥昔单抗）及免疫抑制剂的患者，均应询问患者既往病史及用药史，监测乙型肝炎五项，必要时进行 HBV DNA 检测。对于有肝脏基础疾病的高危患者，慎重选用肝毒性药物，密切监测肝功能；建议对合并基础肝病、既往抗肿瘤治疗后曾出现肝损伤、使用肝毒性较高治疗方案者，酌情合用抗炎、解毒、护肝药物。

（2）对于乙型肝炎表面抗原（HBsAg）阳性患者，应在治疗前开始抗病毒治疗，如恩替卡韦（0.5mg，po，qd 或遵医嘱）、替诺福韦（300mg，po，qd 或遵医嘱）等，且持续用药至治疗结束后 6～12 个月。

（3）免疫治疗期间，胆红素正常，若出现 1 级转氨酶升高，可继续免疫治疗，若对实验室检查值趋势感到担忧，即可考虑停止免疫治疗并增加转氨酶及胆红素的检测频率；出现 2 级转氨酶升高，则停止免疫治疗，考虑给予泼尼松 0.5～1mg/（kg·d）；若出现 3 级转氨酶升高，则停止免疫治疗，开始给予泼尼松 1～2mg/（kg·d）；若出现 4 级转氨酶升高，则在上述治疗的同时，永久停止免疫治疗。转氨酶升高>1 级，伴胆红素升高，则应停止免疫治疗，并予以泼尼松/甲泼尼龙 1～2mg/（kg·d）治疗；若胆红素高于 3～4 倍正常值上限，则应考虑永久停止免疫治疗。若类固醇治疗后仍无明显改善，可考虑加用吗替麦考酚酯治疗（500～1000mg，每天 2 次），不推荐使用英夫利昔单抗。

（4）选用保肝药物时最好选择 1 种有多重作用机制的药物，尤其是针对不同机制导致肝酶升高的原因，选择相应护肝药物，可以联用，一般最多不超过 3 种，且通常不推荐选用主要成分相同或相似的药物进行联用。

1）甘草酸类抗炎护肝药

A. 甘草酸二铵：每次 150mg，口服给药，每天 3 次；每次 150mg，10%葡萄糖溶液 250ml 稀释，静脉滴注，每天 1 次。

B. 异甘草酸镁：每次 0.1～0.2g，静脉滴注，每天 1 次。

2）抗氧化类药物

A. 水飞蓟宾：每次 70～140mg，口服给药，每天 3 次。用于急、慢性肝炎及肝硬化，药物性肝病首选。

B. 双环醇：每次 25～50mg，口服给药，每天 3 次，最少服用 6 个月，应逐渐减量，不宜骤然停药，以免 ALT 出现反跳。

3）缓解胆汁淤积的药物

A. 熊去氧胆酸：一般剂量为 10～15mg/（kg·d）。严重肝功能不全、胆道完全梗阻者禁用。

B. 腺苷甲硫氨酸：临床推荐 0.5～1g/d，肌内注射或静脉注射，病情稳定后可改为片剂每天 1～2g 维持治疗。

4）保肝解毒药：还原型谷胱甘肽，每次 50～100mg，口服给药，每天 1～3 次；静脉滴注，1.2～1.8g，每天 1 次。

5）肝细胞膜修复保护剂：多烯磷脂酰胆碱，初始剂量每次 0.6g，口服给药，每天 3 次，后可改为维持剂量每次 0.3g，每天 3 次；静脉滴注，0.25～1g，可根据病情调整剂量。

三、电解质紊乱

1. 常用药物　化疗药物如铂类、烷化剂、抗微管类药物，可直接损伤肾脏，导致电解质紊乱。环磷酰胺使抗利尿激素作用增强，从而引起低钠血症。异环磷酰胺可损害近端肾小管，导致部分或完全范科尼综合征表现（低血钾、高血氯、低血钙、低血磷、低血钠），也可以导致远端肾小管损害，引起 I 型肾小管酸中毒（低血钠、低血钾、低血钙）和肾性尿崩症（低血钾、高血钙）。化疗引起的恶心、呕吐、腹泻也是导致电解质紊乱的主要原因。

单克隆抗体如西妥昔单抗可引起低镁血症、低钾血症、低钙血症。酪氨酸激酶抑制剂如克唑替尼、伊马替尼、达沙替尼、阿昔替尼等，会引起不同程度的电解质紊乱。伊马替尼还会引起低磷血症，造成肾小管受损，尿磷酸增多。索拉非尼治疗复发或转移性头颈鳞癌时，低钠血症的发生率为 39%。值得注意的是，免疫治疗可导致急性肾损伤，使得机体不能维持电解质平衡；也可能通过垂体-肾上腺轴功能异常导致电解质紊乱，常表现为低钠血症。

2. 预防和治疗措施 抗肿瘤治疗前、期间应密切监测电解质、心电图。一旦发生电解质紊乱,应及时处理。

(1)低钠血症:根据血钠浓度可将低钠血症分为轻度(130～135mmol/L)、中度(125～129mmol/L)、重度(<125mmol/L)。对于重度低钠血症患者,第1h立即静脉输注3%高渗盐水150ml,20min以上;20min后检查血钠浓度并在第2个20min重复。重复2次或直至血钠浓度增加5mmol/L。24h限制血钠升高超过10mmol/L,随后每24h血钠升高<8mmol/L。满足患者出现症状改善、血钠升高幅度达10mmol/L、血钠达到130mmol/L任一条应停止高渗盐水输注。若尿量突然增加>100ml/h,提示血钠有快速增加危险,应监测血钠。

(2)低钾血症

1)口服补钾:首选口服氯化钾,每天口服40～100mmol,持续数天至数周。通常口服40～60mmol(3～4.5g)氯化钾可使血钾浓度升高1.0～1.5mmol/L。补钾过程中应密切进行血钾浓度监测。

2)静脉补钾:对于不能耐受口服药物者或重症患者,应静脉滴注钾制剂,常用氯化钾。原则:见尿补钾、控制补钾速度、纠正合并的低镁血症。以缓慢静脉滴注为原则,补钾速度一般不宜超过20mmol/h(1.5g/h),一般每小时补氯化钾1g,严重者可每小时补2g。细胞内缺钾恢复比较慢,在停止静脉补钾后,还应继续口服钾制剂1周,才能使细胞内缺钾得到完全纠正。

(3)低镁血症:无临床表现的低镁血症,多不需要紧急处理。对于轻度、中度低镁血症患者,可给予口服镁剂,如氧化镁,每次0.25～0.5g,3～4次/天。严重缺镁特别是合并惊厥、意识障碍及心律失常者需要紧急处理。常用制剂为25%硫酸镁溶液,可视病情危急程度予以静脉滴注。静脉滴注每天0.125～0.25mmol/kg。当血清镁浓度<0.5mmol/L时,缺镁量为0.5～1mmol/kg,一般需静脉滴注硫酸镁的量为估测量的2倍,在开始24h补一半量,余量在以后数天补足。快速静脉滴注硫酸镁可导致低血压、呼吸

肌麻痹甚至呼吸心搏骤停，因此应严格控制速度，并密切监测。

（4）高钾血症：主要表现为心血管系统和神经肌肉系统症状，会出现心动过缓、心音减弱，易发生心律失常；早期表现为肢体异常、感觉麻木、疲乏，后可出现四肢无力、行走困难，严重时会发生窒息。心电图特征性改变：当血钾>6.0mmol/L时心电图表现为T波高尖对称，基底狭窄而呈帐篷状；血钾为7~8mmol/L时P波振幅降低，PR间期延长以至P波消失。具体处理：高钾血症起病急骤者立即在心电监护下将10%葡萄糖酸钙溶液10~20ml加入25%~50%葡萄糖溶液10~20ml中缓慢静脉注射（5~10分钟）；或静脉注射5%碳酸氢钠溶液60~100ml，之后再用5%碳酸氢钠溶液100~200ml以15~20滴/分速度静脉滴注维持；用25%~50%葡萄糖溶液100~200ml加胰岛素静脉滴注；透析、利尿及应用阳离子交换树脂等治疗。

（5）高钙血症：按血钙浓度可将高钙血症分为轻度（2.75~3.0mmol/L）、中度（3.0~3.5mmol/L）和重度（>3.5mmol/L）。当血钙水平≥3.75mmol/L时称为高钙危象，是内科急症，需紧急抢救。高钙血症的临床表现与血钙升高的速度、程度及患者的耐受能力有关。其临床征象主要表现在消化、神经、泌尿、心血管等系统，如食欲不振、恶心、呕吐；嗜睡、神志不清甚至昏迷；烦渴、多尿、多饮；心律失常、传导阻滞、心搏骤停等，心电图显示QT间期缩短、T波增宽，血压增高，易发生洋地黄中毒。

对于轻度高钙血症且无临床症状的患者，一般不采取控制血钙的措施。对于中、高度高钙血症患者，需立即进行治疗。主要措施如下：

1）生理盐水：高钙危象时易引起脱水，需首先应用生理盐水补充细胞外液容量。开始1~2天持续静脉滴注3000~4000ml/d，可使血钙降低1~3mg/dl。老年人及心、肾功能不全者补液需谨慎。

2）利尿：细胞外液容量补足后可应用呋塞米（速尿），剂量为20~40mg，静脉注射；当给予大剂量呋塞米加强治疗（80~

120mg/2～3h）时，需注意水和电解质补充，最好能监测中心静脉压、血及尿电解质，以防发生水、电解质紊乱。噻嗪类利尿药可减少肾脏钙的排泄，加重高钙血症，绝对禁用。

3）双膦酸盐：高钙血症一经明确，应尽早开始使用，因为双膦酸盐起效需2～4天，达到最大效果需4～7天，60%～70%的患者血钙能降至正常水平，效果可持续1～4周，如帕米膦酸钠，推荐剂量为30～60mg，溶于500ml液体中，4h一次性静脉滴注。

4）降钙素：鲑鱼降钙素2～8U/kg，鳗鱼降钙素0.4～1.6U/kg，均为皮下或肌内注射，每6～12小时重复注射，停药后24h内血钙水平回升。重复注射时应酌情增加剂量，如应用同一剂量的降钙素不能达到首次注射的降血钙效果，则有逸脱现象。

5）其他：糖皮质激素可通过多种途径达到降低血钙的目的。氢化可的松常用剂量为200～300mg/d 静脉滴注，持续3～5天。

（6）低钙血症：主要表现为神经肌肉的兴奋性增高，可有不同程度的手足搐搦、口周麻木、肢体远端感觉异常或肌肉痉挛、易激惹、焦虑或抑郁等症状。严重低钙血症可有喉痉挛、晕厥和各种类型的癫痫发作。心电图表现为QT间期延长，可伴有心律失常或心功能不全。具体处理如下。

1）急性低钙血症：有手足搐搦、癫痫发作、喉痉挛等急性低钙血症情况者，均需积极静脉补钙治疗。应用 10%葡萄糖酸钙溶液 10～20ml 缓慢静脉推注（注射时间为10分钟左右），通常能使症状立即消失；若症状复发，可于数小时后重复给药。搐搦严重、顽固难以缓解者，可持续静脉滴注钙剂，10%葡萄糖酸钙溶液 100ml 稀释于生理盐水或葡萄糖溶液 500～1000ml，以每小时不超过元素钙4mg/kg 体重的速度为宜，定期监测血清钙水平，使之维持在 2.0～2.2mmol/L 即可，避免发生高钙血症，以免出现致死性心律失常。可同时每天口服补充 1000～2000mg 元素钙，并服用快速起效的 1, 25-(OH)$_2$ D$_3$ 或 1-(OH)D$_3$，以促进钙吸收。

2）慢性低钙血症：长期口服钙剂及维生素 D 制剂。每天口服补充元素钙 1～1.5g，葡萄糖酸钙、乳酸钙、氯化钙和碳酸钙中分别含元素钙 9.3%、13%、27% 和 40%。

（7）低磷血症：轻度低磷血症无明显症状。严重者可出现严重临床后果，但症状通常无特异性。神经精神症状表现为烦躁不安，重者可发生精神错乱、抽搐、昏迷甚至死亡。骨骼和肌肉症状表现为肌无力、感觉异常、骨痛、病理性骨折等。严重低磷血症可出现心肌和膈肌收缩力减弱所致的组织缺氧及急性呼吸衰竭。慢性低磷血症患者常有食欲不振、恶心、呕吐等症状。处理低磷血症时，轻、中度的低磷血症通常无症状或症状轻微，可适当增加含磷丰富的食物，如牛奶、鱼类、肉类等，增加磷的摄入。当血磷水平降低至 0.32mmol/L 时，应补充磷。磷的补充多采用静脉途径，静脉补磷制剂常用磷酸钾。

（8）高磷血症：无特异性临床症状。若高磷血症持续过久，可影响钙的内环境稳定；钙磷结合可以导致异位性钙化，并可抑制肠钙吸收，使血钙降低，继发低钙血症，出现一系列低钙症状。处理高磷血症时，若肾功能正常，可通过补给生理盐水，扩大细胞外容积，使磷酸盐经肾排出增加，以降低血磷酸盐水平。药物治疗可用：含钙磷结合剂（如碳酸钙、醋酸钙）、非铝非钙磷结合剂（如司维拉姆、碳酸镧、烟酸、考来替兰）。

四、肌 酐 升 高

1. 常用药物　常用化疗药物如烷化剂（环磷酰胺、异环磷酰胺、环亚硝脲及卡莫司汀），抗代谢类药物（甲氨蝶呤、阿糖胞苷、氟尿嘧啶），抗生素类药物（丝裂霉素），抗微管药物（长春碱类、紫杉类药物），铂类等均会引起肌酐升高。

靶向药物中，血管内皮生长因子（VEGF）受体抑制剂（贝伐珠单抗、索拉非尼）、表皮生长因子受体（EGFR）酪氨酸激酶抑制剂（吉非替尼、厄洛替尼、阿法替尼）及门冬酰胺酶均会引起肾损伤。

免疫治疗也具有肾毒性，会导致血肌酐升高、急性肾损伤。

2. 预防和治疗措施

（1）正确掌握用药剂量、严格控制累积剂量。化疗前检测和评估肾功能，根据估算肾小球滤过率（eGFR）对这些抗肿瘤药的剂量进行调整。对于肾功能不全的患者，尽量避免选用肾毒性药物。若患者存在肾损伤危险因素，应予以纠正，如解除尿路梗阻，纠正低血容量状态。

（2）充分水化和碱化尿液。应用大剂量顺铂时应进行水化，以保证 24h 尿量>2000ml。应用大剂量甲氨蝶呤时应充分水化，以保证 24h 尿量>3000ml，同时服用碳酸氢钠碱化尿液，使尿液 pH 维持在 7 以上以减少药物结晶析出。

（3）使用解毒药物预防。四氢叶酸可减轻甲氨蝶呤的肾毒性，大剂量甲氨蝶呤治疗时应常规给予亚叶酸钙解救。环磷酰胺和异环磷酰胺使用的同时应用美司钠，可减少出血性膀胱炎发生。氨磷汀可减少顺铂肾毒性，但用药期间需警惕血压下降。

（4）避免联合应用具有肾毒性的药物，如氨基糖苷类抗生素。

（5）治疗期间应密切监测肾功能，一旦考虑药物相关性肾损伤，立即减量甚至停药。必要时，可进行血液透析及时清除药物。顺铂治疗期间，若发生急性肾损伤或血清肌酐增至基线的 2 倍以上，应考虑停药。

（6）免疫治疗期间，1 级肌酐升高（肌酐水平高于基础值 1.5～2 倍）可考虑停止免疫治疗，每 3～7 天复查肌酐和尿蛋白；2 级肌酐升高（肌酐水平高于基础值 2～3 倍）停止免疫治疗，每 3～7 天复查肌酐和尿蛋白，请肾内科会诊，考虑肾活检，若排除其他病因，开始给予泼尼松 0.5～1mg/（kg·d），若中度升高持续时间超过 1 周，给予泼尼松 1～2mg/（kg·d）；出现 3 级及以上肌酐升高，永久停用免疫治疗，每 24 小时检测肌酐和尿蛋白，考虑住院并请肾内科会诊，给予泼尼松/甲泼尼龙 1～2mg/（kg·d），若使用激素 1 周后仍存在 2 级以上肌酐升高，可加用硫唑嘌呤（或环磷酰胺、环孢素、英夫利昔单抗等任一药物）。

五、淀粉酶、脂肪酶升高

1. 常用药物　引起淀粉酶、脂肪酶升高的常见药物为门冬酰胺酶，严重者甚至会发生坏死性胰腺炎，导致淀粉酶升高。免疫治疗中免疫检查点抑制剂如 PD-1/PD-L1、细胞毒性 T 淋巴细胞相关蛋白 4（CTLA4）抑制剂等可诱发免疫相关性胰腺炎，致使淀粉酶、脂肪酶升高。

2. 预防和治疗措施　预防性低脂肪饮食，严密观察患者的临床症状，监测血、尿淀粉酶、脂肪酶浓度及进行胰腺超声及 CT 等影像学检查，是预防和发现胰腺炎的重要措施。

应用门冬酰胺酶及采取免疫治疗过程中，患者一旦出现特征性腹痛、血压下降、血清脂肪酶或淀粉酶升高至正常上限 3 倍或以上，彩色多普勒超声及 CT 提示胰腺增大及水肿，应立即按胰腺炎急症处理。

免疫治疗期间，出现无症状淀粉酶/脂肪酶升高时，若经临床或影像学检查评估无胰腺炎证据，可继续接受免疫治疗。如免疫治疗引起急性胰腺炎，则应停止免疫治疗，积极对症治疗，请专科医师会诊。对于中度急性胰腺炎，可使用泼尼松/甲泼尼龙 0.5～1mg/（kg·d）；重度则永久终止免疫治疗，使用泼尼松/甲泼尼龙 1～2mg/（kg·d）冲击治疗。

六、脂质代谢紊乱

1. 常用药物　门冬酰胺酶可导致患者高甘油三酯血症；内分泌药物（如芳香化酶抑制剂）会引起血脂代谢异常。在治疗前、期间应监测空腹血脂（总胆固醇、甘油三酯和高密度脂蛋白）、空腹血糖和糖化血红蛋白。

靶向药物中，mTOR抑制剂（如依维莫司等）可导致高脂血症；酪氨酸激酶抑制剂（如吡咯替尼、安罗替尼等）可导致患者血中甘油三酯、胆固醇升高。

2. 预防和治疗措施 控制血脂的主要目的为降低肿瘤患者发生动脉粥样硬化性心血管疾病（ASCVD）的风险（表23-1）。以乳腺癌患者为例，以低密度脂蛋白为首要观察指标，参照患者ASCVD风险程度确定目标水平。

表 23-1　血脂异常分级标准

临床疾病和危险因素	低密度脂蛋白管理目标（mmol/L）
ASCVD（极高危）	<1.8
糖尿病或低密度脂蛋白>4.9mmol/L（高危）	<2.6
高血压合并2个或以上危险因素（高危）	<2.6
高血压或高血压合并 1 个危险因素（中危）	<3.4
无高血压但有1~3个危险因素（低中危）	<3.4

注：危险因素包括年龄（男性≥45岁，女性≥55岁）、吸烟、高密度脂蛋白<1.04mmol/L。

（1）生活方式控制：戒烟、调整饮食结构、保持理想体重、适当运动等是控制血脂的首要措施。减少饮食中饱和脂肪酸和胆固醇的摄入并选择富含膳食纤维的复合碳水化合物。

（2）药物治疗：他汀类药物为临床最为常用的药物，包括阿托伐他汀（起始剂量 10mg，后剂量为 10~80mg/d）、氯伐他汀（20~40mg，每晚1次服用，或20~40mg，早晚各一次），而其他降脂药物多在必要时作为他汀类药物联合用药的选择。若血脂水平控制不理想，应与心血管专科医师共同制订治疗方案。

（3）在出现严重的高甘油三酯血症或高甘油三酯血症诱导的胰腺炎的情况下，应考虑胰岛素静脉滴注、肝素静脉滴注或血浆置换。

七、体重改变

1. 常用药物　紫杉醇类、铂类药物会导致患者体重下降。顺铂和蒽环类药物等会引起患者恶心、呕吐等反应，影响进食，从而导致体重下降。多西他赛、伊立替康、氟尿嘧啶等会导致腹泻，从而导致患者体重下降。

2. 预防和治疗措施　饮食疗法提供能量和蛋白质；加强运动也可以调节骨骼肌代谢。肿瘤患者能量摄入量与普通健康人无异，卧床患者为 $20\sim25kcal/(kg\cdot d)$，活动患者为 $25\sim30kcal/(kg\cdot d)$。蛋白质的推荐最少为 $1g/(kg\cdot d)$，到目标需要量 $1.2\sim2g/(kg\cdot d)$。肿瘤恶病质患者蛋白质的总摄入量（静脉+口服）应该达到 $1.8\sim2g/(kg\cdot d)$。

对于化疗后因厌食、呕吐及腹泻如体重下降的患者，可参考本章第三节予以对症处理。

八、糖代谢异常

1. 常用药物　多种化疗药物、EGFR 抑制剂、单克隆抗体（如曲妥珠单抗）、抗肿瘤激素（如他莫昔芬、雷洛昔芬、氟他胺）、mTOR 抑制剂（如依维莫司）、酪氨酸激酶抑制剂（如伊马替尼、舒尼替尼、劳拉替尼）、免疫治疗等均可能会引起糖代谢异常。

蒽环类等药物引起胰岛功能受损；紫杉类药物可以抑制胰岛素的排泌和释放，引起血糖升高；铂类对胰岛 B 细胞的直接损害，可引起胰腺炎，抑制胰岛素的合成与分泌，从而影响血糖代谢；部分药物导致肝功能异常或抑制葡萄糖代谢过程中己糖激酶活性，从而影响糖代谢；左门冬酰胺酶可使门冬酰胺缺乏，导致胰岛 B 细胞表面的受体减少及药物直接使胰岛 B 细胞释放胰岛素减少。

2. 预防和治疗措施　对于接受抗肿瘤药物治疗的患者，治疗前应询问是否有糖尿病病史、家族史，并应在治疗前、治疗中、治疗后监测血糖水平和糖化血红蛋白水平。治疗期间出现血糖控制不佳者，应联合内分泌科专家共同诊治。

对于已开始应用可能致糖代谢异常的药物合并糖尿病的患者，应监测患者血糖、胰岛素、C 肽、糖化血红蛋白水平，建立完善的血糖监测记录。对于没有禁忌证的 2 型糖尿病患者，二甲双胍（0.25g，口服，2 次/天）被推荐作为一线治疗，也可用磺脲类药物，如格列本脲（2.5mg，口服，3 次/天）或格列齐特（80mg，口服，2 次/天）等。

使用门冬酰胺酶的患者，若在治疗中出现血糖升高，可应用胰岛素进行治疗，此类患者通常对胰岛素较为敏感，可从小剂量开始。肿瘤化疗或预处理时要用糖皮质激素，需加大胰岛素用量并密切观察，短期高血糖小于低血糖危害。

免疫治疗的患者，若出现新发血糖升高且＜11.1mmol/L 和（或）2 型糖尿病病史且不伴糖尿病酮症酸中毒（DKA），建议继续免疫治疗，治疗期间应动态监测血糖，若需要，调整饮食和生活方式，按相关指南给予药物治疗，若患者有症状和（或）血糖持续无法控制，考虑请内分泌科会诊；若出现新发空腹血糖＞11.1mmol/L 或随机血糖＞13.9mmol/L 或有 2 型糖尿病病史伴空腹/随机血糖＞13.9mmol/L，建议：

（1）完善血 pH、基础代谢组合及尿或血浆酮体、β-羟基丁酸等检查。

（2）如果尿或血酮体/阴离子间隙阳性，查 C 肽、抗谷氨酸脱羧酶抗体（GADA）、抗胰岛细胞抗体。

（3）DKA 检查阴性：处理同"新发血糖升高且＜11.1mmol/L"。

（4）DKA 检查阳性：停止免疫治疗，住院治疗、请内分泌科会诊，并按指南行 DKA 管理，在专家指导下使用胰岛素。

（王碧芸　薛俊丽）

第二节　抗肿瘤药物全身性不良反应管理

一、发　　热

药物热是指因使用药物直接或间接引起的发热，药物作为抗原或者半抗原引发免疫反应，刺激内源性致热原释放而导致发热。本质上是药物的一种不良反应。但临床上药物热不容易判断，也容易被忽略：只有在药物治疗过程中经过仔细的体格检查和实验室检查，排除其他所有可能导致发热的病因（包括感染、风湿、吸收热等），才可考虑药物热。

药物引起发热的常见原因：①药物被污染而引入热原或者药物本身就是致热原，给药后引起发热；②药物改变体温调节中枢，使机体产热增加或散热减少引起发热；③药物本身药理作用引起发热，如阿糖胞苷等抗肿瘤药损害肿瘤细胞引起内源性致热原释放，导致机体发热；④药物作为半抗原与体内载体蛋白结合形成抗原，激发机体免疫系统引起过敏反应发热；⑤某些药物可引起携带特异性基因的人群发热。

1. 常用药物　阿糖胞苷、博来霉素、顺铂、长春新碱等。药物热发生的时间长短在不同药物之间各有差别。药物热的热型有多种表现，包括弛张热、稽留热、间歇热及不规则热等，国内文献报道较多的为弛张热及稽留热。发热程度也呈现多样性，可表现为低热，也可表现为>42℃的超高热，一般以38.9～40℃最为常见。临床上出现药物热的患者有的只表现为单纯发热而无其他伴随症状，一般状况好。有部分患者同时会出现一些过敏症状，皮疹、寒战、头痛、关节肌肉痛等常见。也有患者出现恶心、呕吐、腹痛、腹泻等症状。因此，无伴发症状的药物热更容易被忽略。

2. 预防和治疗措施　药物热除了发热，没有典型的症状，一般采用排除性诊断。需要总结患者的症状、药物治疗过程及临床实验数据，在排除所有可能的病因后才考虑药物热。不同药物从给药到开始发热时间相差很大，一般情况下，首次用药后，药物热可在7～10天的致敏期后发生，再次用药，很快出现发热。药物热的实验室检查无特异性，不能作为诊断标准，但可作为辅助诊断或者排除的方法。患者白细胞计数及中性粒细胞计数一般正常，对于血象升高的患者，要首先排除感染性发热的可能；部分药物热患者可能会出现嗜酸性粒细胞百分比增高的现象，有助于诊断。

药物热的预防极为重要，用药前应仔细询问患者有无药物过敏史，不可滥用药物。药物热一般无需特殊治疗，最好的治疗方法是停用一切可疑药物，停药后48～72h患者发热一般可消退。补液有利于药物排泄和退热。伴有皮疹的患者可适当选用抗组胺类药物处理。重症患者可应用糖皮质激素，高热或超高热的患者可同时采取物理降温。

二、水　　肿

药物性水肿是指临床上应用某些药物而引起的体液平衡紊乱，体液潴留于组织间隙而出现全身或局部肿胀。主要表现为下肢或面部水肿，严重者甚至出现全身水肿。药物性水肿并不少见，部分药物可扩张血管平滑肌，使血管通透性增强，或引起水钠潴留，导致下肢水肿。其特点是水肿在用药后发生，停药后不久消失。

药物引起的水肿可分为药物性肾性水肿、药物性心源性水肿、药物性变态反应性水肿、药物性肝病性水肿、药物性肺水肿、药物性脑水肿、药物性黏液性水肿等。

抗肿瘤治疗可能对心、肝、肾等器官造成功能或器质性改变而导致水肿。另外化疗过程中为减轻化疗毒性，常会输注大量的液体进行水化，如果液体不能及时从体内排除，也会造成短暂的水肿。

1. 常用药物 多西他赛、顺铂、伊马替尼、索拉非尼、达沙替尼、帕尼单抗、来那度胺等可致周围性水肿。芳香化酶抑制剂（如依西美坦、来曲唑、阿那曲唑）引起的外周性水肿不良反应也较常见。某些免疫抑制剂如西罗莫司可引起面部水肿；抗甲状腺药物可抑制甲状腺摄碘、抑制甲状腺素合成和分泌、抑制T_4转化为T_3，或通过免疫机制引起甲状腺功能减退，导致黏液性水肿。

2. 预防和治疗措施 对于水肿患者，应进行肾功能检查，包括尿素氮、血肌酐、24h尿量、肾小球过滤率，肾脏超声或肾血管超声检查肾脏大小、肾皮质的厚度或有效肾血流量等。如检查结果正常，需积极寻找其他可能的原因。确认因药物引起的水肿，一旦明确诊断，均应首先停药，轻度水肿多在停药后自行消退，若水肿明显，可应用小剂量利尿剂；若出现心、肺、肝、肾等器官功能损害，还应给予相应的对症处理以改善器官功能。对于易引起水钠潴留的药物，应慎用于心力衰竭、肝肾功能不良的患者，以免加重水肿和病情。限制钠盐摄入也同样重要。

三、疼 痛

疼痛是与肿瘤相关的最常见的症状之一，90%的疼痛与肿瘤本身或其评估或治疗相关，包括肿瘤的直接侵犯、肿瘤间接影响、诊断/治疗过程引起的疼痛，仅有不足10%的疼痛由放疗或化疗引起。有些化疗药物如长春碱类、紫杉类、沙利度胺或硼替佐米导致的周围神经毒性相对常见，部分表现为痛性周围感觉神经病，有些症状会随着时间延长而减轻。

预防和治疗措施：疼痛的治疗原则为从无创性和低危性方法开始，然后再考虑有创性和高危性方法。药物相关疼痛也按照癌痛治疗方法和原则进行，主要包括非阿片类药物、阿片类药物及辅助镇痛疗法。世界卫生组织的镇痛阶梯被作为镇痛治疗的框架，根据轻、中、重不同程度的疼痛，单独和（或）联合应用以阿司匹林、对乙酰氨基酚为代表的非甾体抗炎药，以可待因、曲马多为代表的弱阿片类药物，以吗啡为代表的强阿片类药物，并配合其他必要的辅助药物（如解痉类、精神类药物等）来处理癌痛。值得一提的是，对肿瘤患者的疼痛控制应首先做好鉴别诊断，首先排除急性合并症和并发症导致的疼痛，鉴别肿瘤导致的疼痛和抗肿瘤药物的不良反应，化疗药物导致的周围感觉神经毒性大多为轻中度疼痛，没有特效的治疗手段，除常规镇痛治疗外，联合甲钴胺等营养神经药物对部分患者有一定作用。同时也要重视给药的时机、剂量、间隔、途径等因素，并根据患者个体情况及时处理药物引起的不良反应，及时调整药物治疗方案，尽可能让患者得到满意的镇痛效果。

四、乏　力

癌症相关性疲乏（cancer-related fatigue，CRF）的报道日益增多，临床上有 80%～100%的患者会出现乏力症状，既可发生于正进行积极抗肿瘤治疗的患者，也可发生于已经完成治疗的癌症生存者。它是一种与患者体力不相符的主观劳累感。目前引发CRF 最重要的几项因素如下：一是肿瘤本身进行性生长引起；二是抗肿瘤治疗引起，如细胞毒性药物化疗、生物反应调节剂治疗、靶向治疗、放疗、免疫治疗等都可导致疲乏；三是肿瘤本身或治疗相关并发症引起的贫血、疼痛、营养不良、恶病质、电解质及内分泌系统紊乱等导致疲乏；另外情绪苦恼、睡眠障碍也可以引起疲乏。所有患者都应通过检查排除病原性因素，以得到适当的治疗。

手术、化疗、放疗、生物治疗等抗肿瘤治疗方法常与乏力的发生相关。化疗引起的不良反应，如血液学毒性、胃肠道反应，放疗引起的细胞损伤等均可加重乏力。一些细胞因子或炎性因子的释放可能与肿瘤和抗肿瘤药物导致的乏力相关，肿瘤患者进行生物治疗（干扰素、肿瘤坏死因子等）时，更易出现乏力，这可能不仅与生物制剂易引起发热、肌肉疼痛等不良反应有关，而且可能也与生物制剂的剂型、剂量、给药途径有关。

预防和治疗措施：包括教育、运动、改善睡眠质量、按摩和行为疗法（放松和治愈性的接触）。运动是对乏力最有效、证据最充足的干预措施，但需遵循个体化的选择。营养不良或恶病质引起的乏力可以通过适当的营养治疗改善。纠正贫血可改善患者生活质量并缓解疲劳，对贫血的最佳处理需要准确诊断，以识别潜在可治疗的病因。对于睡眠障碍的患者，需根据原因针对性改善，如规律作息、睡前饮用温牛奶、晚餐后避免饮用含咖啡因的饮料、临睡前排空膀胱等，特殊患者可以使用药物帮助睡眠。对于有明确病因的乏力，需诊断清楚后对症治疗。化疗药物导致的乏力较为常见，可配合一些扶正固本的中药进行调理，可以在一定程度上改善乏力。

五、输 液 反 应

1. 局部反应 一些刺激性较强的抗肿瘤药物如长春花碱类、蒽环类、烷化剂、丝裂霉素等使用不当可引起严重的局部反应，使用时需予以重视，以预防为主和及时处理十分重要。

（1）血栓性静脉炎：主要表现为注入抗肿瘤药物的静脉部位疼痛、皮肤发红、沿静脉皮肤色素沉着、脉管呈索条状变硬甚至导致静脉血栓。

预防和治疗措施：为防止静脉炎发生，避免直接推注药物，如需多次用药或患者静脉过细，可以采用经外周静脉置入中心静脉导管或皮下放置输液港，或颈内静脉穿刺，将导管置入上腔静脉，既能预防静脉炎发生，也可以减少多次穿刺的痛苦，但需定期做好穿刺口的感染护理和对静脉置管血栓的预防。不具备上述条件时，或应用刺激性相对低的抗肿瘤药物时，可通过输液器的小壶将药物分段冲入，并间断放开输液夹，使液体不断稀释药物，可以减轻药物对静脉的刺激。对于已发生药物外渗引发浅表性静脉炎者，也可以采取硫酸镁湿敷、多磺酸黏多糖（喜疗妥）乳膏外用等进行局部处理。

（2）局部组织坏死：刺激性强的药物漏入皮下可引起局部皮下组织化学性炎症，常表现为漏药部位红肿、严重疼痛，可持续2～3周。如漏药当时未做处理，可发生局部皮肤坏死、溃疡形成，数月才能愈合。

预防和治疗措施：药物外漏导致的局部组织坏死，治疗困难，预后较差，重在预防，因此对于上述强刺激性化疗药物，应尽量选用各类中心静脉导管以防止这类不良反应发生。及时发现：当药物漏于皮下时即刻感到局部明显疼痛，此时应立即停注药物，尽量回抽，限动肢体，拔出针头。及时处理：用生理盐水从局部皮下注入，以稀释药物浓度并用2%普鲁卡因局部封闭，然后予以冷敷。对于蒽环类药物外渗导致的皮下损伤，可尝试使用右丙亚胺治疗，渗漏严重时甚至需要外科手术清创、皮肤移植等治疗。

2. 过敏反应 在肿瘤治疗中并不少见，较易发生过敏反应的细胞毒性药物有紫杉醇、多西他赛、依托泊苷、博来霉素、多柔比星、门冬酰胺酶、顺铂、奥沙利铂等。同时带有非全人源成分的单克隆抗体如利妥昔单抗、西妥昔单抗及现在广泛应用的免疫检查点抑制剂 PD-1/PD-L1 等都可能导致过敏反应。

过敏反应可分为局部和全身过敏反应：局部过敏反应表现为沿静脉出现的风团、荨麻疹或红斑；在用药开始后 15min 内出现的症状或体征应视为全身性过敏反应，可表现为颜面发红、荨麻疹、低血压、发绀等。患者可诉有瘙痒、胸闷、呼吸困难、喉头水肿、恶心、失听、眩晕、寒战、腹痛、排便感及焦虑等。

预防和治疗措施：在使用易发生过敏反应的抗肿瘤药物前，可预防性使用糖皮质激素如地塞米松，H1 受体拮抗剂苯海拉明，H2 受体拮抗剂雷尼替丁、西咪替丁等药物，在开始用药的前

10min 内滴速宜慢，输液期间严密观察生命体征及过敏性症状。局部过敏反应并非停药指征，但需严密观察或治疗好转后继续用药。一旦发生全身过敏反应，应立即停止用药，联合应用 H1 受体拮抗剂和 H2 受体拮抗剂，并根据过敏反应分级情况，对症应用肾上腺素、沙丁胺醇、甲泼尼龙等急救药物支持。

六、细胞因子释放综合征

细胞因子释放综合征（CRS）是一种致命的失控的全身炎症反应，最常见于一些使用免疫相关生物治疗药物的患者，如单克隆抗体利妥昔单抗、本妥昔单抗，以及近几年迅猛发展的 PD-1/PD-L1 抑制剂、双特异性抗体，以及嵌合抗原受体 T 细胞治疗（CAR-T 细胞治疗）患者等。CRS 的临床表现可从非特异性的临床表现到严重危及生命的综合征，发病时间可从数分钟至 14 天，患者常表现为发热、头痛、恶心、呕吐、皮疹、肌肉/关节疼痛、僵硬，可合并危及生命的呼吸系统、循环系统、神经系统的毒性反应。

预防和治疗措施：CRS 的病理生理机制尚未完全清楚，主要是由于免疫效应细胞和肿瘤细胞的交联导致大量的炎性因子释放。早期识别是有效管理的关键，鉴别 CRS 和其他相似的临床表现非常重要。当高度怀疑 CRS 时需转诊至 ICU 以确保密切监测和及时治疗。基于肿瘤负荷调整剂量可有效防治严重 CRS。目前预测 CRS 的临床数据存在不一致性，如持续高热、低血压和缺氧、神经系统症状、高 C 反应蛋白和铁蛋白（＞10 000μg/L），细胞因子分析可更有效预测 CRS 的发生。CRS 的治疗管理非常复杂，严重 CRS 需及时积极治疗。因免疫抑制治疗减少炎症反应本身也存在使免疫疗法妥协的风险。白细胞介素-6 受体（IL-6R）阻断性单克隆抗体药物（托珠单抗，tocilizumab）因对炎症反应有良好的疗效且不会削弱抗肿瘤效应，近期被 FDA 批准作为 CRS 的治疗手段，糖皮质激素因免疫抑制剂作用仅在有严重神经系统毒性反应和对托珠单抗耐受情况下使用。

七、肿瘤溶解综合征

肿瘤溶解综合征是抗肿瘤治疗后肿瘤细胞大量死亡导致的，多见于恶性淋巴瘤、血液病，少见于实体瘤如小细胞肺癌、生殖系统恶性肿瘤等。其常可见高尿酸血症、高钾血症、高磷血症、低钙血症等。严重者容易并发急性肾衰竭和严重的心律失常。肿瘤溶解综合征也应以预防为主。

预防和治疗措施：大量补液及预防性使用别嘌醇是常用的手段，其也可用于高尿酸血症的治疗，静脉使用0.4%碳酸氢钠溶液可以碱化尿液。维持足够的尿量以预防肾衰竭，对于血肌酐正常的患者，必要时可应用利尿剂如呋塞米等。高钾血症可能导致恶性心律失常，因此应行心电监护，必要时进行心电图检查，并及早治疗，可通过利尿排钾，并使用高糖胰岛素及碳酸氢钠促进钾离子向细胞内转移，对于严重的肿瘤溶解综合征和顽固性电解质紊乱，必要时可能需行血液透析或 CRRT 纠正。

八、抗肿瘤免疫治疗相关不良反应

抗肿瘤免疫治疗的机制是激活细胞免疫，但过度激活可能导致药物相关不良反应，免疫相关不良反应可涉及全身各器官或系统，如心、肺、脑、肝、肾、皮肤、消化道、内分泌腺体、骨关节及神经血液系统等，临床表现各异而不典型，鉴别有一定难度，且不良反应可发生于用药后不久，也常发生于用药数个月以后，预后与治疗是否及时紧密相关，更需提高警惕。

预防和治疗措施：免疫相关不良反应较难预防，因此及时诊断更为重要，推荐对免疫治疗的患者进行规律的血液、内分泌、肝肾功能、心肌酶谱、心肺影像学等检查，并重视患者的新发症状。不良反应发生于不同的器官和系统时进行的对症治疗方法各不相同，但由于主要发病机制为细胞免疫功能过度激活，因此通用的治疗手段为应用糖皮质激素，特别是对于严重的抗肿瘤免疫药物不良反应，主张早期足量应用，一般常口服泼尼松或静脉注射甲泼尼龙 1～2mg/（kg·d），对于致命性不良反应如免疫性心肌炎，剂量可达到 500～1000mg/d。对于激素疗效不佳的重症患者，可考虑酌情加用硫唑嘌呤、环孢素、英夫利昔单抗等治疗。

九、远 期 反 应

随着有效的抗肿瘤方案的出现及外科技术的发展，肿瘤患者的生存期明显延长。因此，抗肿瘤药物引起的远期反应也日益突出。抗肿瘤药物治疗引起的远期反应较为常见的有生长迟缓、不育、免疫抑制、肝纤维化、神经损害和第二原发肿瘤。化疗对性腺的影响可能是长时间的，甚至可导致生殖能力完全丧失。应用烷化剂类药物如白消安、苯丁酸氮芥及环磷酰胺常引起闭经，丙卡巴肼和长春花碱也有同样的作用。甲氨蝶呤用于白血病维持治疗过程中，部分患者出现与肿瘤无关的骨折、骨质疏松和骨骼疼痛。

第二原发肿瘤在有效治疗后发生率可达 6%～15%，可发生于治疗后 1～20 年，高峰见于 3～9 年。化疗与放疗联合可使第二原发肿瘤发生率升高。易发生第二原发肿瘤的疾病有恶性淋巴瘤、睾丸肿瘤、乳腺癌、卵巢癌等。治疗后获得长期生存的肿瘤患者，应注意第二原发肿瘤的发生。但抗肿瘤药物治疗致第二原发肿瘤的危险性远低于药物带来的治疗作用，即收益远远大于风险。

（蔡修宇　薛俊丽）

第三节　抗肿瘤药物消化系统不良反应管理

一、恶心、呕吐

1. 常用药物　多数化疗药物都会引起恶心、呕吐，根据药物的致吐风险可分为高度、中度、低度和轻微 4 个致吐风险等级（表 23-2）。

2. 预防和治疗措施

（1）高度致吐性方案所致恶心、呕吐的预防：在化疗前采用以 5-HT3 受体拮抗剂为基础的联合方案，如 5-HT3 受体拮抗剂、地塞米松和神经激肽-1（NK-1）受体拮抗剂，5-HT3 受体拮抗剂、地塞米松和奥氮平，5-HT3 受体拮抗剂、地塞米松、NK-1 受体拮抗剂和奥氮平。

（2）中度致吐性方案所致恶心、呕吐的预防：推荐采用 5-HT3 受体拮抗剂联合地塞米松的标准二联方案，对于伴有其他风险因素或既往使用皮质类固醇 + 5-HT3 受体拮抗剂治疗失败的患者，应使用地塞米松 + 5-HT3 受体拮抗剂 + NK-1 受体拮抗剂联合方案。

（3）低度致吐性方案所致恶心、呕吐的预防：建议使用单一止吐药物，推荐 5-HT3 受体拮抗剂、地塞米松、多巴胺受体拮抗剂（如甲氧氯普胺）或氯丙嗪预防呕吐。

（4）轻微致吐性方案所致恶心、呕吐的预防：对于无恶心、呕吐史的患者，不必在化疗前常规给予止吐药物。如果患者发生呕吐，后续治疗前参照低度致吐性方案所致恶心、呕吐的预防进行处理。

表 23-2　常见化疗药物致吐风险等级

级别	药物	
	静脉药物	口服药物
高度致吐类药物	AC方案（含蒽环类、环磷酰胺的联合方案）、卡铂（AUC≥4）、卡莫司汀（>250mg/m²）、顺铂、环磷酰胺（≥1.5g/m²）、达卡巴嗪、多柔比星（≥60mg/m²）、表柔比星（>90mg/m²）、异环磷酰胺（≥2g/m²）、氮芥、链佐星	六甲蜜胺、白消安（≥4mg/d）、塞瑞替尼、克唑替尼、环磷酰胺[≥100mg/(m²·d)]、雌莫司汀、依托泊苷、仑伐替尼、洛莫司汀（单日）、米托坦、奥拉帕他、帕比司他、丙卡巴肼、瑞卡帕布、替莫唑胺（>75mg/m²）、曲氟尿苷替匹嘧啶
中度致吐类药物	白细胞介素-2（>12~15MIU/m²）、氨磷汀（>300mg/m²）、三氧化二砷、阿扎胞苷、苯达莫司汀、白消安、卡铂（AUC<4）、卡莫司汀（≤250mg/m²）、氯法拉滨、环磷酰胺（≤1.5g/m²）、阿糖胞苷（>200mg/m²）、放线菌素D、柔红霉素、恩杂鲁胺、多柔比星（<60mg/m²）、表柔比星（≤90mg/m²）、伊达比星、异环磷酰胺（<2g/m²）（每剂）、α干扰素（≥10MIU/m²）、伊立替康、洛铂、马法兰、甲氨蝶呤（≥250mg/m²）、奈达铂、奥沙利铂、替莫唑胺、曲贝替定	

续表

级别	静脉药物	口服药物
低度致吐类药物	Ado-曲妥珠单抗、白细胞介素-2（≤12MIU/m²）、氨磷汀（≤300mg/m²）、阿替利珠单抗、贝利司他、本妥昔单抗、卡巴他赛、卡非佐米、阿糖胞苷（100～200mg/m²）、多西他赛、多柔比星脂质体、艾立布林、依托泊苷、氟尿嘧啶、氟脲苷、吉西他滨、α干扰素（5～10MIU/m²），伊沙替康（脂质体），伊立替康，甲氨蝶呤（50～250mg/m²），丝裂霉素、米托蒽醌、前昔安珠单抗、培美曲塞、喷司他丁、普拉曲沙、普拉睾康、托泊替康、阿柏西普	阿法替尼、阿来替尼、安罗替尼、阿帕替尼、阿帕鲁替尼、阿昔替尼、贝沙罗汀、博舒替尼、白消安（<4mg/d）、卡博替尼、卡培他滨、西达本胺、来丁酸氮芥、考比替尼、环磷酰胺[<100mg/（m²·d）]，达沙替尼、达拉非尼、厄洛替尼、依维莫司、氟达拉滨、氟布拉滨、吉非替尼、羟基脲、伊马替尼、埃克替尼、艾伏尼布、文代拉里斯、米那度胺、美法仑、替尼泊苷、拉帕替尼、来那度胺、美希布替尼、伊马替尼、奥希替尼、奥拉帕利、培唑帕尼、泊马度、哌柏西利、培唑帕尼、帕纳替尼、卢戈替尼、瑞戈非尼、索拉非尼、唑来替尼、芦可替尼、索尼德吉、索拉非尼、舒尼替尼、替吉奥、替莫唑胺[<75mg/（m²·d）]，硫鸟嘌呤、曲美替尼、维 A 酸、凡德他尼、维莫非尼、维奈托克、莫德吉、伏立诺他
轻微致吐类药物	阿仑单抗、门冬酰胺酶、贝伐珠单抗、博来霉素、西妥昔单抗、克拉屈滨、地西他滨（<100mg/m²）、地尼白细胞介素、右丙亚胺、埃罗妥珠单抗、氟达拉滨（≤5MIU/m²）、伊匹木单抗、甲氨蝶呤（≤50mg/m²）、奥滨尤妥珠单抗、奥法木单抗、帕尼单抗、纳武利尤单抗、帕博利珠单抗、培门冬酶、聚乙二醇干扰素、司妥昔单抗、信迪利单抗、帕妥珠单抗、雷莫芦单抗、利妥昔单抗、替西罗莫司、替雷利珠单抗、曲妥珠单抗、长春花类药物（长春碱、长春新碱、长春地辛、长春瑞滨）	

（5）多日化疗所致恶心、呕吐的预防：5-HT3 受体拮抗剂联合地塞米松是预防多日化疗所致恶心、呕吐的标准治疗，通常主张在化疗全程使用 5-HT3 受体拮抗剂，地塞米松应连续使用至化疗结束后 2～3 天。对于包含高度致吐性的化疗方案，可加用 NK-1 受体拮抗剂，NK-1 受体拮抗剂的使用最多可延续至化疗第 7 天。

（6）口服药物致恶心、呕吐的预防：对于中至高度致吐风险方案，5-HT3 受体拮抗剂可持续每天给药。对低-轻微致吐风险方案不做常规预防，仅在出现症状后给予 5-HT3 受体拮抗剂、甲氧氯普胺或氯丙嗪中的一种。

（7）暴发性/难治性恶心、呕吐的治疗：有超过 50%接受中度或高度致吐性治疗的患者仍会发生延迟性或突发性恶心或呕吐。总体来说，呕吐发生后症状控制比预防呕吐发生更困难得多。急救措施包括：增加使用与已用止吐药作用机制不同的止吐药；可能需要使用多个额外的止吐药来加强止吐；考虑应用药理作用相同的更有效或长效药物替代无效药物；考虑替换一种止吐药；可考虑将止吐预防方案升级至能够预防下一次更高水平呕吐风险的方案；考虑在患者的方案中加用一种抗焦虑药物。

二、腹　　泻

主要表现为伴轻度腹痛或无痛性腹泻，呈喷射样水样便，一天数次或数十次，持续 5～7 天。免疫检查点抑制剂导致的腹泻常表现为黏液血便，伴或不伴里急后重。

1. 常用药物　5-FU、伊立替康、卡培他滨、紫杉醇、多西他赛、顺铂、奥沙利铂、易瑞沙、阿法替尼、西妥昔单抗、阿帕替尼、安罗替尼、索拉非尼、舒尼替尼、仑伐替尼等，以及免疫检查点抑制剂 PD-1/PD-L1 单抗（帕博利珠单抗、纳武利尤单抗、卡瑞丽珠单抗、信迪利单抗、特瑞普利单抗及替雷利珠单抗等）、抗 CTLA-4 单抗等。

2. 预防和治疗措施

（1）预防：停用所有抗便秘制剂（缓泻药）；避免食用会加速肠蠕动的食物或饮料，如乳制品、果汁、大量的水果和蔬菜、胡椒、辛辣食物等；不推荐预防性应用抑制肠蠕动类止泻药如盐酸洛哌丁胺（易蒙停）来预防腹泻。

（2）治疗

1）2级以下的腹泻：建议以调节饮食和观察为主，少量多餐，进食易消化食物，可使用蒙脱石散止泻。

2）2级以上腹泻：应停止抗肿瘤药物治疗直至症状消失，下一周期酌情减量。推荐使用洛哌丁胺治疗，起始量 4mg，以后2mg/4h，至腹泻停止 12h 停药。若24h 后腹泻未停止，洛哌丁胺增量至 2mg/2h，酌情加用口服抗生素，可加用苯乙哌啶联合治疗。此剂量用药不得连续超过48h。若48h 后腹泻仍未停止，推荐皮下注射奥曲肽，剂量为 100～150μg，q8h 或 q12h。如果 24h 症状未控制，可增加剂量至 500μg，q8h，其间需注意补液、维持电解质平衡。

3）伊立替康所致的腹泻：早发性腹泻，指用药 24h 内出现的腹泻，考虑为胆碱能反应引起，推荐使用阿托品 0.25mg 皮下注射，可重复使用，如果患者在前次化疗有过严重的乙酰胆碱样症状，化疗前可预防性使用阿托品。迟发性腹泻，指用药 24h 之后出现的腹泻，止泻方案同上述 2）。使用伊立替康前建议检测 *UGT1A1* 基因多态性以指导用药，*UGT1A1**28 基因纯合子型的患者发生腹泻的概率更大。

4）与免疫治疗相关的腹泻：按照 CSCO 指南的分级建议处理。

三、便　　秘

1. 常用药物　镇痛药、止吐药和化疗药物都可引起便秘，常见的导致便秘的化疗药物有卡培他滨、铂类、长春碱类生物碱、依托泊苷、雷替曲塞、沙利度胺、吉西他滨等。常用的导致便秘的止吐药有阿扎司琼、昂丹司琼等。导致便秘的镇痛药包括曲马多、奥施康定、美施康定、多瑞吉等。

2. 预防和治疗措施　目前尚无特异性治疗,主要以调整饮食及生活方式为主,如增加液体摄入量和运动量、增加摄入富含纤维素的食物。如果患者超过 3 天无大便,可使用大便软化剂联合泻药。常用的泻药有硫酸镁、枸橼酸钠、矿物油等。软化剂有乳果糖、聚乙二醇、山梨醇等。对于镇痛药导致的便秘,强调预防为主。持续多日的便秘,应该先用开塞露,或者灌肠,将积存的大便排出,再使用乳果糖等口服药物通便。

四、腹痛、腹胀

化疗药物直接刺激胃肠道黏膜或引起胃肠道痉挛、胃肠功能紊乱都可引起腹痛,常见药物有伊立替康、卡培他滨、拓扑替康、多西他赛等。治疗上主要以给予保护胃黏膜药物为主。同时临床上需排除肠梗阻、急性阑尾炎、胰腺炎、肠系膜血栓等急腹症,慎用镇痛药。

五、口腔黏膜炎

1. 常用药物　口腔黏膜炎常见于应用作用于细胞周期 S 期的药物,包括甲氨蝶呤、5-FU、阿糖胞苷、卡培他滨、替吉奥等。抗 VEGFR 的小分子药物如阿帕替尼、安罗替尼、索拉非尼等也常引起口腔黏膜炎。

2. 预防和治疗措施　①加强常规口腔护理;②推荐使用苄达明、碳酸氢钠漱口液减轻口腔黏膜炎的严重程度;③疼痛严重时可用吗啡漱口液、利多卡因漱口液等减轻疼痛程度;④可采用冷疗(在快速输注大剂量半衰期较短的化疗药物过程中口含冰块或冰水)来减少口腔黏膜炎的发生;⑤对于接受大剂量化疗、放疗和自体干细胞移植的肿瘤患者，可使用帕利夫明有效预防口腔黏膜炎，剂量为 60μg/（kg·d），使用时间为预处理前 3 天和移植后 3 天。

六、结　肠　炎

（1）缺血性结肠炎：指结肠血管闭塞导致结肠供血不足，引起腹痛、腹泻、便血等临床表现的疾病。治疗上需禁食，在早期使用血管扩张剂改善血液循环，减轻肠道缺血损伤，必要时抗感染治疗，出现坏疽型缺血性结肠炎，则需尽早外科手术。

（2）中性粒细胞减少性结肠炎：常见于血液系统肿瘤或大剂量化疗的实体瘤患者，常表现为中性粒细胞严重下降。给予禁食、输液治疗，推荐使用广谱抗生素抗感染。对于内科保守治疗效果欠佳，出现肠梗阻、肠穿孔等并发症者，需及时外科治疗。

（3）免疫治疗相关的结肠炎：见免疫治疗相关的腹泻。

七、食　欲　下　降

多数化疗药物都会刺激胃肠道黏膜引起食欲下降，餐前可食用山楂、酸梅汁、益生菌等促进消化，餐前餐后适当运动促进消化。必要时需药物干预，如使用促胃动力药促进消化。孕激素类药物可明显改善癌症患者厌食症状。

八、肝功能不全

1. 常用药物　环磷酰胺、甲氨蝶呤、吉西他滨、抗生素类（多柔比星、柔红霉素）、植物碱类（长春地辛、长春瑞滨）、铂类等。抗 VEGFR 的小分子靶向药及免疫检查点抑制剂也可导致肝损伤。

2. 预防和治疗措施

（1）化疗前评估患者肝功能及本身肝脏基础疾病，化疗期间密切监测肝功能，同时口服保肝药物。对于乙型肝炎病毒感染的患者，建议抗病毒治疗。

（2）对于轻度肝损伤，可在使用保肝药物（抗炎保肝类、解毒保肝类、利胆保肝类、细胞修复类、抗氧化类）的同时，继续使用当前化疗药物，免疫检查点抑制剂导致的肝损伤需使用类固醇类激素，如应用甲泼尼龙 1～2mg/（kg·d）治疗。

（3）出现下列情况之一者应考虑停用肝损伤药物：①血清ALT 或 AST＞8ULN（正常值上限）；②ALT 或 AST＞5ULN，持续 2 周；③ALT 或 AST＞3ULN，且总胆红素（TBIL）＞2ULN或国际标准化比值（INR）＞1.5；④ALT 或 AST＞3ULN，伴逐渐加重的疲劳、恶心、呕吐、右上腹疼痛或压痛、发热、皮疹和（或）嗜酸性粒细胞增多（＞5%）。

九、肠　穿　孔

1. 常用药物　肠穿孔是一种不常见的并发症，与抗血管生成药物有关，包括针对 VEGF 的单克隆抗体（如贝伐珠单抗）、抗血管生成酪氨酸激酶抑制剂。此外，抗肿瘤过程中的辅助用药如非甾体抗炎药、糖皮质激素也会诱发肠穿孔。

2. 预防和治疗措施　对于围术期使用贝伐珠单抗的患者，手术与最后一次贝伐珠单抗给药之间至少应间隔 28 天（最好是 6～8 周）。对于使用贝伐珠单抗同时接受腹腔放疗或肠道支架置入的患者，肠穿孔风险增加，出现相关症状时需注意。

十、肠　梗　阻

肿瘤患者出现肠梗阻多为肠道肿瘤、肿瘤腹腔转移、术后粘连、吻合口狭窄等原因所致。部分抗肿瘤药物（如长春碱类、沙利度胺）及止吐药可减慢肠蠕动，导致肠梗阻。治疗上以预防为主，通过饮食及运动调节，保证排便顺畅。不完全肠梗阻可选用内科保守治疗，内科治疗无效及绞窄性肠梗阻的患者应尽早行外科手术。

十一、胃　溃　疡

1. 常用药物　比较少见，非甾体抗炎药、糖皮质激素有诱发或加重胃溃疡风险。

2. 预防和治疗措施　①避免与非甾体抗炎药联用；②化疗期间给予质子泵抑制剂（PPI）护胃；③避免长期及大剂量使用非甾体抗炎药、糖皮质激素。

十二、消化道出血

肿瘤患者出现消化道出血一般是由肿瘤自身发展所致，也有少部分为抗肿瘤药物所致，如引起缺血性结肠炎、胃溃疡的相关药物都可引起消化道出血。

十三、胰　腺　炎

1. 常用药物　紫杉醇、异环磷酰胺、门冬酰胺酶、长春瑞滨、顺铂、阿糖胞苷、泊那替尼等。

2. 预防和治疗措施　药物性胰腺炎没有特异性临床表现，主要症状为腹痛，常发生于化疗后数小时内，也可能发生于化疗后几周。监测血尿淀粉酶、血脂肪酶，诊断明确后多采用内科保守治疗。

十四、腹　　水

肿瘤患者出现腹水大部分是由肿瘤本身所致，少部分是由于化疗引起吞咽困难、腹胀、食欲缺乏等不良反应导致摄入减少，蛋白水平低下，形成腹水。针对肿瘤本身引起的腹水以腹腔穿刺引流及腹腔灌注抗肿瘤药物治疗为主，针对化疗不良反应引起的腹水以药物干预及化疗药物减量等措施降低不良反应为主（详见前述），必要时可给予肠内营养支持，如蛋白粉、肠内营养液等。

十五、吞　咽　困　难

引起口腔黏膜炎的药物如甲氨蝶呤、5-FU、阿糖胞苷、卡培他滨、替吉奥等，可导致口腔黏膜出现红肿、溃疡、疼痛，严重者可延及咽部、食管，引起吞咽困难。预防及治疗见"口腔黏膜炎"。

（陈晓锋　刘红利）

第四节　抗肿瘤药物血液淋巴系统不良反应管理

抗肿瘤药物中最容易引发血液淋巴系统毒性的药物为细胞毒性药物，这类药物除了对肿瘤细胞有较大的杀伤力外，对正常细胞，特别是新陈代谢活跃的细胞如骨髓干细胞、胃肠黏膜上皮细胞等亦有很强的抑制作用。因此，骨髓抑制是发生率最高的剂量限制性不良反应。骨髓抑制的主要表现包括白细胞、中性粒细胞、血小板、红细胞数目减少及血红蛋白下降。它的发生不仅延缓化疗的进行而影响治疗效果，而且可能导致并发症，严重时可危及患者生命。除了骨髓抑制外，抗肿瘤药物引起血液淋巴系统

毒性还包括溶血、弥散性血管内凝血、血栓形成及血栓性血小板
减少性紫癜等。

一、骨 髓 抑 制

1. 常用药物及骨髓抑制的分度 常见的细胞毒性药物均可
引起骨髓抑制，包括蒽环类药物（多柔比星、表柔比星）、烷化
剂（氮芥、铂类、环磷酰胺、异环磷酰胺）、抗代谢药物（甲氨
蝶呤、吉西他滨、氟尿嘧啶）、喜树碱类药物（伊立替康、拓扑
替康）、长春碱类（长春地辛、长春新碱）、抗生素类（丝裂霉素、
博来霉素）、紫杉烷类（多西他赛、紫杉醇）等。还有部分靶向
药物会引起骨髓抑制，包括 CDK4/6 抑制剂如帕博西林及 PARP
抑制剂如奥拉帕尼、尼拉帕尼等。

骨髓抑制的分度：目前化疗后骨髓抑制的分度采用的是世界
卫生组织抗癌药物急性及亚急性毒性反应分度标准（表 23-3）。
化疗导致中性粒细胞减少的谷值通常出现在化疗后 7～14 天。

表 23-3　化疗后骨髓抑制的分度

血液学	0 度	1 度	2 度	3 度	4 度
血红蛋白（g/L）	≥110	109～95	94～80	79～65	<65
白细胞（10^9/L）	≥4.0	3.9～3.0	2.9～2.0	1.9～1.0	<1.0
粒细胞（10^9/L）	≥2.0	1.9～1.5	1.4～1.0	0.9～0.5	<0.5
血小板（10^9/L）	≥100	99～75	74～50	49～25	<25

2. 预防和治疗措施

（1）白细胞、粒细胞减少：外周血白细胞总数持续低于
$4.0×10^9$/L 称为白细胞减少症；外周血中性粒细胞绝对数持续低
于 $1.5×10^9$/L 称为中性粒细胞减少症。白细胞低于 $4×10^9$/L 时应
减少抗肿瘤药物的剂量，低于 $3×10^9$/L 时应停用抗肿瘤药物，低
于 $1×10^9$/L 时应对患者进行隔离，预防感染。口服升白细胞药

物如利可君片、鲨肝醇、小檗胺片、咖啡酸片和地榆升白片等对预防白细胞下降有积极作用。

（2）中性粒细胞减少伴发热（febrile neutropenia，FN）：口腔温度＞38.3℃（腋温＞38.1℃）或2次测量口腔温度＞38.0℃（腋温＞37.8℃），且中性粒细胞计数＜$0.5×10^9$/L，或预计24h后会降至＜$0.5×10^9$/L。中性粒细胞计数＜$0.5×10^9$/L为粒细胞缺乏症。中性粒细胞缺乏症是血液系统中的急症，极易合并严重感染，病情危重，死亡率高，需积极抢救。参照《中国中性粒细胞缺乏伴发热患者抗菌药物临床应用指南》（2016年版），对高危和低危患者进行如下定义。

1）高危患者：符合以下任一项标准均被认为是高危患者，该类患者应首选住院接受经验性静脉抗菌药物治疗。①严重中性粒细胞缺乏（中性粒细胞计数＜$0.1×10^9$/L）或预计中性粒细胞缺乏持续＞7天。②有以下任一种临床合并症（包括但并不限于）：血流动力学不稳定；口腔或胃肠道黏膜炎，吞咽困难；胃肠道症状，包括腹痛、恶心、呕吐或腹泻；新发的神经系统改变或精神症状；血管内导管感染，尤其是导管隧道感染；新发的肺部浸润或低氧血症，或有潜在的慢性肺部疾病。③肝功能不全（定义为转氨酶水平＞5ULN）或肾功能不全（定义为肌酐清除率＜30ml/min）。

2）低危患者：是指中性粒细胞缺乏预计在7天内消失，无活动性合并症，同时肝肾功能正常或损害较轻并且稳定。

高危患者需要住院治疗，静脉应用可覆盖铜绿假单胞菌和其他严重革兰氏阴性菌的广谱抗菌药物。推荐单一使用抗假单胞菌β内酰胺类药物（包括哌拉西林-他唑巴坦、头孢哌酮-舒巴坦）、碳青霉烯类药物（亚胺培南-西司他丁或美罗培南）或帕尼培南-倍他米隆、头孢吡肟或头孢他啶。对于低危患者，初始可以接受口服或静脉注射经验性抗菌药物治疗。推荐联合口服环丙沙星和阿莫西林-克拉维酸，也可以单用左氧氟沙星。应用重组人粒细胞集落刺激因子（G-CSF）或GM-CSF是重要的治疗手段。当发生粒细胞缺乏症合并严重感染且广谱抗菌药物无效或集落刺激因子使用后无效时，才考虑输注浓缩白细胞。

（3）贫血（红细胞、血红蛋白减少）：抗肿瘤药物对红细胞的主要影响是导致红细胞大小不等和巨红细胞血症，这种影响与DNA 合成受抑制有关。通常抗肿瘤药物很少由单一因素导致低血红蛋白。对于贫血的患者，当血红蛋白低于 90g/L 时可以考虑使用重组人红细胞生成素（rHuEPO）。rHuEPO 作用于骨髓中红系造血祖细胞，能促进其增殖、分化；还可以促使红细胞自骨髓向血液中释放，进而转化为成熟的红细胞。但 rHuEPO 不良反应较多，如高血压、血栓和头痛等，在应用时应当注意。血红蛋白低于 85g/L 时，应结合患者的临床表现，如极度疲劳、头晕、头痛、心动过速、低血压及心脏缺血表现，可考虑输浓缩红细胞。血红蛋白低于 70g/L 且血容量正常时，通常需输注浓缩红细胞。只有患者有活动性出血，需要同时补充血容量和红细胞时，才考虑输全血。

（4）血小板减少：血小板低于 100×10^9/L 可诊断为血小板减少症；低于 50×10^9/L 时，存在出血的危险；低于 20×10^9/L 时，可有自发性出血的高度危险性；低于 10×10^9/L 则有极高度危险性。重组人血小板生成素（rhTPO）和白细胞介素-11 可有效治疗血小板减少症。rhTPO 是刺激巨核细胞生长及分化的内源性细胞因子，对巨核细胞生成的各阶段均有刺激作用，包括前体细胞的增殖和多倍体巨核细胞的发育及成熟，从而升高血小板数目。白细胞介素-11 是新型血小板生长因子，能促进初级造血干细胞生长，促使巨核细胞母细胞增殖，诱导巨核细胞分化，从而增加血小板数量。一般血小板低于 10×10^9/L 可以考虑输注血小板。对于上一个治疗周期血小板最低值 < 50×10^9/L、已知血小板最低值出现时间者，可在血小板最低值出现前预防性注射 10～14 天 rhTPO，300U/kg 体重，每天或隔天 1 次，连续 7～10 天。

二、溶　　血

1. 常用药物　抗肿瘤药物如嘌呤类似物氟达拉滨、克拉屈滨可引起继发性自身免疫性溶血性贫血（autoimmune hemolytic anemia，AIHA）。自身免疫性溶血性贫血是由于机体免疫功能紊乱、产生自身抗体导致红细胞破坏加速（溶血）超过骨髓代偿时发生的贫血。引起溶血的原因：自身免疫性疾病、各类病原菌感染及药物等。其中因为抗肿瘤药物进入机体后，由于免疫等因素从而引起红细胞大量破坏，临床上出现贫血、黄疸、酱油色尿等溶血表现。诊断标准：①血红蛋白水平达贫血标准。②检测到红细胞自身抗体。③至少符合以下一条：网织红细胞百分比＞4%或绝对值＞120×10^9/L；结合珠蛋白＜100mg/L；总胆红素≥17.1μmol/L（以非结合胆红素升高为主）。

2. 预防和治疗措施　治疗原则：迅速脱离接触病因（如药物），控制原发病（如感染、肿瘤）等。轻症病例以口服泼尼松及维生素和对症支持为主。重症病例可先静脉使用地塞米松冲击治疗和预防并发症。注意碱化利尿、利胆去黄，并注意电解质平衡。贫血严重时可适当输洗涤红细胞。严重病例且肾上腺皮质激素无效情况下可以选择血浆置换。二线治疗有脾切除及应用利妥昔单抗、环孢素A和细胞毒性免疫抑制剂等。

三、弥散性血管内凝血

1. 常用药物　弥散性血管内凝血（disseminated intravascular coagulation，DIC）是常见的副癌综合征，在肺癌、淋巴瘤及白血病等肿瘤中均可出现，可能与肿瘤组织释放促凝血因子有关，患者常发生皮下瘀斑、紫癜、血肿、血尿等。临床上引起DIC的抗肿瘤治疗药物包括门冬酰胺酶及大剂量化疗药物（如铂类、甲氨蝶呤）等。抗肿瘤药物主要通过影响蛋白质的合成而引起含蛋白质成分的凝血因子减少，从而引起凝血功能障碍，且对纤维蛋白原的合成影响更为显著。DIC 不是一个独立的疾病，而是众多疾病复杂病理过程中的中间环节，以微循环障碍、出血倾向及全身器官功能衰竭为主要临床表现。

2. 预防和治疗措施 DIC 治疗原则：原发病的治疗是终止DIC 病理过程的最为关键和根本的治疗措施。抗凝治疗的目的是阻止凝血过度活化、重建凝血-抗凝平衡、中断 DIC 病理过程。临床上常用的抗凝药物为低分子肝素。在采取抗凝治疗基础上补充凝血因子及血小板是重要的治疗措施，主要手段包括：新鲜冷冻血浆等血液制品、血小板悬液、FⅧ及凝血酶原复合物等。此外同时抗休克治疗，纠正缺氧、酸中毒及水电解质平衡紊乱等对症支持治疗极其重要。在继发性纤溶已成为出血的主要原因时，使用抗纤溶药，主要包括 6-氨基己酸、氨甲苯酸等。

四、血栓性血小板减少性紫癜

1. 常用药物 血栓性血小板减少性紫癜（thrombotic thrombocytopenic purpura，TTP）是一种少见的副癌综合征，常见于转移性恶性肿瘤晚期，腺癌多见，可发生于胃癌、乳腺癌、肺癌及淋巴瘤等患者。TTP 为一组微血管血栓出血综合征，其主要临床特征包括微血管病性溶血性贫血、血小板减少、神经精神症状、发热和肾脏受累等，引起 TTP 的抗肿瘤药物包括丝裂霉素、柔红霉素、甲氨蝶呤等。TTP 的主要临床表现：①出血，以皮肤、黏膜为主，严重者可有内脏或颅内出血；②微血管病性溶血性贫血，多为轻中度贫血，可伴黄疸；③神经精神症状，表现为意识紊乱、头痛、失语、惊厥，以及局灶性感觉或运动障碍等；④肾脏损害，可出现蛋白尿、血尿及肌酐升高，严重者可发生急性肾衰竭；⑤发热，以"三联征"或"五联征"出现。

2. 预防和治疗措施 治疗原则：本病病情凶险，病死率高。在诊断明确或高度怀疑本病时，不论轻型或重型，都应尽快开始积极治疗。首选血浆置换治疗，其次可选用新鲜（冰冻）血浆输注和药物治疗。药物治疗包括甲泼尼龙（200mg/d）或地塞米松（10～15mg/d）静脉输注3～5天，静脉滴注免疫球蛋白，病情稳定后可选用双嘧达莫（潘生丁）和（或）阿司匹林，对减少复发有一定作用。

（刘红利　石　燕）

第五节　抗肿瘤药物呼吸系统不良反应管理

一、急性呼吸窘迫综合征

1. 常用药物　利妥昔单抗偶可引起急性呼吸窘迫综合征（ARDS），表现为呼吸困难、低氧血症和肋膈处疼痛、肺出血；应用表皮生长因子受体酪氨酸激酶抑制剂（EGFR-TKI）如吉非替尼、厄洛替尼的少数病例可发生严重间质性肺疾病（ILD）。聚乙二醇化重组人粒细胞集落刺激因子罕见的严重不良反应包括ARDS；大部分病例与既往化疗、既往放疗、既往肺疾病、肺转移及肺感染等因素共同作用相关。主要症状为胸闷、呼吸困难、干咳等，通常在停药数周至数月后出现，胸部影像学检查表现为弥漫性或肺底部网状渗出影。肺组织活检是证实肺毒性的直接证据，其特点是弥散性细胞损害、透明膜形成、间质性肺炎及血管内皮细胞和肺泡上皮细胞纤维化。

2. 预防和治疗措施　抗肿瘤药物相关肺毒性一旦明确，应立即停用该抗肿瘤药物，并及时给予大量激素冲击治疗，合并肺部感染者可及时使用抗生素，同时给予氧疗、支气管扩张剂等辅助治疗。进行相应检查，如诊断为ILD，应停止使用EGFR-TKI并进行相应治疗。治疗措施主要如下：①去除病因；②防治肺水肿，维持心排血量；③改善气体交换；④改善酸碱平衡紊乱；⑤防治肺损伤；⑥防治并发症；⑦支持治疗。

二、咳　嗽

1. 常用药物　抑制微管解聚药物联合放疗可使间质性肺炎发生率增加，可引起咳嗽。克唑替尼、埃克替尼、曲妥珠单抗等分子靶向药物，及抗血管生成药物等常引起咳嗽。应用哺乳动物雷帕霉素靶蛋白（mTOR）抑制剂依维莫司的早期不良反应仅表现为轻微咳嗽。

2. 预防和治疗措施　如为不可耐受的咳嗽，则考虑更改治疗方案。治疗措施主要如下：①抗肿瘤同时应用药物镇咳；②胸腔积液引流（胸腔积液导致）；③抗感染（感染存在）；④应用激素（慢性阻塞性肺疾病或哮喘）。

三、呼 吸 困 难

1. 常用药物　呼吸困难为抗肿瘤药物应用中较为常见的不良反应。烷化剂环磷酰胺的主要不良反应有咳嗽、进行性呼吸困难；靶向药物曲妥珠单抗与多柔比星或紫杉烷类合用时心脏毒性增加，心力衰竭发生率为26%～28%，明显高于单纯化疗组，可表现为呼吸困难、肺水肿、外周性水肿和心脏扩大；EGFR-TKI如吉非替尼等常见不良反应为呼吸困难；抗微管药物紫杉醇、多西他赛及长春瑞滨可引发毛细血管渗漏综合征而导致呼吸困难，严重者多表现为全身不适及持续呼吸困难，通常病例检查时见弥漫性肺泡损害，激素治疗无效。也有严重至出现呼吸衰竭者，常需机械通气。应用依维莫司引发呼吸困难可伴严重非感染性肺炎甚至导致死亡；吉西他滨、伊立替康、拓扑替康等药物偶可引起呼吸困难。

2. 预防和治疗措施

（1）一旦发生肺毒性，应立即停药，应用大剂量类固醇皮质激素，逐渐减量并维持足够长时间，配合有效抗生素预防可能发生的感染，以及低流量吸氧均有助于呼吸困难的治疗。

（2）高龄、联合放疗、肾损害及高浓度吸氧等高危者，需适当限制抗肿瘤药物的总量。已有肺损伤者，应停用相关抗肿瘤药物，某些抗肿瘤药物引起的肺损伤停药后可自行缓解。治疗药物可选用肺保护剂，如同时给予谷胱甘肽、维生素 E 等抗氧化剂或糖皮质激素、H1 受体拮抗剂等，可减少抗肿瘤药物肺毒性发生。

四、呃　　逆

1. 常用药物　铂类等化疗药物常引起呃逆，部分患者可能出现顽固性呃逆。

2. 预防和治疗措施　①调节电解质药物；②巴氯芬等缓解骨骼肌痉挛的药物或肌松药；③抗精神疾病药；④抗抑郁药；⑤中枢兴奋药；⑥钙通道阻滞剂；⑦抗胆碱药等。针灸疗法对于顽固性呃逆也有较好的疗效。

五、咽喉炎、声音嘶哑与喉头水肿

1. 常用药物　铂类、紫杉醇等多种化疗药物，依维莫司、阿法替尼等分子靶向药物，是引起肿瘤患者发生咽喉部不良反应的常见原因。对于这些药物引起的咽喉部症状，多为肿瘤本身或远处转移、化疗同步或序贯局部放疗、药物急性过敏反应引起。一般会导致咽喉部不适感、黏膜充血、感染、声音嘶哑甚至喉头水肿等，这些症状的出现会影响患者的正常吞咽、发声和呼吸功能。对于接受治疗的患者，应充分评估咽喉部的功能和既往治疗与过敏史及是否合并相关慢性疾病。

2. 预防和治疗措施 常用的预防和处理措施：①可应用金银花、麦冬茶或润喉含片，保持口咽部湿润。②选择清淡、易消化的（半）流食，戒烟忌酒，避免食用辛辣刺激性食物和饮料。③若出现咽部不适、疼痛等症状，可适当应用咽炎片、镇痛药对症处理，若伴有感染，可考虑应用抗生素类药物，建议采用咽拭子培养及细菌药敏试验以明确感染菌。④急性喉头水肿主要表现为呼吸困难，口唇发绀，严重者会出现窒息而死亡，多为化疗药物过敏所致，需立即停止输液，给予心电监测和持续吸氧，按照药物过敏的应急处置流程予以施救。⑤若上述症状对症处理后难以缓解，可寻求耳鼻喉专科协助诊治，必要时予以喉镜探查。

六、肺　炎

1. 常用药物 免疫治疗相关药物 PD-1 抑制剂、PD-L1 抑制剂、CTLA-4 抑制剂及 EGFR-TKI 等靶向药物常引起免疫相关性肺炎。

2. 预防和治疗措施

（1）用药前对患者进行肺功能评估，对于免疫治疗相关性肺炎的高危人群，如接受 EGFR-TKI 联合免疫治疗的驱动基因敏感突变阳性的非小细胞肺癌患者及先前存在慢性肺部疾病（如慢性阻塞性肺疾病、肺纤维化等）或目前存在肺部活动性感染的患者，选择免疫治疗时应该更加谨慎。

（2）大部分免疫治疗相关性肺炎需要激素或免疫抑制剂治疗，超过 85% 的患者可以通过停药和免疫抑制治疗得到缓解或治愈，但是 10%～15% 的患者使用激素治疗之后得不到缓解。双免疫治疗较单免疫治疗患者发生免疫治疗相关性肺炎更难以恢复，而且应用免疫抑制剂治疗的疗效相对差，这部分患者的死亡率很高。

（3）ILD 具体治疗措施：①临床上一旦发生或怀疑 ILD，应立即停用 EGFR-TKI；若有引起或加重 ILD 的合并用药（如博来霉素、胺碘酮等），可换用其他对 ILD 无影响的药物。②对于确诊或高度怀疑 EGFR-TKI 相关性 ILD 的患者，应立即根据严重程度开始应用糖皮质激素治疗，并注意补充钙及维生素 D，监测血糖，预防消化道出血。1 级，密切监测症状、体征和进行血液学检查，一旦恶化，按 2～4 级治疗；2 级，起始泼尼松龙 0.5～1.0mg/（kg·d）或等效药物，持续 2～4 周，症状、体征恢复后缓慢减量，总疗程至少 6 周；3 级，起始泼尼松龙 1.0～2.0mg/（kg·d）或等效药物，持续 2～4 周，症状、体征恢复后缓慢减量，总疗程至少 8 周；4 级，甲泼尼龙 500～1000mg/d 冲击治疗，3 天后泼尼松龙 1～2mg/（kg·d），持续 2～4 周，症状、体征恢复后缓慢减量，总疗程至少 8～10 周。③经验性抗生素抗感染治疗（按需或根据微生物学检查结果选择敏感抗感染药物）。④推荐参照 COPD 氧疗指征，静息状态低氧血症（动脉血氧分压≤55mmHg，或动脉血氧饱和度≤88%）的 ILD 患者接受长程氧疗，氧疗时间 >15h/d。⑤发生呼吸衰竭时行机械辅助通气。

七、肺 水 肿

1. 常用药物 抗代谢药物阿糖胞苷直接的细胞毒性作用是主要的致肺水肿的原因。吉西他滨引起肺水肿的发生率约为 0.1%。白细胞介素-2（IL-2）用于治疗实体瘤时引起肺水肿的严重程度与剂量相关。甲氨蝶呤可引起血管神经性肺水肿。非小细胞肺癌和转移性乳腺癌患者应用长春花碱-丝裂霉素时可能发生急性肺水肿。Muromonab-CD3（OKT3）是一种免疫抑制剂，应用 OKT3 后肺水肿的发生率为 41%。喷司他丁和全反式视黄酸治疗急性早幼粒细胞白血病时也可能引发肺水肿。

2. 预防和治疗措施 ①病因治疗；②应用吗啡；③利尿；④氧疗；⑤应用扩血管药；⑥应用强心药；⑦应用氨茶碱；⑧应用肾上腺糖皮质激素；⑨减少肺循环血量。

八、肺纤维化

1. 常用药物　引起弥散性间质性肺炎和肺纤维化的药物有麦角新碱、肼肽嗪（hydralazine）、胺碘酮、甲氨蝶呤、博来霉素等。

2. 预防和治疗措施

（1）肺纤维化一旦诊断明确，应立即停药。

（2）及时给予大剂量激素冲击治疗。泼尼松 0.5mg/kg，qd，持续 4 周；逐渐减量至 0.25mg/kg，qd，维持 8 周；然后 0.125mg/kg，qd，或 0.25mg/kg，隔日 1 次。

（3）合并肺部感染时可联合使用抗菌药物、支气管扩张剂及氧疗等对症治疗。

（4）除激素治疗外，秋水仙碱、伊马替尼、γ 干扰素、乙酰半胱氨酸等药物也可用于肺纤维化的治疗，近年来发现血管紧张素转化酶抑制剂在肺纤维化治疗中也发挥着重要作用，但由于药物自身的一些不良反应，不宜长期使用。

九、肺动脉高压

1. 常用药物　酪氨酸酶抑制剂作为抑制肿瘤细胞增殖的分子靶向药物，能通过线粒体产生活性氧而直接损伤肺动脉内皮细胞，促进肺动脉高压形成。达沙替尼作为二代酪氨酸酶抑制剂，在开始应用达沙替尼前应该通过超声心动图评估肺动脉压力。烷化剂、生物碱类、抗代谢药物和细胞毒性药物被列为诱发肺静脉闭塞病的常见药物。其中烷化剂抑制内皮细胞修复，导致肺血管内皮细胞损伤，从而引起肺静脉闭塞病。环磷酰胺作为实体瘤和血液肿瘤的常用化疗药物，具有血管内皮细胞毒性，可导致低氧性肺动脉高压。

2. 预防和治疗措施　对于服用酪氨酸酶抑制剂的肿瘤患者，

特别是老年人，需关注其气短等不适，定期评估肺动脉压，以便早期发现肺动脉高压。预防和治疗措施包括：①病因治疗；②扩血管治疗，如应用直接扩张肺血管平滑肌的药物、α受体阻滞剂、β受体兴奋剂、钙通道阻滞剂、血管紧张素转换酶抑制剂、前列腺素，以及其他；③长期氧疗；④抗凝治疗；⑤一氧化氮吸入；⑥基因治疗。

十、呼 吸 衰 竭

大部分抗肿瘤药物呼吸系统毒性若控制不佳，最后都会导致患者呼吸衰竭。推荐发生呼吸衰竭的患者使用甲泼尼龙 1g/d，治疗 3 天，对于不太严重的肺炎病例，使用小剂量激素（甲泼尼龙 60mg，q6h）。根据经验，全身激素治疗可快速改善。加强护理、支气管扩张剂、静脉输液补充电解质、血管加压药和机械通气可用于严重过敏反应和循环衰竭患者。

（刘哲峰 魏 嘉）

第六节 抗肿瘤药物心血管系统不良反应管理

一、心功能不全与心力衰竭

心功能不全和心力衰竭是最常见的系统性抗肿瘤治疗所致的心脏不良反应。患者化疗过程中若心脏超声提示左室射血分数下降≥10%，或射血分数＜50%，则考虑心功能不全可能。

1. 常用药物 常见引起心功能不全和心力衰竭的药物包括蒽环类药物（如多柔比星、表柔比星）、抗代谢药物、烷化剂（如环磷酰胺、异环磷酰胺、氮芥）等。蒽环类药物引起心脏毒性的高危因素包括药物剂量累积、既往心脏病史、年龄＞65岁或儿童、纵隔放疗及联合烷化剂或抗微管药物化疗等。

抗HER-2类靶向药物（如曲妥珠单抗、拉帕替尼等）也是常见的引起心功能不全的药物。相关的高危因素包括：蒽环类药物（如果联合使用蒽环类药物，所有蒽环类药物的高危因素均需考虑），应用曲妥珠单抗前左室射血分数低下、高龄、既往心脏病史等。

血管生成抑制剂如VEGFR抑制剂贝伐珠单抗，以及小分子TKI类药物（索拉非尼、瑞戈非尼、呋喹替尼等），因干扰血管内皮生长信号通路，从而影响心功能和心肌代谢。

BCL-ABL抑制剂如伊马替尼、达沙替尼、尼洛替尼等易引起心功能不全和QT间期延长。

对于接受上述药物治疗的患者，需充分评估基线心功能，如冠状动脉疾病、糖尿病、高血压等，并积极治疗此类基础疾病。心脏超声为必需的检查项目，可以评估心脏射血分数及心肌张力。心功能检查项目还有心肌标志物，包括脑钠肽（BNP）、肌钙蛋白T等。

2. 预防和治疗措施 针对蒽环类药物采取的措施包括：①采用非蒽环类药物化疗方案；②改变蒽环类药物的结构（如表柔比星、伊达比星）；③改变载药体系（如脂质体化）；④改变给药方式（24～96h持续静脉给药代替弹丸式注射）；⑤预防性应用心脏保护剂，如右丙亚胺，美国FDA批准右丙亚胺用于多柔比星累积剂量＞300mg/m^{2}且可继续从多柔比星获益的乳腺癌患者，与多柔比星的剂量比例为10∶1（右丙亚胺500mg/m^2∶多柔比星50mg/m^2）；⑥使用保护心肌的药物等。

对于发生心力衰竭的患者，需根据美国心脏病学会/美国心脏协会（ACC/AHA）指南进行治疗。

（1）常用的ACEI/ARB类药物

- 福辛普利 10mg，qd；若剂量能耐受，逐步加量至40mg/d
- 培哚普利 2mg，qd；若剂量能耐受，2周后增加至4mg/d

- 奥美沙坦酯　20mg，qd；若剂量能耐受，逐步增加至40mg，qd
- 缬沙坦　80~160mg，qd

（2）β受体阻滞剂

- 琥珀酸美托洛尔缓释片，起始剂量为23.75mg，qd；2周后可增加剂量至47.5mg/d，长期治疗的目标用量为190mg/d
- 酒石酸美托洛尔缓释片，在应用洋地黄和（或）利尿剂等抗心力衰竭的治疗基础上使用，初始用药6.25mg，每天2~3次；后根据临床情况数日至每周一次增加6.25~12.5mg，每天2~3次，最大剂量可用至每次50~100mg，每天2次。β受体阻滞剂可用于心力衰竭的治疗，也可预防性使用以减少蒽环类药物心脏毒性

预防曲妥珠单抗所致的心脏毒性采取的措施：①避免应用蒽环类药物；②延长曲妥珠单抗和蒽环类药物使用的间隔。曲妥珠单抗与蒽环类药物联合使用引起严重的心力衰竭（NYHA心功能分级Ⅲ~Ⅳ级）发生率高达16%。因此，乳腺癌患者中，曲妥珠单抗一般在蒽环类药物结束后使用，或者不与蒽环类药物联用。如乳腺癌患者出现明显的心脏毒性，则需尽早干预，ACEI或β受体阻滞剂可作为推荐，具体用法同上。

二、心 律 失 常

1. 常用药物及心律失常类型　蒽环类药物给药后短期会引起室上性心律失常和心室异位搏动，但多数无需药物纠正；抗微管药物如紫杉醇导致心动过缓一般也无需处理，沙利度胺也可引起心动过缓，因此β受体阻滞剂或钙通道阻滞剂需慎用；三氧化二砷致心律失常率更高；而用于慢性淋巴细胞白血病治疗的伊布替尼可导致心房颤动（约3%）。其他药物如顺铂、氟尿嘧啶、多柔比星、异环磷酰胺、吉西他滨、米托蒽醌等均可引

起心房颤动。

QT 间期延长常伴多种合并症，如腹泻、呕吐引起的电解质紊乱，应合并使用抗精神病类药物、止吐药物等。三氧化二砷引起 QT 间期延长的比例高达 40%，且易引起尖端扭转型室性心动过速。其他药物如凡德他尼、尼洛替尼、达沙替尼及止吐药物、H2 受体拮抗剂、质子泵抑制剂等均可引起 QT 间期延长。BRAF抑制剂联合 MEK 抑制剂多用于恶性黑色素瘤治疗，但两者联用会引起心功能不全和 QTc 间期延长，产生心脏毒性。若 QTc 间期较基线延长>60ms 或超过 500ms，尖端扭转型室性心动过速发生率明显增加，需停用 BRAF/MEK 抑制剂。

2. 预防和治疗措施 心律失常治疗需请心内科医师会诊，根据相关指南应用抗心律失常药物和抗凝药，同时需纠正合并存在的电解质紊乱和脓毒血症等。沙利度胺所致的窦性心动过缓，若无替代治疗，需植入永久性心脏起搏器；药物治疗可选用异丙肾上腺素片（10mg，tid）维持心率。治疗抗肿瘤相关心律失常需注意，ⅠA、ⅠC 和Ⅲ类抗心律失常药物多有药物间相互作用，易引起 QT 间期延长，而ⅠB 类抗心律失常药物不良反应则较少。β 受体阻滞剂中，美托洛尔、阿替洛尔、吲哚洛尔较卡维地洛、普萘洛尔或纳多洛尔较少出现药物相互作用。对于发生尖端扭转型室性心动过速的患者，无论基线血镁水平如何，需静脉给予镁 2g。非同步电复律可推荐使用。超速起搏（短期起搏速率为 90～110ms）可用于缩短 QTc 间期治疗。

三、心　肌　炎

1. 常用药物 免疫检查点抑制剂 PD-1/PD-L1 单抗、CTLA-4抑制剂等均可导致免疫相关性心肌炎。免疫检查点抑制剂还可导致心包炎、心包积液、急性冠脉综合征及传导异常（三度房室传导阻滞）等。对于应用免疫检查点抑制剂的患者，ASCO推荐在开始用药的 1 个月内监测心脏超声和肌钙蛋白 T，对于怀疑有免疫相关性心肌炎的患者，需行心肌核素显像，必要时进行心肌活检。

2. 预防和治疗措施

（1）发生1级及以上的免疫相关性心肌炎患者，均需永久停用免疫检查点抑制剂并启用免疫抑制治疗。

（2）治疗首选为 1～2mg/kg 甲泼尼龙且效果不佳的患者，调整为 1g 甲泼尼松。

（3）糖皮质激素治疗欠佳的患者，可考虑使用 TNF-α 抑制剂英夫利昔单抗。发生免疫相关性心肌炎患者需转至冠心病监护病房进行救治和随访。

四、高　血　压

1. 常用药物　抗血管生成药物或 VEGF 信号通路抑制剂包括贝伐珠单抗、索拉非尼、舒尼替尼、仑伐替尼、呋喹替尼、瑞戈非尼等是常见的引起高血压的药物，发生率为 17%～47%。应用这些药物的高危因素主要是既往高血压病史，持续高血压容易引起急性心力衰竭（多数是可逆的）、蛋白尿、肾功能不全、颅内出血、可逆性脑白质变性；预防措施主要是控制已经出现的高血压。

2. 预防和治疗措施　VEGFR 抑制剂所致的高血压，降压药物可选用 ACEI、β 受体阻滞剂、二氢吡啶类钙通道阻滞剂。欧洲心脏病学会（ESC）指南推荐 ACEI 和钙通道阻滞剂作为一线选择，必要时可以两种降压药物联用。血压需控制在 140/90mmHg 以下。需注意慎用非二氢吡啶类钙通道阻滞剂（如地尔硫䓬、维拉帕米），因其作用于 CYP4503A4 而影响多种抗肿瘤药物代谢。

（1）ACEI

- 福辛普利 10mg，qd；根据血压调整剂量，剂量范围为 10～40mg/d
- 培哚普利 4mg，qd；根据血压调整剂量，最大剂量 8mg/d

- 贝那普利 10mg，qd；可根据血压调整剂量至 20mg/d
- 卡托普利 12.5mg，每天 2～3 次，根据血压调整剂量至 50mg，每天 2～3 次
- 奥美沙坦酯 20mg，qd，可根据血压调整至 40mg/d
- 缬沙坦 80～160mg，qd

（2）β受体阻滞剂

- 富马酸比索洛尔 2.5～5mg，qd，根据血压调整剂量最高至 10mg/d
- 琥珀酸美托洛尔缓释片 47.5～90mg，qd
- 酒石酸美托洛尔缓释片 100～200mg，分 1～2 次口服

（3）二氢吡啶类钙通道阻滞剂

- 氨氯地平 5mg，qd，最大剂量 10mg/d
- 非洛地平 5～10mg，qd
- 硝苯地平控释片 30mg 或 60mg，qd

五、血管痉挛（缺血）

1. 常用药物　容易引起冠状动脉痉挛的药物主要是嘧啶类药物氟尿嘧啶及其口服制剂卡培他滨，但卡培他滨心脏毒性较氟尿嘧啶低。高剂量氟尿嘧啶（>800mg/m^2）或氟尿嘧啶持续泵入会引起心肌缺血，严重时可有心肌梗死。患者可表现为胸痛，心电图提示有缺血性改变，多发生在化疗后第 2～5 天。其他引起心肌缺血或心肌梗死的药物有抗微管药物（如紫杉醇、多西他赛）、VEGFR 抑制剂（贝伐珠单抗）、小分子 TKI 类药物（厄洛替尼、索拉非尼）等。顺铂所致冠脉综合征发生率约为 2%。有基础冠心病的患者，冠状动脉痉挛发生率增加。

2. 预防和治疗措施　发生急性冠脉综合征的患者，需根据 ACC/AHA 相关指南治疗。

（1）硝酸甘油 0.25～0.5mg（1/2～1 片）舌下含服。

（2）钙通道阻滞剂（如氨氯地平 5mg，qd，口服）用于预

防心肌缺血。

（3）除他汀类药物和β受体阻滞剂外，经皮冠状动脉介入治疗（percutaneous coronary intervention，PCI）及抗血小板治疗也可以作为推荐。但是对化疗后骨髓抑制的患者，抗血小板治疗不作推荐。血小板计数为（40～50）×10^9/L 的患者，可行 PCI。血小板计数＞30×10^9/L 时，双抗血小板治疗（阿司匹林 100mg qd 与氯吡格雷 75mg qd，口服）可作推荐；血小板计数＞10×10^9/L 时可使用单药阿司匹林。

六、血 栓 形 成

1. 常用药物　所有抗血管生成药物或 VEGFR 抑制剂因引起血管内皮损伤，导致血栓形成，VEGFR 抑制剂引起血栓发生率为 1%～11%。抗血管生成药物来那度胺、沙利度胺与糖皮质激素或化疗药物合用增加血栓风险。烷化剂如环磷酰胺、顺铂等药物也可引起血栓形成。

血栓形成的高危因素包括：联合化疗，高龄且伴有基础心血管疾病，联合激素治疗（如他莫昔芬）。对于既往发生过动脉血栓事件的患者，VEGFR 抑制剂为绝对禁忌证。近 6～12 个月发生过心血管事件的患者，VEGFR 抑制剂需慎用。

2. 预防和治疗措施　应用 VEGFR 抑制剂后发生 3 级及以上血栓事件的患者，需停药，并进行抗凝治疗。2021 年中国肿瘤相关静脉血栓栓塞症的预防与治疗专家共识、NCCN 指南均推荐肿瘤相关血栓患者至少抗凝 3 个月，合并肺栓塞的患者应抗凝 6～12 个月。其中，住院患者、术后状态和多发性骨髓瘤的高危患者，推荐预防性使用低分子肝素钠（4000U，qd，皮下注射）抗凝治疗。对于不合并抗凝禁忌证的患者，血栓一旦确诊，应立即开始抗凝治疗，包括低分子肝素、普通肝素（静脉用药）、磺达肝葵钠等。血小板计数＞50×10^9/L，没有致命性出血或肾功能不全的患者，可以考虑长期应用低分子肝素。

直接口服抗凝药物（DOAC）循证医学证据不足。必要时需在充分评估缺血和出血风险的前提下，权衡使用双抗血小板药物（阿司匹林与氯吡格雷）。血小板计数在（10～30）×10⁹/L 时，阿司匹林单药作为推荐；血小板计数>30×10⁹/L 时，双抗血小板治疗可谨慎使用。也有文献推荐应用贝伐珠单抗的患者（≥65岁，既往有动脉栓塞史）预防性使用低剂量阿司匹林，以减少血栓。单药使用来那度安的患者，不推荐使用阿司匹林；而联合使用来那度胺和小剂量地塞米松或多柔比星的患者，可预防性使用阿司匹林（100mg，qd，口服）。若联合高剂量地塞米松，则考虑预防性使用低分子肝素或足量的华法林。化疗过程中发生静脉血栓栓塞（VTE）的患者，需停用抗肿瘤治疗并开始标准的抗凝治疗，起始推荐低分子肝素钠（4000U，bid，皮下注射），必要时进行溶栓治疗。

口服抗凝药物中，华法林口服过程中由于需要定期监测凝血功能而限制了其临床广泛使用。利伐沙班作为新型口服抗凝药物（NOAC）在改善肿瘤血栓方面有重要作用。EINSTEIN PE/DVT 肿瘤亚组结果显示，利伐沙班与低分子肝素/维生素 K 拮抗剂相比明显降低血栓发生风险，并减少出血。SELECT-D 研究显示与达肝素相比，利伐沙班显著降低 VTE 累积复发率。因此，包括 NCCN 指南、ASCO 指南及中国专家共识均推荐利伐沙班［急性期（第 1～21 天）15mg，bid，第 22 天及之后 20mg，qd，口服］。

七、心 包 疾 病

心包疾病包括心包积液、心包纤维化等。除肿瘤本身可引起心包疾病外，化疗药物包括蒽环类药物、环磷酰胺、阿糖胞苷、伊马替尼、达沙替尼、α干扰素、三氧化二砷，以及较少见的多西他赛、氟尿嘧啶等均可引起心包疾病。心电图对于诊断急性心包炎有一定价值，而心包积液和心脏压塞则需要心脏超声诊断。

心脏压塞的患者,需急诊行心包穿刺减压。若心包穿刺引流后6~7天,引流量仍较大,则需要考虑外科手术。

（薛俊丽）

第七节 抗肿瘤药物内分泌系统不良反应管理

一、甲状腺功能紊乱

许多抗肿瘤药物会影响下丘脑、垂体、甲状腺等内分泌腺的功能。细胞因子的使用会加强甲状腺自身免疫反应,进一步导致甲状腺功能不全。甲状腺功能减退和甲状腺功能亢进是最常见的甲状腺功能异常。

1. 常用药物 干扰素可导致甲状腺功能减退,10%~15%接受干扰素治疗的患者会发生甲状腺功能减退,检测时可发现甲状腺抗体升高,提示甲状腺炎发生风险增高。白细胞介素及门冬酰胺酶也偶有引起甲状腺功能紊乱的报道。

靶向治疗药物更易导致甲状腺功能紊乱,血管内皮细胞生长因子受体（VEGFR）酪氨酸激酶抑制剂（TKI）导致甲状腺功能不全的发生率为11%~70%,此类药物包括舒尼替尼、索拉非尼等,接受舒尼替尼治疗的患者中32%~85%出现甲状腺功能紊乱。

免疫治疗也常引起甲状腺功能紊乱,免疫检查点抑制剂导致甲状腺功能异常发生率为6%~20%,常于治疗后1个月出现,通常首先表现为甲状腺功能亢进,以后转变为甲状腺功能低下,持续时间较长。

2. 预防和治疗措施 患者在接受可能导致甲状腺功能紊乱的药物治疗前,需完善甲状腺功能（T_3、T_4、FT_3、FT_4、TSH）

检测，并在治疗过程中每 4～6 周复查甲状腺功能。在发现甲状腺功能不全后，患者并不需要立即停用抗肿瘤药物，但是建议监测 TSH 及 FT_4 水平。对于有明显甲状腺功能减退症状或甲状腺功能严重减退的患者推荐接受甲状腺素替代治疗。另外，TSH 水平在 10U/ml 以上的甲状腺功能减退患者也需要接受甲状腺素治疗。推荐的起始剂量为每天 75～100μg 或 50～75μg（老年患者起始剂量），并在 4～6 周后复查甲状腺功能以指导剂量调整，目标是使 TSH 达到参考值范围。

甲状腺功能亢进则多发生于免疫治疗过程中，呈自限性，后期可转为甲状腺功能减退。对于免疫治疗相关性甲状腺功能亢进以观察为主，多数不需要药物治疗；对于心悸等症状明显的患者，可给予 β 受体阻滞剂控制症状，如普萘洛尔 10～20mg，按需每 4～6h 给药，或阿替洛尔或美托洛尔进行对症处理，直至症状缓解。同时每 3～4 周复查甲状腺功能，一旦出现甲状腺功能减退，则按甲状腺功能不全治疗。

二、肾上腺功能不全

肾上腺功能不全的症状通常缺乏特异性，与糖皮质激素和盐皮质激素缺乏相关，可表现为恶心、疲劳、厌食、腹痛及体重减轻等，严重时可出现肾上腺危象甚至危及生命。

1. 常用药物　肾上腺功能不全多见于接受糖皮质激素抗肿瘤治疗的患者，约 50% 的急性淋巴细胞白血病患儿在接受 4 周氢化可的松治疗后出现肾上腺功能不全。

免疫检查点抑制剂尤其是 PD-1 抑制剂也会引起肾上腺功能不全，在免疫治疗过程中可每 4 周行血清皮质醇检测。据报道，抗肿瘤药物引起肾上腺功能不全发生率为帕博利珠单抗 0～4.3%、纳武利尤单抗 0～3.3%。

2. 预防和治疗措施　抗肿瘤治疗中出现肾上腺功能不全在临床上较少见，且症状和体征缺乏特异性。糖皮质激素减少会出现乏力、厌食、恶心、腹泻等症状，并会引起血糖紊乱。醛固酮及肾上腺素分泌减少会引起直立性低血压、眩晕、晕厥甚至休克。如果出现上述症状，需全面评估肾上腺功能。一旦确诊，需先停药，并使用皮质类固醇激素替代治疗和监测电解质，避免发生肾上腺危象。推荐口服氢化可的松 20mg（上午）、10mg（下午），然后根据症状缓慢滴定给药剂量，或泼尼松首次剂量 7.5mg 或 10mg，然后酌情减少至5mg，qd。如患者出现血流动力学不稳定甚至休克等严重症状，推荐住院治疗并给予高剂量类固醇治疗及补液等对症处理。

三、垂　体　炎

1. 常用药物　垂体炎是免疫检查点抑制剂较常见的内分泌毒性，发生率为 0.2%～16.4%，最常见于接受 CTLA-4 单抗治疗的患者。临床表现包括头痛、乏力、恶心、厌食、意识模糊、幻觉、记忆力减退等非特异症状。免疫检查点抑制剂诱导的垂体炎根据严重程度分为 4 级。1 级，无症状或轻度症状；2 级，中度症状，日常活动不受限；3 级，重度症状，影响日常活动；4 级，严重症状，危及生命，不能进行日常活动。

2. 预防和治疗措施　一旦出现相关症状怀疑垂体炎，建议尽快完善清晨皮质醇和 ACTH 检测，以及 FSH、LH、TSH、FT_4 及睾酮（男）和雌二醇（女）检测，并完善脑 MRI 平扫＋增强。一旦确诊垂体炎，应请内分泌科会诊，并停止免疫治疗。垂体炎的治疗原则是激素对症治疗。如有症状，应给予泼尼松 1～2mg/（kg·d），如出现严重症状，如头痛、恶心、呕吐、发热等，应给予大剂量类固醇治疗，直至症状消失（1～2 周），随后快速减量至生理替代剂量。垂体受损的激素替代治疗应包括类固醇替代治疗，替代治疗也可能包括左甲状腺素治疗中枢性甲状腺功能减退、男性患者接受睾酮补充，对于此类患者，可能需要终身接受生理剂量水平的激素替代治疗。

四、高血糖/糖尿病

1. 常用药物 抗肿瘤治疗引起高血糖较为多见，甚至发展为糖尿病，基本是 2 型糖尿病。一方面见于含有铂类或氟尿嘧啶、多西他赛、甲氨蝶呤等联合方案化疗，另一方面在止吐治疗中使用的糖皮质激素可会导致血糖升高。此外，前列腺癌的雄激素阻断疗法也增加了高血糖和糖尿病发展的风险。淋巴瘤化疗中培门冬酶/门冬酰胺酶也容易诱发血糖异常。恶性肿瘤自身组织生长分泌的一些细胞因子、趋化因子等也会导致糖尿病发生。

靶向治疗中，一部分 EGFR 酪氨酸激酶抑制剂可能会干扰葡萄糖等物质代谢，对血糖产生影响，具体的分子机制和影响途径目前尚不明确。报道显示使用塞瑞替尼、奥希替尼等后患者会出现高血糖。mTOR 抑制剂依维莫司等可导致血糖升高。据报道在肾透明细胞癌患者中依维莫司组高血糖症发生率高达 50%。在已有报道中 IGF-1R 抑制剂、PI3K 抑制剂等升高血糖的发生率为 10%～40%。

免疫检查点抑制剂如 PD-1/PD-L1 抑制剂也可诱发糖尿病，虽发生率在 1%左右，但可诱发 1 型糖尿病且容易进展为糖尿病酮症酸中毒，严重威胁患者生命安全。

2. 预防和治疗措施 在抗肿瘤治疗基线及治疗过程中应当注意监测血糖，并推荐进行糖化血红蛋白检测。对于既往无糖尿病病史者，推荐将空腹血糖控制在＜8.9mmol/L、将糖化血红蛋白控制在≤8%。对于糖尿病高风险患者，应当加强血糖自测，若自测血糖始终＞8.9mmol/L，则需及时就诊。对于监测过程中发现的高血糖者，则应依据其程度进行相应的处理，二甲双胍是重要的起始治疗选择。对于糖尿病患者，应根据既往的糖尿病管理方案及血糖变化及时调整，总体还是以二甲双胍和胰岛素治疗为主。糖皮质激素诱导的高血糖则以胰岛素为首选。对于接受长效糖皮质激素的患者，可以选择长效胰岛素，口服降糖药物则适用于糖皮质激素诱导的轻度高血糖。

对于免疫检查点抑制剂相关糖尿病，应充分评估胰岛功能、糖化血红蛋白，有条件者应进行胰岛自身抗体检测，根据检查结果综合判断糖尿病分型，早期诊断并进行胰岛素治疗有利于改善患者的预后。不推荐免疫检查点抑制剂相关糖尿病患者使用糖皮质激素，但是如果患者因其他需要使用高剂量糖皮质激素治疗，则必须加强血糖监测。还需要注意有无合并酮症酸中毒，若发生糖尿病酮症酸中毒，则要及时纠正脱水、高血糖和电解质紊乱，避免复发并严密观察。

（秦文星　石　燕）

第八节　抗肿瘤药物泌尿生殖系统不良反应管理

一、抗肿瘤药物泌尿系统不良反应管理

（一）出血性膀胱炎

出血性膀胱炎指膀胱内的急性或慢性弥漫性出血，部分抗肿瘤药物可直接或间接刺激膀胱黏膜上皮，引起出血性膀胱炎。主要表现为血尿，呈洗肉水色，可有血凝块，有时血凝块会阻塞尿道，还可有尿频、尿急、尿痛等症状。

1. 常用药物　这种毒性作用与时间浓度呈正相关，也与给药途径及方法关系密切。常用情况包括环磷酰胺及异环磷酰胺静脉化疗，在体内的代谢物（如丙烯醛和4-羟基异环磷酰胺类）可损伤泌尿道及膀胱黏膜上皮。长期或短期大剂量静脉滴注环磷酰胺也可引起膀胱纤维化。膀胱炎通常在静脉给药（尤其是大剂量给药）后早期发生，而应用口服药治疗后通常几周才发生膀胱炎。

膀胱内灌注化疗药物或生物反应调节剂治疗膀胱表浅肿瘤可引起化学性膀胱炎。多柔比星（ADM）引起膀胱炎的发生率为26%～50%；丝裂霉素（MMC）引起膀胱炎的发生率为6%～33%，其中1/3患者出现显微镜下血尿。

2. 预防和治疗措施 对症状轻微者静脉补液或大量饮水稀释尿液、促进排尿即可。若出血严重或血凝块阻塞膀胱，则需导尿及膀胱冲洗，清除血块，促进止血。如果膀胱损伤严重，可能继发感染，可给予抗生素治疗。对部分出血不止者，则需施行膀胱动脉栓塞术或结扎术阻断血流，或在膀胱镜下对出血严重部位进行电流或激光烧灼止血甚至切除膀胱，以免大出血危及生命。由于该病多数是恶性肿瘤治疗过程中的并发症，因此难以彻底避免，通过补液、利尿等方式，尽可能降低风险。

美司钠能有效预防环磷酰胺及异环磷酰胺的泌尿系统毒性，降低出血性膀胱炎的发生率。一般推荐用法：美司钠单次剂量为环磷酰胺或异环磷酰胺单次剂量的20%～40%，与化疗药物同时及化疗药物使用后4h、8h各用1次。

（二）急性尿酸性肾病

抗肿瘤药物在治疗化疗敏感的血液系统肿瘤如恶性淋巴瘤或白血病、快速增殖的实体瘤如小细胞肺癌、生殖细胞肿瘤等时，大量肿瘤细胞在短时间内崩解，释放出细胞内容物和代谢产物而引起的一组症候群称为肿瘤溶解综合征，包括高尿酸症、高磷酸血症、低钙血症、高钾血症等。其中核酸代谢增加产生大量尿酸，在泌尿系统形成结晶，引起阻塞而影响肾功能，称为急性尿酸性肾病。尿酸性肾病可以表现为尿少、无尿、血尿、恶心、呕吐、嗜睡、水肿，最后可出现肾功能不全，甚至继发充血性心力衰竭。

肿瘤溶解综合征的促发因素除了全身化疗，还包括一些激素的诱导、单克隆抗体、免疫治疗和局部放疗。通过足量补液、碱化利尿及预防性口服别嘌醇等，可起到一定的防治作用。

（三）肾实质损伤

肾实质损伤包括肾小球肾炎、小管-间质损伤等。

1. 常用药物 抗肿瘤药物可直接损害肾脏。顺铂是一种 DNA 烷化剂，具有直接的肾小管毒性，导致盐丢失、低钠血症、低镁血症和肾功能不全。异环磷酰胺是一种常用于治疗肉瘤和转移性生殖细胞瘤的烷化剂，可导致近端肾小管损伤和急性肾损伤（AKI），表现为糖尿、低钾血症、低磷血症和近端肾小管酸中毒，严重者可出现范科尼综合征。甲氨蝶呤广泛应用于白血病、淋巴瘤和肉瘤，大剂量甲氨蝶呤（$>1g/m^2$）可因在肾小管内形成结晶造成梗阻，又因直接肾小管细胞毒性导致急性肾功能不全，常表现为非少尿性 AKI 伴血肌酐水平迅速升高。免疫检查点抑制剂如 PD-1 单抗、CTLA-4 抑制剂伊匹木单抗等可引起免疫相关性肾损伤，发生率为 1%左右，以肾小管间质损伤为主，表现为血肌酐升高，部分伴有尿白细胞升高、血尿、血嗜酸性粒细胞增多和高血压等。

2. 预防和治疗措施 顺铂的肾脏毒性呈剂量依赖性，主要预防肾脏毒性的方法是控制单一剂量，减少一天中顺铂的剂量。同时要加强水化，每天尿量 2000～3000ml，可联合应用甘露醇和呋塞米。氨磷汀可选择性地改善由顺铂引起的肾毒性，临床一般在使用细胞毒性抗肿瘤药物或放疗前 15～30min 应用。有些铂类药物如卡铂和奥沙利铂，似乎能减少肾小管损伤。其他肾毒性药物的处理方式类似，即充分水化利尿，定期监测肾功能和尿常规。静脉水化和碱化尿液可以预防甲氨蝶呤结晶、沉淀。

如怀疑免疫相关性肾脏不良反应，则应进行肾功能异常的鉴别诊断，以区分肾前性、肾性和肾后性因素，必要时进行肾活检明确诊断。治疗主要包括停用药物、应用糖皮质激素及必要时采取肾脏替代治疗，停用其他可能引起肾毒性的传统药物，如氨基糖苷类药物和造影剂。其他病因引起或肾损伤较轻时，可根据病情需要重启治疗；如肾活检确诊急性小管间质性肾炎且合并严重肾损伤，应永久停药，激素治疗的最佳剂量和疗程尚无明确证据，现有证据表明泼尼松 0.5～2mg/kg 及至少 1～2 个月的减量过程对多数病例反应良好。如果病情相对严重或迁延不愈，可考虑适度增加激素剂量、延长疗程。其他免疫抑制治疗如麦考酚酸酯和抗肿瘤坏死因子还需要更多证据支持。

（四）蛋白尿

1. 常用药物 VEGF/VEGFR 抑制剂可导致蛋白尿，如小分子酪氨酸激酶抑制剂舒尼替尼、培唑帕尼、阿昔替尼、瑞戈非尼、阿帕替尼等，以及大分子的贝伐珠单抗、雷莫芦单抗。肾小球足细胞表达 VEGFR，维持肾小球内皮细胞正常结构和功能，抑制 VEGF/VEGFR 可破坏肾小球滤过屏障，最终形成蛋白尿。蛋白尿通常呈可逆性，大多数无症状，严重者可出现水肿和肾病综合征。

2. 预防和治疗措施 治疗时应监测尿蛋白、血压和肾功能，对出现蛋白尿的患者应控制蛋白摄入，可考虑使用 ACEI 或 ARB 降低尿蛋白。一般根据 24h 尿蛋白定量的 CTCAE 分级，1 级可继续用药；2 级需密切监测，必要时予以暂停药物；3 级或以上则需停药，直至不良反应恢复至 1 级以下，随后考虑减量治疗。

总之，抗肿瘤药物的泌尿系统不良反应对肿瘤患者的生存和生活质量影响重大，充分了解和掌握抗肿瘤药物的常见不良反应及其防治措施，对提高肿瘤患者的治疗效果和改善生活质量具有重要的临床意义。

二、抗肿瘤药物生殖系统不良反应管理

（一）性功能障碍

1. 常用药物 抗肿瘤药物引起的性功能障碍表现为勃起功

能障碍、射精障碍和性欲减退等，男性长期服用雌二醇、己烯雌酚、炔雌酮等可使性欲减退、射精功能障碍和勃起功能障碍。孕酮可致勃起功能障碍。醋酸氯羟甲烯孕酮、二甲脱氢孕酮可降低性欲，影响勃起功能。滥用皮质激素可致性欲减退。治疗前列腺癌的化疗药物亮丙瑞林、戈舍瑞林、氟他胺等可致勃起功能障碍、性欲下降，其他抗肿瘤药物如氮芥、长春新碱等也可诱发性功能不全。

2. 预防和治疗措施　一般情况下，药物引起的性功能异常在停药后可逐渐恢复。

（二）影响生育功能

1. 常用药物　部分化疗药物可影响男性患者的生精功能，其中烷化剂毒性最强，包括环磷酰胺、氮芥、丙卡巴肼等。长春新碱、多柔比星、博来霉素等有轻微损伤，而抗代谢类药物如甲氨蝶呤、氟尿嘧啶等基本不影响生育功能。

卵巢功能早衰是化疗药物对女性性腺破坏的常见表现，其可导致女性性激素水平低下，排卵障碍，表现为月经紊乱或闭经。化疗对卵巢的损害是不可逆的，可造成卵泡数目减少，甚至卵巢组织纤维化。化疗导致的绝经症状比正常绝经更严重和持久。内分泌药物如他莫昔芬也会引起闭经。此外，并不是所有女性患者都会丧失生育功能。有些患者会经历暂时的闭经就恢复正常生理周期，其他患者则会较早进入绝经期。

2. 预防和治疗措施　对于有生育需求的患者，可尽量选择对生育功能影响较小的治疗药物，部分研究表明睾酮联合雌激素（T+E）可保护睾丸的生精功能，GnRH 类似物或激动剂（GnRHa）作用仍有争议。在乳腺癌患者中，GnRHa 用于卵巢功能保护的研究较多。通过抑制垂体-性腺轴，阻止原始卵泡募集及进一步发育成熟，减少卵泡被化疗药物破坏。

（三）遗传毒性

部分化疗药物具有遗传毒性，患者或其配偶应避免在接受治疗期间及治疗后 6 个月内受孕。男性可考虑在治疗开始前做精子储存，女性不应在治疗期间妊娠。化疗后避孕的持续时间应根据病情进展和患者夫妇的生育意愿而定。建议有生育需求的患者先进行遗传咨询。

（盛锡楠　刘　静）

第九节　抗肿瘤药物神经系统不良反应管理

一、眩　晕

1. 常用药物　眩晕是长春碱类药物引起的广泛性神经病变中的一部分。氟尿嘧啶引起的眩晕定位于小脑。蒽环类药物多柔比星、表柔比星等，以及甲氨蝶呤、羟基脲和伊马替尼也有引起眩晕的报道。

2. 预防和治疗措施　眩晕的诊断依赖患者主诉，需排除其他原因，应关注眩晕发作特点。客观检查可选用前庭功能检查与影像学检查（CT、MRI）等。

（1）抗肿瘤药物所致眩晕多可在停药或减量后缓解。

（2）抗肿瘤药物引起的眩晕，发作期应嘱患者卧床休息。

（3）急性期可选用前庭神经抑制剂，如地西泮（2.5～10mg，每日 2～4 次，口服）、苯海拉明（25mg，bid 或 tid，口服）。原则上使用不超过 72h，症状控制后停药。

二、神 经 病 变

1. 常用药物 长春新碱的神经毒性主要表现为渐进性感觉运动性异常。长春瑞滨神经毒性多表现为下肢感觉异常。

铂类药物的神经毒性主要表现在周围神经系统。顺铂的神经毒性表现为四肢麻木、感觉异常，可有肌肉疼痛。奥沙利铂的神经毒性表现为手、足和口周感觉异常和迟钝，握力降低。

紫杉醇所致感觉神经病变特征是肢端呈手套或袜套式的麻木、灼热感，震动感下降，初为近端肌无力，严重者可发展为肌肉疼痛。

氟尿嘧啶所致神经病变特征为急性可逆性小脑综合征，包括辨距不良、共济失调、语言混乱等。

阿糖胞苷可致精神萎靡、握物颤动。氟达拉滨可致四肢轻瘫。异环磷酰胺可致脑神经功能障碍、锥体外系症状等。干扰素可引起远端感觉神经病变，表现为主观疼痛，检查时表现为感觉异常和客观疼痛。IL-2 可引起正中神经局灶性神经病变，表现为腕管综合征。

本妥昔单抗（CD30 抗体）、曲妥珠单抗也可引起感觉神经病变。

2. 预防和治疗措施 目前抗肿瘤药物所致神经病变尚无统一诊断标准，可利用症状查体及客观检查（CT、MRI、电生理）协助诊断。

（1）神经病变的预防

1）避免联合或序贯使用神经毒性药物。

2）目前无推荐的预防性药物。采用神经节苷脂、乙酰左卡尼汀、α硫辛酸等预防神经病变可能会有一定疗效，但仍缺乏大规模临床研究数据支持。

（2）神经病变的处理

1）大多是可逆的，发生后酌情减量或停药，必要时请神经内科会诊。

2）可应用神经营养药物和调节剂，如 B 族维生素、烟酰胺、还原型谷胱甘肽等。

3）可考虑使用钠通道阻滞剂和钙镁合剂，如卡马西平、硫酸镁等。

4）针对引起神经病变的机制使用拮抗药物。亚甲蓝可以预防异环磷酰胺引起的神经病变；钙镁合剂可以螯合奥沙利铂的代谢产物减少神经毒性；氨磷汀可以改善铂类药物的神经损伤，但这些药物仍缺乏大规模临床研究数据支持。

5）部分患者可能获益于糖皮质激素的使用和静脉注射免疫球蛋白。

6）黄芪桂枝五物汤等中药方剂及针灸可能有一定疗效。

三、味 觉 障 碍

1. 常用药物 顺铂和多柔比星引起味觉障碍的报道最多，卡铂、环磷酰胺、氟尿嘧啶、左旋咪唑、甲氨蝶呤、替加氟、长春新碱、博来霉素等都可致味觉减退。最突出的是味觉缺失（36%），感觉食物像砂纸、纸板，有金属味（发生率为 31%），或感觉过咸、酸、甜、苦（发生率为 5%～9.5%）或无味道，进而影响患者的生活质量。

2. 预防和治疗措施 味觉障碍的诊断依靠患者的主诉，联合味觉功能检查即可确诊。

多数情况下味觉障碍与药物剂量呈相关性，减量或停药后可恢复。锌制剂可纠正药物引起的味觉障碍，也可选用茶碱、氟化物、镁等促进环磷酸鸟苷（cAMP）合成的药物。有报道称柴胡龙骨牡蛎汤及大黄甘草汤等也有一定疗效。

四、嗜睡及意识障碍

1. 常用药物 阿糖胞苷、甲氨蝶呤、亚硝基脲类和丙卡巴肼等易于透过血脑屏障的药物容易引发意识障碍。门冬酰胺酶可致昏睡。沙利度胺使用数小时后患者可发生嗜睡。

一些小分子抑制剂，如舒尼替尼和硼替佐米，以及免疫治疗药物，如博纳吐单抗和 CAR-T 细胞治疗，也容易引起急性可逆性意识障碍。

2. 预防和治疗措施 意识障碍诊断依赖家属和医生对患者精神状态的评估。Glasgow 昏迷评分量表是临床常用的判断患者意识状态的方法。

对于出现意识障碍的患者，应密切监测患者生命体征，血流动力学不稳定时立即进行心肺复苏，同时减量或停药，请神经内科医生会诊。

抗肿瘤药物导致的意识障碍通常会随着停药好转，但有时需要使用对应的拮抗剂。嗜睡患者可酌情选用促脑细胞代谢剂（ATP、谷氨酸等）、促醒药（纳洛酮）。

五、头 痛

1. 常用药物 穿透血脑屏障的药物，特别是替莫唑胺、奈拉滨和鞘内或高剂量静脉注射甲氨蝶呤容易引起头痛。阿糖胞苷、甲氨蝶呤、硫替帕和托吡替康给药后可以诱发颅内病变，从而导致头痛。维 A 酸类药物会引起特发性颅内压升高（假性脑瘤），引起头痛。利妥昔单抗、曲妥珠单抗、干扰素、白细胞介素、PD-1抑制剂、CTLA-4 抑制剂及 CAR-T 细胞治疗也会引发头痛。

2. 预防和治疗措施 头痛的诊断主要依据患者主诉、脑脊液检查、影像学检查（CT、MRI 等）。

用药前可以预防性应用糖皮质激素。例如，在使用阿糖胞苷脂质体前，给予小剂量地塞米松。

免疫治疗引起的头痛应暂停药物，并根据程度选用糖皮质激素，如泼尼松 0.5～1mg/（kg·d）、甲泼尼龙 1mg/（kg·d）。重度头痛时应永久停用免疫治疗药物。

对于颅内压升高所致头痛，进行降颅压治疗，使用 20% 甘露醇（250ml，快速静脉滴注，4～6h 可重复用药）等。

六、脑白质病变

1. 常用药物 甲氨蝶呤可引起脑白质病变，卡莫司汀、阿糖胞苷、氟达拉滨、沙利度胺、肿瘤坏死因子（TNF）或长春新碱可能引发痴呆。利妥昔单抗和拓扑替康等药物进行鞘内注射可能导致慢性脑病。卡培他滨会引起多灶性脑白质病变。

可逆性后部脑病综合征（PRES）在接受环孢霉素和环磷酰胺治疗的患者中较常见。患者表现为头痛、神志不清、视觉变化或癫痫发作。利妥昔单抗（CD20 抑制剂）、阿仑单抗（CD52 抑制剂）等可致进行性多灶性白质脑病（PML），其是一种由潜伏的 JC 病毒激活引起的致命脱髓鞘疾病，表现为精神状态改变和智力障碍。

2. 预防和治疗措施 脑白质病变的诊断依据是患者存在进行性神经功能减退症状，同时有符合的实验室检查（脑脊液检查）与影像学检查（MRI 为主）特征。PRES 的 MRI 典型表现为在 FLAIR 序列中可见的双侧后循环部位白质病变。PML 的典型 MRI 表现为多发皮质下白质病变，脑脊液检查显示 JC 病毒抗体滴度明显增高。

预防：放化疗联合应控制剂量，减少鞘内注射的给药方式。

目前没有特效药物治疗。应请神经内科医生会诊。对于 PRES 需进行严密的血压监测和控制。对于 PML 目前没有有效的治疗方案。

（魏　嘉　刘　静）

第十节　抗肿瘤药物精神系统不良反应管理

一、焦　　虑

焦虑在肿瘤患者中普遍存在，一般出现在肿瘤确诊的早期。有调查发现复发患者的焦虑症状高于初发患者。

焦虑的诊断要素为反复出现焦虑症状，伴有持续的预期性焦虑与发作相关的显著行为变化达 1 个月以上。抗肿瘤药物所致的焦虑不必严格依此诊断标准。

为预防焦虑障碍发生，应密切关注患者的精神心理状态。治疗上综合考虑精神心理支持与药物治疗，可选用帕罗西汀（20mg，qd，口服）和地西泮（5～15mg，qd，口服）等。

二、失　　眠

1. 常用药物　肿瘤药物所致疼痛会引起失眠，如紫杉醇、铂类药物、伊匹单抗等药物所致神经痛影响入睡；阿糖胞苷、甲氨蝶呤可致头痛。部分女性生殖系统肿瘤治疗需要使用的抗雌激素药物如他莫昔芬、来曲唑等引起失眠等类似围绝经期综合征的症状。

2. 预防和治疗措施　失眠的诊断主要依赖患者主诉，或联合睡眠脑电图。

治疗主要包括心理治疗、药物治疗、物理治疗和中医治疗。药物治疗可选用苯二氮䓬受体激动剂（右佐匹克隆 1～3mg，睡前口服等）、褪黑素受体激动剂（雷美替胺 8mg，睡前口服）和具有催眠效应的抗抑郁药物（阿米替林 10～25mg，睡前口服）。

三、性功能障碍

1. 常用药物 雷莫司汀、环磷酰胺、氮芥、长春新碱、阿糖胞苷、氟他胺等可导致性腺损伤，引起男性勃起功能障碍；女性可以出现月经周期紊乱、阴道出血等症状。沙利度胺、长春新碱也可引起自主神经病变，导致勃起功能障碍。

2. 预防和治疗措施 诊断依据是患者主诉联合勃起功能检查、性激素水平检查等。使用潜在性腺损伤风险药物前，应充分考虑患者的生育需求，并进行充分告知。药物所致性功能障碍应酌情减量或停药。

四、抑　　郁

1. 常用药物 与焦虑障碍类似，抑郁症状也较为普遍存在于肿瘤患者中，一般出现在肿瘤的中晚期。有报道门冬酰胺酶、低剂量 IFN-α、IL-2 亦可致抑郁。

2. 预防和治疗措施 抑郁的诊断至少需要 2 条核心症状加 2 条常见症状且这些症状至少持续 2 周。

症状较轻者可给予健康教育和心理支持；程度较重者应考虑药物治疗联合心理治疗，必要时请精神科医生会诊。药物可选用氟西汀（20～40mg，po，qd）或帕罗西汀（20～40mg，po，qd）等。

五、精神病性症状

1. 常用药物 精神病性症状部分源于脑器质性病变，使用氟达拉滨、利妥昔单抗等药物诱发的进行性多灶性白质脑病。大剂量使用 IFN-α 时，可引起显著的精神状态改变。门冬酰胺酶可致大脑功能失常。

2. 预防和治疗措施 精神病性症状的诊断依赖症状和医生评估。出现精神病性症状时需要减量或停药，必要时请精神科医生会诊。药物治疗可选用利培酮（1mg，po，bid），奥氮平（10mg，po，qd），喹硫平（150～225mg，po，bid），阿立哌唑（10mg，po，qd）等。

（魏　嘉　刘　静）

第十一节　抗肿瘤药物肌肉骨骼系统不良反应管理

抗肿瘤药物引起的骨骼肌肉系统不良反应总体发生率不高，且多数程度较轻，少有引起药物减量或治疗延迟。较为常见的不良反应包括肌肉痛、关节痛和骨痛。少见不良反应包括肌无力、肌炎和肌溶解综合征，以及特异性不良反应如下颌骨坏死等。

一、肌肉痛、关节痛及骨痛

1. 常用药物　紫杉类药物，包括紫杉醇、多西他赛等。PD-1抑制剂可能会引起关节、肌肉疼痛，可表现为单关节炎、少关节炎或多关节炎，可急性发作或慢性发作。

2. 预防和治疗措施　通常应用非甾体抗炎药或小剂量激素即可缓解，症状较重者需要使用经典抗风湿药物或生物制剂。

二、下颌骨坏死

1. 常用药物　抗骨吸收药物，包括双膦酸盐类药物（bisphosphonate，BP）和地诺单抗（denosumab）；抗血管生成药物，如贝伐珠单抗、舒尼替尼、索拉非尼、达沙替尼等。

下颌骨为双层骨皮质结构，血供较单一，出现缺血时，难以形成侧支循环，易导致骨坏死。BP可以通过多种途径抑制血管生成，单独应用抗血管生成药物也可导致下颌骨坏死，两者联用更易发生。BP引起下颌骨坏死的发生率为0～28%，以患者出现缺血性骨坏死和骨暴露为典型特征，伴有明显疼痛、颌面部瘘管甚至病理性骨折等。

2. 预防和治疗措施　下颌骨坏死一旦发生，预后较差。可选择使用发生率低的帕米膦酸盐、伊班膦酸盐等；避免两种及以上抗骨吸收药物联用；药物的剂量和疗程也应着重考虑。尽量避免抗血管药物与抗骨吸收药物联用。药物使用前应详细评估口腔内危险因素并对症处理。使用药物的过程中尽量避免有创性牙科干预。双膦酸盐的半衰期很长，停药后应密切随访。常用的方法包括使用抗生素、局部冲洗和含漱、手术治疗、高压氧治疗、激光治疗等，但均很难达到非常有效的治疗效果。

三、肌　　炎

1. 常用药物　免疫检查点抑制剂引起的肌炎少见，一般发生在治疗的前2个月，发病较急。患者常表现为肌痛、肌无力，严重时可累及呼吸肌或心肌而危及生命。

2. 预防和治疗措施　在使用免疫检查点抑制剂期间，要注意肌酸激酶变化，评估全身肌肉疼痛情况，如患者仅表现为肌痛，可对症镇痛，继续免疫治疗，密切监测肌酶水平。如果肌酶轻至中度升高，但患者无任何症状，可继续观察，或暂停免疫治疗。对于中至重度肌炎患者，停药，建议应用糖皮质激素治疗。

四、肌　无　力

1. 常用药物　紫杉类、奥沙利铂等可引起周围神经毒性，严重时可发生肌无力，如累及呼吸肌，则可致命。少数免疫检查点抑制剂导致肌炎或心肌炎患者还可能合并重症肌无力。

2. 预防和治疗措施　重症肌无力：检测血乙酰胆碱受体抗体和抗肌肉特异性酪氨酸激酶抗体；行脑和（或）脊柱MRI检查，排除疾病引起的中枢神经系统受累，请神经内科会诊。

若为中度，某些症状妨碍日常生活，则暂停免疫治疗，接受溴吡斯的明30mg，每天3次，根据症状和耐受性可逐渐增加至最大量120mg，口服，每天4次；可考虑口服小剂量泼尼松20mg/d，每3～5日增加5mg，达到1mg/（kg·d）的目标剂量，但不超过100mg/d。若为重度，即自我照顾受限并需要提供援助、无力至影响行走、任何吞咽困难、面肌无力、呼吸肌无力，则永久停止免疫治疗，需立即住院治疗，必要时重症监护室监测；可考虑甲泼尼龙1～2mg/（kg·d）治疗。如果类固醇治疗时症状没有改善，或病情恶化，症状严重，则考虑血浆置换。

五、肌溶解综合征

1. 常用药物　肌溶解综合征较为罕见，有个案报道免疫检查点抑制剂或抗血管生成多靶点TKI可引起肌溶解综合征，可继发于严重的甲状腺功能减退，有时可合并重症肌无力。主要表现为肌肉疼痛、肿胀、无力等，亦可有发热、乏力、白细胞和（或）中性粒细胞百分比升高等炎症反应表现。尿外观常呈茶色，可见少尿、无尿及其他氮质血症表现。

2. 预防和治疗措施　目前尚无有效预防措施，如联合应用其他易引起肌溶解的药物（他汀类降脂药、β受体激动剂、喹诺酮类抗生素、排钾利尿剂、阿片类药物等），需注意发生率可能增加。治疗的主要目的是保护肾功能，具体包括：去除诱因，避免加重肌溶解的危险因素；稳定生命体征，注意液体出入量监测；预防急性肾小管坏死，包括容量复苏、碱化尿液、应用抗氧化剂保护肾小管细胞等，若已发生急性肾衰竭，则可能需要替代治疗直至肾功能恢复。

（刘　静　刘红利）

第十二节　抗肿瘤药物皮肤和皮下组织不良反应管理

一、毛　发　异　常

化疗、分子靶向治疗、免疫治疗、放疗、干细胞移植、内分泌治疗等多种抗肿瘤治疗方式都可能引起毛发异常，包括脱发、多毛症、色素及发质改变。

1. 常见毛发异常类型与常用药物

（1）脱发：正常人每天掉 70～100 根头发，如果每天掉发数量较多，持续时间较长，严重时部分区域出现稀疏，则考虑为脱发。脱发是化疗药物较常见不良反应，可对患者产生一定心理困扰并影响治疗依从性。

常见引起脱发的药物包括蒽环类药物（包括多柔比星、表柔比星）、抗代谢药物（氟尿嘧啶）、烷化剂（环磷酰胺、异环磷酰胺、氮芥）、抗微管药物（紫杉醇、多西他赛）、拓扑异构酶抑制剂（伊立替康、拓扑替康）、TKI 类药物（索拉非尼、瑞戈非尼、埃克替尼、达拉非尼、维莫非尼、维莫德吉等）。靶向药物导致的脱发具有较大的个体差异性。化疗与 TKI 类药物、放疗、内分泌治疗等不同治疗方式联合使用时，均有可能增加脱发发生率及严重程度。合并脱发家族史、脂溢性皮炎等因素时，脱发发生率也明显增加。不同化疗药物给药剂量及给药方式对脱发的严重程度也会产生影响。

脱发过程受多种因素影响，但其具体发生机制目前尚未能阐明，具体预防及治疗措施尚不明确，药物干预尚处于预防阶段。改变化疗药物选择或改变给药方式、给药时间及探索化疗药物最佳适宜人群，可能减轻脱发相关不良反应。

近期，物理干预在化疗相关性脱发防治中取得了一定疗效。冰帽等头皮冷却治疗在英国、法国、荷兰和加拿大部分地区作为化疗相关性脱发的常规预防措施。在我国，头皮冷却治疗尚未作为常规预防手段。局部使用米诺地尔、比马前列素和骨化三醇已在临床中进行了初步探索，但仍需Ⅲ期临床研究进一步确定疗效。

（2）多毛症：是指身体有些部位毛发异常过量生长。抗肿瘤药物药源性多毛症报道相对较少。有文献报道，使用 EGFR/MEK 信号通路的 TKI 类抑制剂可发生多毛症，使用泛 FGFR 抑制剂可发生睫毛生长旺盛情况。

（3）色素及发质改变：可以表现为色素沉着、发色加深，主要表现在头发，眉毛、睫毛及体毛也可相应发生变化。65%的化疗患者直发可变为卷发。毛发色素脱失可见于帕唑帕尼、苏尼替尼、瑞戈非尼等 TKI 类药物，毛发色素沉着可见于 EGFR-TKI 类药物。免疫治疗后毛发色泽改变可能与免疫治疗疗效相关。大多数患者的毛发色素及发质改变在停药后可以恢复。

2. 预防和治疗措施　目前尚无有效办法预防或治疗抗肿瘤治疗相关的多毛症及毛发色素或发质改变。

二、药物性皮炎

药物性皮炎是药物通过口服、外用和注射等途径进入人体而引起的皮肤黏膜炎症反应。

1. 常见药物性皮炎类型

（1）发疹性药疹：约占所有药疹的 95%，表现为弥漫性鲜红色斑或半米粒大至豆大红色斑丘疹，密集对称分布，形态如麻疹样或猩红热样，发病突然，常伴有畏寒、高热（39～40℃）、头痛、全身不适等，半数以上病例停药后 2 周完全消退。如未及时停药，可能发展为剥脱性皮炎，预后不良。

（2）荨麻疹样药疹：皮疹特点为大小不等风团，较一般荨麻疹色泽红、持续时间长，自觉瘙痒，可伴有刺痛、触痛，但少数患者可能合并过敏性休克表现。

（3）剥脱性皮炎：常由于对一般药疹未及时处理，病情发展，皮疹融合为剥脱性皮炎，或病情一开始就表现为突然发病。皮损表现为全身皮肤鲜红肿胀，伴有渗液、结痂，继之大片叶状鳞屑脱落，如系初次发病，潜伏期一般为 20 天以上，也可一开始就全身或在上述麻疹或猩红热样皮损的基础上发生。病程长达 1 个月以上，是药疹中的严重类型，常伴有全身症状。

（4）大疱性表皮松解坏死型：是药疹中最严重的一型，发病急，皮疹初起于面、颈、胸部，发生深红色、暗红色及略带铁灰色斑，很快融合成片，发展至全身。斑上发生大小不等的松弛性水疱及表皮松解，可以用手指推动，稍用力表皮即可擦掉，如烫伤样表现，黏膜也有大片坏死脱落，常合并全身严重中毒症状，死亡率高。

（5）固定型红斑：局限性圆形或椭圆形红斑，红斑为鲜红色或紫红色，水肿性，炎症剧烈者中央可形成水疱，损害境界清楚，愈后留有色素斑，每次应用致敏药物后，在同一部位重复发作，也可同时增加新的损害，皮疹数目可单个或多个，亦可分布全身，皮疹大小一般为 0.2cm 至数厘米，皮疹可发生于全身任何部位，尤以口唇及口周、龟头、肛门等皮肤黏膜交界处，趾（指）间皮肤、手背、足背、躯干等处多见。发生于皮肤黏膜交界处者约占 80%，口腔黏膜亦可发疹。固定型红斑消退时间一般为 1～10 天，但黏膜糜烂或溃疡者常病程较长，可迁延数十天始愈。

（6）多形性红斑：皮疹特点为圆形或椭圆形水肿性红斑或丘疹，似豌豆大至蚕豆大，中央常有水疱，边缘带紫色，对称性发生于四肢，常伴有发热、关节痛、腹痛等，严重者称史-约综合征，可引起黏膜水疱的糜烂、疼痛。病程一般为 2～4 周。

（7）药物超敏综合征：药物引起的特异性反应，特点是发热、皮疹及内脏器官损害（特别是肝）三联征。初发症状是发热，高峰体温可达 40℃，其次为口周及面部水肿、颈或全身淋巴结肿大、喉炎，皮损始于面、躯干上部及上肢，为红斑、丘疹或麻疹样皮疹，逐步变为暗红色，融合并进行性发展为红皮病。内脏损害在皮疹发生后 1～2 周发生，也可长达 1 个月。暴发性肝坏死和肝衰竭是死亡的主要原因。

（8）湿疹样型：常由外用药引起，局部接触敏感，发生湿疹样皮炎后，在内服或注射同一类药物后，可发生全身湿疹样皮损。

（9）光敏皮炎型：皮疹形态如湿疹样，以暴露部位较为严重，远离暴露日光部位亦可发生。停药后，反应可持续数周。再次用药后，加上光线照射皮肤，可在 48h 内激起湿疹样反应。

（10）苔藓样疹型：在临床上和病理上极似扁平苔藓，紫红色丘疹，有或无口腔侵犯。皮损广泛，侵及躯干、四肢。鳞屑明显，伴有湿疹样变，愈合后留有明显色素沉着，停药后皮损逐渐消退，也有部分呈慢性。

（11）紫癜型：主要表现为针头大至豆大或更大的出血性紫斑，皮疹变平或稍隆起，可由血小板减少或血管损伤引起。

（12）血管炎型：好发于小血管，其炎症范围可从轻度的细胞浸润到急性坏死，严重者可侵犯许多器官的血管，包括皮肤和肾。皮肤损害表现为紫癜、瘀斑、结节、坏死，亦有呈结节性多动脉炎样病变。全身表现为发热、关节痛、水肿、蛋白尿、血尿或肾衰竭等。

（13）泛发型脓疱型：皮疹常开始于面部及皱褶部位，以后泛发，为针尖大到半米粒大浅表非毛囊性无菌脓疱，散在、密集，急性发病，烧灼感或痒感。停药几天后消退，呈大片脱屑。重者脓疱可融合成脓湖，可伴有全身症状。

（14）痤疮样疹：表现为毛囊性丘疹、脓疱，损害类似于寻常痤疮，常于用药后 1～2 个月以上发生。

2. 常用药物 理论上目前临床所有抗肿瘤药物（化疗、靶向治疗或免疫治疗药物等）都有可能诱发皮肤和黏膜反应。化疗药物中以铂类和紫杉类为主，其他如阿糖胞苷、甲氨蝶呤、VP-16、博来霉素、门冬酰胺酶、蒽环类药物、吉西他滨等也较为常见，小分子 TKI 类药物或单抗类药物相关的皮疹反应在临床上也很常见。

3. 预防和治疗措施 初次使用抗肿瘤药物时，是否会发生药物性皮肤反应尚无法准确预测。可采取相应的措施预防某些化疗药物过敏反应发生，如应用紫杉醇前给予皮质激素、苯海拉明及西咪替丁处理，应用博来霉素前给予激素和非甾体抗炎药，门冬酰胺酶应用前皮试，西妥昔单抗等单抗类药物使用前应进行过敏试验，注射前给予H1受体拮抗剂等。

治疗原则如下。

（1）停用一切可疑致敏药物及与其结构相似的药物。

（2）多饮水或输液促进体内药物排泄。

（3）轻症者给予抗组胺药物、维生素C及钙剂。重症者加用糖皮质激素。对于特别严重的药疹，应及早采取各种措施。①给予糖皮质激素，如注射用甲泼尼龙，病情稳定后逐渐减量。必要时给予大剂量糖皮质激素冲击治疗。②注射用免疫球蛋白，一般连用3～5天。③血浆置换。

（4）预防和控制继发感染。

（5）支持疗法，注意补液和维持电解质平衡等。

对伴黏膜损坏者要积极保护黏膜，尤其是眼结膜，防止角膜混浊及黏膜粘连，每天可用 3%硼酸水清洗或皮质类固醇类眼药滴眼，注意口腔清洁，经常漱口，可选用2%碳酸氢钠溶液漱口。

（6）局部治疗：对于轻型药疹，可局部止痒，吸附糜烂面，保持清洁，促进迅速愈合，对于重症药疹，最好采用干燥暴露疗法（红外线灯下进行）或局部乳酸依沙吖啶（雷夫奴尔）湿敷等，空气消毒，使用无菌床单及被褥。

轻症药物性皮炎不应作为停用抗肿瘤药物的绝对指征，应在加强抗过敏药物使用、对症支持处理并密切监测的前提下谨慎使用。某些化疗药物如吉西他滨在初次使用时出现躯干或肢体药疹后，对症处理，在后续治疗周期中皮疹发生情况可能明显减轻。

三、手足综合征

手足综合征（HFSR）主要指抗肿瘤治疗引起的肢端红斑，是一种皮肤毒性，主要发生于受压区域。化疗或分子靶向治疗的过程中均可出现，特征表现为麻木、感觉迟钝、感觉异常、麻刺感、无痛感或疼痛感，皮肤肿胀或红斑，脱屑、皲裂、硬结样水疱或严重疼痛等。

1. 常用药物　HFSR 有卡培他滨、氟尿嘧啶等抗代谢类药物及分子靶向治疗药物（如舒尼替尼、索拉非尼、阿帕替尼、安罗替尼、瑞戈非尼、呋喹替尼、索凡替尼等）。HFSR 常发生于治疗初期，一般在用药后 2 周时最为严重，此后有部分患者会逐渐减轻，疼痛感一般在治疗至第 6～7 周时会有所缓解，但也有很多患者的疼痛感一直持续。

2. 预防和治疗措施

1）日常生活中尽量避免手部和足部的摩擦及接触高温物品，使用减震鞋垫，避免暴晒，避免辛辣、刺激性食物。

2）使用护肤霜等保持手足皮肤湿润可有助于预防和使病灶早日痊愈。在手足局部涂抹含绵羊油的乳霜可减轻皮肤的脱屑、溃疡和疼痛。

3）口服用维生素 B_6 和塞来昔布（西乐葆）具有一定治疗作用，但是对重症患者可能效果不佳。必要时使用抗真菌药物或抗生素治疗。

四、其他改变：指甲异常及皮肤色素异常

细胞毒性药物引起的指甲异常发生率不低，化疗药物可通过自身毒性和对指甲底部上皮细胞代谢的影响引起不同表现形式的指甲异常，如色素异常、指甲变形扭曲、指甲生长变缓等，某些手足综合征严重患者可能发生指甲脱落。指甲变化所涉及的指甲结构，如指甲板和甲床改变大多在化疗后发生，而靶向药物会导致甲周皮肤毒性改变，有时指甲改变可与皮肤毒性合并发生。指甲基质毒性导致指甲营养不良，以指甲条纹、点蚀及甲癣等改变为主。引起指甲异常最常见化疗药物包括烷化剂、氟尿嘧啶类抗代谢药物、紫杉类药物等。紫杉烷类药物引起指甲异常包括指甲色素沉着、Beau 纹、碎片出血、甲壳溶解等，相应类似反应在曲妥珠单抗等靶向治疗药物中也有报道。目前抗肿瘤治疗相关的指甲异常尚无特效药物预防和处理，主要是对一些严重伴发的皮肤或皮下软组织毒性的管理。如伴随出现甲沟炎等局部感染，可外用盐酸莫匹罗星软膏或碘伏。

皮肤色素沉着是由于黑色素产生后不能完全随角质层脱落和血液循环排除，最终沉积于局部皮肤。氟尿嘧啶、培美曲塞、吉西他滨、卡培他滨、替吉奥等抗代谢药物相关的皮肤色素沉着发生率较高，目前越来越多的靶向药物也容易导致皮肤色素沉着，其中舒尼替尼还可导致患者全身皮肤发黄。抗肿瘤治疗相关的皮肤色素改变目前无有效预防及治疗药物，减少暴晒及注意皮肤保湿可能具有一定作用。

（邱　红　魏　嘉）

第十三节　抗肿瘤药物眼部不良反应管理

抗肿瘤药物眼部不良反应较为少见，且临床表现多样。早期发现、及时治疗多可逆转，如果忽视，则可能发展为不可逆性损害。早期诊断和干预、适当减量与间歇给药有助于减少不良反应的严重程度和持续时间，并有助于改善患者生活质量。

一、常用药物及其眼部毒性的常见临床表现

1. 烷化剂或铂类药物　顺铂主要的眼部不良反应为神经毒性，可导致视神经盘炎和球后视神经炎。顺铂联合使用紫杉醇会加重对视神经的损伤。卡铂的主要眼部不良反应包括眼周及眼眶症状、黄斑病变和视神经病变。奥沙利铂可导致慢性感觉神经病变。

环磷酰胺治疗后可出现角膜炎、结膜炎，伴有视力下降等症状，异环磷酰胺的眼部不良反应包括结膜炎、轻度视力下降。卡莫司汀常见的眼毒性有急性结膜充血，角膜水肿、混浊，继发性高眼压，玻璃体混浊及视网膜出血等，严重时可致眼盲。

2. 抗代谢药物　长期大剂量使用阿糖胞苷会导致角膜中央点状混浊，停止用药后角膜缺损可修复，阿糖胞苷的其他眼部不良反应有眼痛、流泪、异物感、畏光和视力下降等。

大剂量使用氟尿嘧啶（5-FU）时会引起泪小管纤维化和难治性溢泪，在停药后 1～2 周症状基本缓解。10%的患者使用卡培他滨后出现眼部刺激症状。

约 25%的患者在接受大剂量甲氨蝶呤治疗后出现眼部毒性反应，包括眶周水肿、眼痛、视物模糊和畏光等，甲氨蝶呤鞘内

注射可导致视神经病变和眼肌麻痹。

3. 抗微管药物 紫杉醇的视神经毒性表现为视野暗点及视野损伤。泪小管和鼻泪管阻塞是使用多西他赛后常见的眼部不良反应。生物碱如长春地辛、长春瑞滨会引起脑神经麻痹、视神经病变、视神经萎缩和夜盲症等。生物碱的不良反应呈剂量相关性，平均累积剂量达到 17.7mg 时才会出现相关毒性。

4. 分子靶向药物及免疫治疗药物 MEK 抑制剂常导致视网膜病变，需完善眼底成像及光学相干断层成像（OCT）检查以明确眼底情况，不同 MEK 抑制剂因效价、给药剂量和频率不同，眼毒性的发生率也不同，一般为 5%～38%。

作用于 EGFR 信号通路的靶向药物会影响眼部结构，EGFR 单克隆抗体西妥昔单抗的眼毒性包括角膜糜烂、眼睑皮炎等；酪氨酸激酶抑制剂厄洛替尼的眼毒性包括结膜炎和眼睑病变等，吉非替尼在临床试验中发现有干眼、眼睑炎和结膜炎等不良反应。FGFR2b 单抗类药物会导致干眼症及角膜病变，在晚期胃癌联合 FOLFOX 后任何级别的发生率分别为 26.3% 及 67.1%，3 级以上分别为 2.6% 及 23.7%。

BRAF 抑制剂中维罗非尼的眼毒性发生率较高，可达 40%。BRAF 抑制剂与 MEK 抑制剂联用会加重眼毒性。

CTLA-4 抑制剂伊匹单抗也可导致一定程度的眼部炎症，包括结膜炎和巩膜炎等。约 1% 的患者在使用 PD-1 单克隆抗体纳武利尤单抗后出现眼部炎症，如葡萄膜炎，其他 PD-L1 单抗如阿特利珠单抗和德瓦鲁单抗也有潜在的眼部毒性。免疫治疗药物引起的眼部症状可能包括：视物模糊/扭曲、出现盲点、色觉改变、畏光、疼痛、眼球突出、眼睑肿胀。

二、预防和治疗措施

不少抗肿瘤药物都可能造成眼部损害，与用药时间与剂量相关，避免大剂量长期使用可减少眼毒性发生。停止用药后，部分眼部不良反应在接受有效治疗后可逆转。在使用可能导致眼部损害的抗肿瘤药物前，应全面评估患者眼部情况，局部使用糖皮质激素和人工泪液滴眼可减少炎症发生率，并可缓解刺激症状。如果出现免疫治疗引起的相关眼部毒性，且不良反应分级达到3级或以上，需要永久停止免疫治疗，并请眼科会诊，在眼科医生指导下给予糖皮质激素的眼部用药和全身用药。对于大剂量糖皮质激素难治的免疫治疗相关眼部毒性，可考虑加用英夫利昔单抗。

（秦文星　石　燕）

第十四节　抗肿瘤药物耳不良反应管理

一、耳毒性临床表现

抗肿瘤药物耳毒性的临床表现主要包括耳鸣、耳痛及听力下降，严重时甚至出现耳聋。人的内耳除了感知声音之外，还能感知平衡，所以耳毒性还包括前庭神经损伤的症状，主要表现为眩晕、平衡失调等。耳毒性可出现在用药过程中，也可发生于停药数天、数周甚至数月后。

耳毒性药物引起的耳聋是药物直接损害内耳的感音神经细胞所致，包括一次性损伤和累积损伤。人体的神经细胞一旦死亡，则很难再生，因此防治耳毒性需要及时发现、早期诊断和早期干预。

儿童的内耳及听神经正处于生长发育时期，对耳毒性药物比较敏感。新生儿和婴幼儿由于肾功能尚未发育完全，对药物排泄能力差，更易发生药物性耳聋。成人早期中毒时，会出现耳鸣等症状，多数在停药后即可纠正，而婴幼儿不会表达，耳毒性早期症状难以被发现。

二、常 用 药 物

引起耳毒性的常用药物主要为铂类及细胞毒性药物包括顺铂、卡铂、长春新碱、氮芥、环磷酰胺、甲氨蝶呤、博来霉素等，这些药物导致的耳聋部分可在停药后恢复。

顺铂是最容易引起耳毒性的药物，约50%的患者在使用顺铂后发生听力改变，其中20%～40%的患者可能会出现永久性耳鸣。卡铂也可引起不同程度的听神经损害症状，发生率较顺铂低，主要表现为听力减弱，但卡铂的耳毒性一般在高剂量使用时才会出现，常规剂量下耳毒性较少见。

环磷酰胺可引起持久性耳聋；甲氨蝶呤则具有耳蜗、前庭毒性；长春新碱直接损害耳螺旋器；氮芥可引起耳蜗听觉感受器毛细胞结构破坏。

三、影响抗肿瘤药物耳毒性的相关危险因素

（1）药物剂量：与耳毒性程度呈正相关，其中以顺铂最具有代表性。顺铂的累积剂量$>450mg/m^2$时，88%的患者会出现高频听力丧失，剂量$>990mg/m^2$时，则会出现语音频听力损害。

（2）化疗持续时间、频次及给药方式：化疗持续时间越长、频次越高、周期间隔越短，损伤越严重。大剂量静脉快速注射会产生较高的血药浓度，因此可以通过降低药物的血药浓度峰值来降低耳毒性发生的风险。

（3）同时暴露于噪声、化学品和其他耳毒性药物。

（4）肾损伤：肾功能不全的情况下，由于药物排泄能力差，更易发生耳毒性。

（5）年龄过小或过大：幼年期及老年期是耳毒性易感期，幼年期易感耳毒性与耳蜗本身的发育和肾脏排泄功能不全有关；而内耳老化和高脂血症则可能是老年易感耳毒性的病理基础。

四、预防和治疗措施

（1）密切监测听力，听力阈值下降至 25dB 以下，考虑存在听力下降。在顺铂治疗过程中，每一个疗程治疗前应当进行听力检测，并在结束后第 1、3、6 个月进行听力复测。

（2）避免同时使用具有耳毒性的其他药物，如大环内酯类、氨基糖苷类抗生素及利尿剂、非甾体类抗炎药等，并避免多种可引起耳毒性的化疗药物联合使用。

（3）严格掌握药物适应证，慎用耳毒性药物，用药前医生应向患者说明本药的耳毒症状和耳毒作用，在使用过程中应根据患者体表面积等指标进行个体化用药。

（4）使用保护性药物，如维生素 E、维生素 A、维生素 B_1、辅酶 Q10、辅酶 A、银杏叶提取物和黄芪等。

（5）肝肾疾病患者和糖尿病患者已有感音神经性耳聋时要减少或尽量避免使用耳毒性药物，用药过程中应避免暴露于噪声、高温等不良环境，尤其要注意婴幼儿和老年人的防护。

（秦文星　石　燕）

第二十四章　恶性体腔积液

胸腔、腹腔、心包等体腔的恶性积液多发生于恶性肿瘤晚期，临床上可为癌症的首发症状。24%～50%的渗出性积液源于恶性病变，约10%的癌症患者有胸腔积液。少量积液对生活质量影响不大，大量积液则可影响正常器官功能，严重者导致功能丧失甚至死亡，因此需重视并及时采取适当的治疗措施。

第一节　恶性胸腔积液

恶性胸腔积液是指恶性肿瘤引起液体积聚在胸腔内。病因可以是肿瘤细胞浸润胸膜表面使毛细血管通透性增加，也可以是淋巴管、静脉阻塞引起静水压增高。引起恶性胸腔积液最常见的肿瘤是肺癌、乳腺癌、卵巢癌、淋巴瘤、间皮瘤。5%～10%的恶性胸腔积液找不到原发肿瘤病灶。

一、诊 断 要 点

（一）临床表现

患者可无症状或表现为呼吸困难、咳嗽、胸痛等症状。症状的严重程度主要与积液产生的速度和量有关。体格检查可发现患侧胸部叩诊呈浊音，呼吸音减弱或消失。

（二）检查手段

1. 影像学检查　胸部 X 线检查可明确胸腔积液量；CT 可了

解胸腔积液量和胸腔积液引流后的占位病变，并且可以用于鉴别良性和恶性胸膜疾病；B超对胸腔穿刺有定位价值，并可了解胸腔积液量；PET可帮助查找原发病灶。

2. 胸腔积液检查 半数以上的恶性胸腔积液为肉眼血性，大多数恶性积液为渗出液。胸腔积液蛋白浓度与血清蛋白浓度比＞0.5，胸腔积液乳酸脱氢酶与血清乳酸脱氢酶浓度比＞0.6，胸腔积液癌胚抗原（CEA）升高。有报道显示，胸腔积液CEA＞20ng/ml，可诊断为腺癌引起的积液，其敏感度为91%，特异度为92%。胸腔积液低糖（＜60mg/dl）和pH＜7.35常提示胸腔积液的瘤负荷大，预后不良。胸腔积液细胞学检查可明确病理，但阳性率不高，需多次送检，有时需胸腔镜手术方可确诊。内科胸腔镜近年来发展迅速，开展了包括半硬质胸腔镜、微型胸腔镜、自体荧光胸腔镜等新技术的探索。一些新型的诊断标志物，如DNA甲基化状态、DNA完整性指数、microRNA及可溶性蛋白标志物等，用于诊断恶性胸腔积液有一定价值，亦在进行不断探索。

（三）诊断

根据患者恶性肿瘤病史、症状、体格检查、影像学检查证实有胸腔积液可进行临床诊断，胸腔积液生化检查也可作为临床诊断方法。胸腔积液细胞学检查有助于病理细胞学诊断。脱落细胞学检查阴性者，可行胸腔穿刺或外科胸腔镜手术病理组织学检查。

二、治 疗 原 则

恶性胸腔积液常提示肿瘤晚期，治疗原则为控制原发肿瘤，同时行局部治疗以减少胸腔积液。

三、治 疗 策 略

（一）全身治疗

恶性胸腔积液常是手术不能治愈的晚期肿瘤并发症，因此对恶性肿瘤有效的全身治疗是最佳治疗，尤其是对化疗敏感的肿瘤，首选全身化疗以控制原发肿瘤及胸腔积液，但对于全身治疗抵抗的肿瘤，以及既往多次采取全身治疗无效的患者，需局部对症治疗以缓解症状。

（二）局部治疗

1. 局部胸腔积液引流与胸腔内灌注治疗 胸腔穿刺放液可缓解症状，并获得胸腔积液送检样本。胸腔闭式引流时，可置管数天或数周，并可注入细胞毒性药物或硬化剂使胸膜粘连。但快速大量放液可导致低血压、低蛋白血症，引起虚脱等；多次放液易引起腔内继发感染。

目前临床多采用留置胸腔引流管引流胸腔积液，创伤较小，使用方便，并发症较少。胸膜固定术是通过化学或机械性方式诱导胸膜炎、纤维化，促进脏胸膜和壁胸膜粘连，消除胸腔，从而减少恶性胸腔积液复发。化学粘连的硬化剂包括滑石粉、博来霉素等。一项Ⅲ期临床研究证实在留置胸腔引流管的基础上联合应用滑石粉胸膜固定术可以显著提高治疗恶性胸腔积液的有效率（43% vs. 23%，$P=0.008$），且两者不良反应差异无统计学意义。胸膜固定术的常见不良反应有胸痛、发热，偶有低血压，这些不良反应一般不严重，对症处理可以控制。由于缺乏医用滑石粉，目前国内较少使用滑石粉控制胸腔积液。

在胸腔置管引流的同时进行胸腔内灌注治疗可以有效治疗恶性胸腔积液。传统化疗药物可选用铂类、多柔比星等。顺铂在临床中应用得最为广泛，近期我国一些临床研究也探索了第二代铂类药物奈达铂与第三代铂类药物洛铂治疗恶性胸腔积液的安全性和疗效。一项回顾性研究比较了顺铂和奈达铂胸腔灌注治疗恶性胸腔积液，研究结果显示奈达铂 $80mg/m^2$ 与顺铂 $40mg/m^2$ 进行胸腔灌注治疗的疗效相当，而顺铂组胃肠道不良事件与肌酐水平升高的发生率显著高于奈达铂组。另一项研究结果显示洛铂 $30mg/m^2$ 胸腹腔灌注治疗恶性体腔积液的有效率为 75%，且不良反应较为轻微。

近年来，分子靶向药物在恶性体腔积液的治疗中也表现出了良好的疗效。有研究表明，肿瘤浸润胸膜后，肿瘤新生血管形成及血管通透性增加是恶性胸腔积液形成的重要机制。多项研究表明，胸腔内灌注铂类药物的基础上联合应用贝伐珠单抗可以提高治疗恶性胸腔积液的有效率，且胸腔积液中 VEGF 表达水平可以作为贝伐珠单抗治疗的预后指标。一项 meta 分析纳入了 11 项研究中 769 例恶性胸腔积液的患者数据，分析结果显示：相较于铂类单药，铂类联合贝伐珠单抗胸腔灌注治疗可以显著提高治疗有效率（$P=0.003$），减轻患者胸痛症状（$P<0.001$），缓解由胸腔积液导致的呼吸困难（$P=0.002$），且未显著增加不良事件的发生率（$P>0.05$）。

此外，重组人血管内皮抑制素（恩度）也是一种有效的血管生成抑制剂。秦叔逵教授牵头了一项前瞻性、随机对照、Ⅲ期临床研究，在全国 14 家大型医院肿瘤中心开展，纳入了 317 例具有中等量以上恶性胸腹腔积液的患者，随机分为 A、B、C 组，分别接受恩度单药（胸腔每次 45mg 或腹腔每次 60mg）、顺铂单药（每次 40mg）、恩度联合顺铂（剂量同上）进行腔内注射给药。三组的有效率分别为 48.51%、46.39%、63.00%（$P=0.0373$），对于血性胸腔积液患者，A、C 组有效率分别为 71.42% 和 88.88%，均显著高于 B 组的 40.00%（$P=0.0013$）。在安全性方面，A 组的不良事件显著低于 B 组（$P=0.0005$），B、C 组间无显著性差异。该研究结果显示采用恩度腔内给药治疗恶性胸腹腔积液具有较好的疗效和安全性，尤其是对于血性胸腔积液患者。此外，也可以选择生物反应调节剂进行胸腔灌注治疗，包括短小棒状杆菌、白细胞介素-2、干扰素、卡介苗、肿瘤坏死因子等。注射用重组改构人肿瘤坏死因子（rmh-TNF）是我国一类生物制品，2004年被批准用于联合化疗治疗复发难治性非小细胞肺癌和非霍奇金淋巴瘤。秦叔逵教授牵头了另一项大型前瞻性、多中心、单臂临床研究，在全国82家中心开展，纳入了916例恶性体腔积液的患者，探索了rmh-TNF 300万U/次腔内灌注治疗的疗效和安全性。研究结果显示，rmh-TNF治疗恶性体腔积液的客观缓解率为62.44%，疾病控制率为97.27%，其中614例恶性胸腔积液患者的客观缓解率为70.52%，302例恶性腹腔积液患者的客观缓解率为46.03%。主要的不良事件为发热和寒战，发生率分别为14.01%和10.05%，以1～2级为主，未出现4级及以上不良事件和药物相关性死亡。另一篇文章比较了不同rmh-TNF单次胸腔给药剂量的安全性和疗效，研究结果显示灌注300万U较200万U有效率更高且并未增加不良事件发生率。

治疗方案如下。

（1）博来霉素30～60mg，生理盐水20～40ml胸腔内注射。

（2）顺铂40～60mg，生理盐水20～40ml胸腔内注射。对于血性胸腔积液患者，还可以考虑联合恩度每次40mg给药。

（3）胞壁酰二肽（红色诺卡菌细胞壁骨架，胞必佳）200～600μg，生理盐水20～40ml胸腔内注射。

（4）注射用rmh-TNF 300万U胸腔内注射。

【说明】 ①胸腔穿刺及局部用药过程中应注意避免气体渗漏及肿瘤细胞种植；②胸腔注射药物后应每隔10～15min变换体位，持续2～6h；③可能发生骨髓抑制、发热及疼痛等不良反应。

2. 其他局部治疗 如胸腔镜手术、放疗、高温胸腔内化疗等。由于胸膜切除术等手术治疗创伤较大，且部分恶性胸腔积液患者一般情况较差，难以耐受，因此临床选择时需要尤为谨慎。目前高温热灌注化疗更常用于恶性腹腔积液的治疗，在恶性胸腔积液领域的研究相对较少。一篇meta分析结果显示，高温胸腔内化疗常用于原发肿瘤减灭术后，与未接受的患者相比，接受高温胸腔内化疗的患者中位生存期显著延长（*P*＜0.001）。但目前尚缺乏更高级别证据支持。

（三）对症支持治疗

一般可选用呋塞米（速尿）、氢氯噻嗪（双氢克尿噻）、螺内酯（安体舒通）等药物利尿。患者应进食低盐、易消化和高质量蛋白食品，也可采取静脉补充白蛋白支持治疗。

第二节　恶　性　腹　水

恶性腹水是指恶性肿瘤引起腹腔过量液体积聚，可以是肿瘤细胞侵犯腹膜引起的，也可以是静脉、淋巴管阻塞引起。如积液中找到肿瘤细胞，则称为恶性腹水，其约占腹水的10%。男性恶性腹水以胃肠道来源为主，女性恶性腹水以妇科肿瘤最常见。

一、诊　断　要　点

（一）临床表现

患者可无症状或表现为腹胀、消瘦、食欲缺乏等症状，有时有腹痛，严重时横膈上抬，从而影响胸廓运动和呼吸。体格检查可发现腹部叩诊有移动性浊音，有时可扪及包块；实验室检查常发现蛋白质丢失和电解质紊乱。

（二）检查手段

1. 影像学检查　CT 或 MRI 可了解腹水量和腹腔有无包块、腹膜后淋巴结有无肿大及肝脾是否增大。B 超检查对腹水有较高的检出率，并可进行腹水穿刺定位。^{18}F-FDG PET/CT 在不明原因腹水的临床诊断中有一定的价值。

2. 腹水检查 恶性腹水多为血性或浆液血性。腹水蛋白与血清蛋白比>0.4,腹水乳酸脱氢酶与血清乳酸脱氢酶比>1.0,CEA或 CA125 升高提示肿瘤性。腹水细胞学检查可明确病理,但阳性率为 40%,有时需多次送检方可检出。

（三）诊断

根据患者恶性肿瘤病史、症状、体格检查、影像学检查证实有腹水可临床诊断,脱落细胞学阳性结果可作为细胞学诊断依据。腹腔镜检查并腹膜活检可进行病理组织学确诊。

二、治疗原则

恶性腹水常提示肿瘤晚期,治疗原则为控制原发肿瘤,同时局部治疗。

三、治疗策略

（一）全身治疗

对化疗敏感的肿瘤引起的腹水,如卵巢癌、恶性淋巴瘤、乳腺癌,可采用有效的全身化疗以控制原发肿瘤及腹水,全身化疗方案的选择取决于肿瘤的病理类型。

（二）局部治疗

1. 局部腹水引流 腹腔穿刺放液可以暂时缓解症状,但快速大量放液可导致低血压、低蛋白血症、水电解质紊乱等。

一般认为腹膜的吸收能力有限,可高浓度地在腹腔内使用药物,而较少产生全身性不良反应。腹腔化疗药物可选用顺铂、噻替哌、丝裂霉素等,卡铂可用于卵巢癌所致的腹水。胃癌患者腹腔内应用紫杉醇表现出良好的生存效果。生物反应调节剂可选用白细胞介素-2、干扰素、肿瘤坏死因子等。

抗血管生成药物在恶性腹水的治疗中也取得了一定的疗效：一项随机对照研究探索了腹腔灌注顺铂联合贝伐珠单抗治疗卵巢癌恶性腹水的疗效，实验组 31 例患者腹腔灌注顺铂联合贝伐珠单抗（300mg），对照组 27 例灌注单药顺铂治疗（40mg/m^2）。研究结果显示实验组患者具有良好的短期疗效，整体缓解率为90.32%，显著优于对照组（59.26%），且所有患者耐受性良好，无严重的不良事件发生。

如上文所述的全国多中心随机对照Ⅲ期临床试验显示重组人血管内皮抑制素腹腔内给药可以有效抑制恶性腹水，而与顺铂联合应用具有协同增效作用。一项 meta 分析，评估了重组人血管内皮抑制素联合铂类治疗恶性胸腔积液和腹水的疗效，结果显示，与胸腹腔灌注铂类单药治疗相比，腔内应用重组人血管内皮抑制素联合铂类可以提高恶性胸腔积液和腹水的完全缓解率、部分缓解率和总有效率。同时联合治疗还能够提高患者的生活质量。

卡妥索单抗（catumaxomab）是一种双特异性抗体，可与上皮细胞黏附分子（EpCAM）、T 细胞（CD3$^+$）、Fc γ 受体特异性结合，刺激免疫细胞释放穿孔素、诱导抗体依赖性细胞介导的细胞毒作用、吞噬作用杀伤肿瘤细胞，致靶细胞死亡。一项Ⅱ/Ⅲ期随机对照研究入组了 258 例卵巢癌、胃肠癌、乳腺癌转移及胰腺癌晚期的恶性腹水患者，按照 2∶1 接受腹腔卡妥索单抗注射与单纯腹腔穿刺引流。结果显示，卡妥索单抗组较单纯腹腔穿刺组的无穿刺生存期（主要终点，中位数为 46 天 vs. 11 天，HR=0.254，$P<0.0001$）和至下次腹腔置管引流的中位时间（77天 vs. 13 天）显著延长。

治疗方案如下。

（1）顺铂 40～80mg，等渗加温液体 1000～2000ml 腹腔内注射。可考虑加入重组人血管内皮抑制素每次 60mg，腹腔内注射，尤其对于血性积液的患者。

（2）氟尿嘧啶 500~1000mg，等渗加温液体 1000~2000ml 腹腔内注射。

（3）丝裂霉素 10~20mg，等渗加温液体 1000~2000ml 腹腔内注射。

（4）卡铂 300~400mg，等渗加温液体 1000~2000ml 腹腔内注射。

（5）注射用重组改构人肿瘤坏死因子 300 万 U 腹腔内注射。

【说明】 ①一次性大量放腹水时应注意避免发生低血容量性休克；②反复大量放腹水时应注意维持水电解质平衡；③若同时注入两种以上药物，可调整液体量，使出入量平衡。

2. 其他

（1）放疗：对淋巴管、静脉阻塞及原发肿瘤放疗敏感的腹水患者，可选用局部放疗、全腹移动条照射，以控制腹水的产生和使回流通畅，减少腹水。

（2）腹腔静脉分流术：是以缓解恶性腹水症状为治疗目的，用于治疗难以控制的恶性腹水。腹腔静脉分流术的并发症有发热、肺栓塞、腹腔感染，目前已较少应用。

（3）其他治疗手段：如腹腔镜手术、腹腔内热疗及热化疗等。腹腔热灌注化疗（HIPEC）是一种新的治疗手段，可将热疗、腹腔化疗及腹腔灌洗三者有机结合，在预防与治疗胃癌、结直肠癌、卵巢癌、腹膜假黏液瘤、腹膜恶性间皮瘤与肝胆胰肿瘤腹腔种植引起的恶性腹水方面具有一定的疗效。HIPEC 的药物选择除了与原发疾病种类有关外，还需兼顾药物本身特性，如对腹腔肿瘤穿透力强、腹膜吸收率低、与热疗有协同作用等。目前应用较多的药物包括奥沙利铂、卡铂、顺铂、丝裂霉素、吡柔比星、紫杉醇和吉西他滨。在临床采用 HIPEC 治疗之前，需对患者进行全身评估，以制订合理的治疗方案。我国腹腔热灌注化疗技术临床应用专家协作组出台了 HIPEC 技术临床应用专家共识而且对 HIPEC 技术临床应用进行了规范。

（三）对症支持治疗

卧床休息、限制钠盐摄入、给予利尿剂均有助于减少腹水产生，也可静脉补充白蛋白支持治疗。

第三节　恶性心包积液

恶性心包积液是指恶性肿瘤引起的心包腔液体过度积聚，可以是肿瘤细胞经血道、淋巴道转移至心包或直接侵犯心包，使间皮细胞受刺激和淋巴管静脉回流受阻所致。常见的引发恶性心包积液的肿瘤有肺癌、乳腺癌、白血病、恶性淋巴瘤、恶性黑色素瘤、胃肠道肿瘤、骨及软组织肉瘤。

一、诊 断 要 点

（一）临床表现

患者临床表现取决于液体积聚的速度和量，可无症状，或表现为呼吸困难、咳嗽、胸痛、端坐呼吸等症状。体格检查可见颈静脉怒张、心界扩大、心音减弱、心律失常等。

（二）检查手段

1. 影像学检查　胸部 X 线检查可见心界扩大呈烧瓶状，心影轮廓改变。CT 或 MRI 可大致了解心包积液量和胸腔病变。超声心动图对心包积液有定位价值，并可在超声心动图监测下完成心包腔穿刺置管。

2. 心电图　低电压并有广泛 ST-T 段改变。

3. 细胞学检查　脱落细胞学检查可明确病理，阳性率可达80%。

（三）诊断

根据患者恶性肿瘤病史、症状、体格检查、影像学检查证实有心包积液可临床诊断。心包积液细胞学检查阳性结果可作为细胞学诊断。

二、治 疗 原 则

恶性心包积液常提示肿瘤晚期，以综合治疗为原则。

三、治 疗 策 略

（一）全身治疗

恶性心包积液常是手术不能治愈的晚期肿瘤并发症，因此对恶性肿瘤有效的全身治疗是最佳治疗，尤其是化疗敏感的肿瘤，如白血病、恶性淋巴瘤、小细胞肺癌，首选全身化疗以控制原发肿瘤及心包积液。化疗方案应根据原发肿瘤的病理类型选择。

（二）局部治疗

1. 超声定位下心包腔穿刺放液　可缓解心脏压迫症状。心包穿刺置管可保留数天至数周，间断放液。当引流量小于 20～30ml/24h 时，可拔除引流管。心包穿刺的并发症有心脏刺伤、室性心动过速、心搏骤停、张力性气胸等。血性积液细胞学检查结果常为阳性，即使结果为阴性，也不能完全排除恶性心包积液的诊断。

局部化疗药物可选用氮芥、顺铂、噻替哌等。生物反应调节剂可选用白细胞介素-2、卡介苗、人肿瘤坏死因子等。博来霉素的作用机制不完全明确，一般认为其抗肿瘤活性对胸腔积液的治疗作用很小，以化学性粘连作用为主。2015 年我国也报道了局部灌注贝伐珠单抗治疗非小细胞肺癌合并心包积液的案例。另外，还有一些药物也可用于心包腔内局部灌注，如香菇多糖、氟尿嘧啶、甘露聚糖肽、羟喜树碱、华蟾素等，但疗效不一，常联合其他药物一起使用。

治疗方案如下。

（1）顺铂 40～60mg，生理盐水 20～40ml 心包腔内注射。

（2）丝裂霉素 4～20mg，生理盐水 10～40ml 心包腔内注射。

【说明】 ①心包穿刺危险性大小取决于积液量和积液的位置，最好在超声心动图监测下进行；②采用此方法治疗可有严重疼痛、骨髓抑制和发热等不良反应。

2. 其他

（1）放疗：对放疗敏感的肿瘤如淋巴瘤可选用心前区放疗，其可减少产生心包积液。

（2）外科治疗：心包内紧急插管可缓解心脏压塞症状。心包切除术适用于放疗所致或肿瘤性心包收缩造成的缩窄性心包炎、预计可能长期生存者。

（三）对症支持治疗

卧床、吸氧、使用利尿剂等可减轻患者的心脏压塞症状。

（王碧芸）

附 录

附录一　肿瘤药物中英文名称对照

A

aclacinomycin　ACLA　阿柔比星

actinomycin D　ACTD　放线菌素 D

alemtuzumab　阿仑珠单抗，抗 CD52 嵌合抗体

aminoglutethimide　AG　氨鲁米特，氨基导眠能，氨苯哌酮

anastrozole，Arimidex　阿那曲唑，瑞宁得

asparaginase　L-ASP　（左旋）门冬酰胺酶

B

bevacizumab，Avastin　BEV　贝伐珠单抗，重组人源化抗血管内皮生长因子单克隆抗体

bicalutamide，Casodex　比卡鲁胺

bleomycin　BLM　博来霉素

busulfan，Myleran　BUS，BSF　白消安，马利兰

C

calcium folinate，leucovorin calcium　CF，LV　亚叶酸钙

calichcamicin　人源化抗 CD33 单克隆抗体

camptothecin　CPT　喜树碱

capecitabine，Xeloda　Cap，BOF-A2　卡培他滨，希罗达，氟嘧啶氨甲酸酯

carboplatin，Paraplatin　CBP　卡铂

carmofur　HCFU　卡莫氟，嘧福禄

carmustine　BCNU　卡莫司汀，卡氮芥

chlorambucil　CB1348　苯丁酸氮芥

cisplatin　PDD，CDDP　顺铂

cladribine，2-chlorooxyadenosine　CDA，2-CdA　克拉屈滨，2-氯脱

氧腺苷

colchicine　COL　秋水仙碱

colchicine amide　COLM　秋水仙酰胺

compound diphenoxylate tablets　复方地芬诺酯片

cyclic cytidine　CCY　安西他滨，环胞苷

cyclophosphamide　CTX　环磷酰胺

cytarabine, cytosine arabinoside　Ara-C　阿糖胞苷

D

dacarbazine　DTIC　达卡巴嗪，氮烯咪胺

daunorubicin　DNR　柔红霉素，正定霉素

dexamethasone　DXM　地塞米松

dexrazoxane　右丙亚胺，右雷佐生

diphenhydramine　苯海拉明

docetaxel, Taxotere, DOC　多西他赛，泰索帝

doxorubicin, Adriamycin　ADM　多柔比星，阿霉素

E

elemene　榄香烯

epirubicin, Epidoxorubicin　EPI　表柔比星，表阿霉素

estramustine　EM　雌莫司汀，癌腺治，雌二醇氮芥

etoposide　VP-16　依托泊苷，足叶乙苷，鬼臼乙叉苷

exemestane　EXE　依西美坦

F

floxuridine　FUDR　氟尿苷，5-氟脱氧尿苷

fludarabine　FA　氟达拉滨

fluorouracil, Fluoracil　5-FU　氟尿嘧啶

flutamide, Eulexin　氟他胺，氟硝丁酰胺，缓退瘤

folic acid　叶酸

ftorafur, Tegafur　FT207　替加氟，喃氟啶，呋喃氟尿嘧啶

G

gefitinib, Iressa　ZD1839　吉非替尼，易瑞沙

gemcitabine, Gemzar GEM 吉西他滨, 双氟脱氧胞苷

goserelin depot, Zoladex 戈舍瑞林, 诺雷德

granulocyte colony stimulating factor G-CSF 粒细胞集落刺激因子, 非格司亭

granulocyte-macrophage colony stimulating factor GM-CSF 粒细胞-巨噬细胞集落刺激因子

H

homoharringtonine HMM 高三尖杉酯

hydrocortisone 氢化可的松

hydroxycamptothecin HCPT 羟喜树碱, 羟基喜树碱

hydroxyurea, Hydroxycarbamide HU 羟基脲

I

idarubicin IDA 伊达比星, 去甲氧柔红霉素

ifosfamide IFO 异环磷酰胺

imatinib, Glivec STI 571 伊马替尼, 格列卫

interferon IFN 干扰素

interferon-α IFN-α α干扰素

interferon-β IFN-β β干扰素

interleukin IL 白细胞介素

interleukin-2 IL-2 白细胞介素-2

irinotecan CPT-11 伊立替康

L

letrozole, Femara LTZ 来曲唑

leuprolide depot 瘤破利得库

leuprolide 醋酸亮丙瑞林

liposomal doxorubicin 多柔比星脂质体

lomustine CCNU 洛莫司汀, 环己亚硝脲

loperamide, Imodium 洛哌丁胺, 易蒙停, 氯苯哌酰胺

M

mechlorethamine, Mustine, Chlormethine HN2, 氮芥

megestrol, Megace 甲地孕酮, 梅格施
melphalan, Alkeran MEL 美法仑, 苯丙氨酸氮芥
mesna 美司钠
methotrexate MTX 甲氨蝶呤
methylprednisone MPED 甲泼尼松
mitomycin MMC 丝裂霉素
mitoxantrone, Novantrone MIT, NVT 米托蒽醌
mitramycin MTH 普卡霉素, 光辉霉素
muramyl dipeptide, nocardia rubra cell wall skeleton N-CWS 胞壁
　酰二肽, 胞必佳, 红色诺卡菌细胞壁骨架

N

nilutamide 尼鲁米特
nimustine ACNU 尼莫司汀, 嘧啶亚硝脲
nitrocaphane AT-1258 硝卡芥, 消瘤芥

O

oxaliplatin L-OHP 奥沙利铂, 草酸铂

P

paclitaxel, Taxol PTX, TAX 紫杉醇, 泰素
pemetrexed, Alimta 培美曲塞, 阿灵达
pingyangmycin PYM 平阳霉素
prednisone PED, PDN 泼尼松, 强的松
procarbazine PCB, PCZ 丙卡巴肼, 甲基苄肼
provera MPA 醋酸甲羟孕酮, 甲孕酮

R

raltitrexed, Tomudex 雷替曲塞, 拓优得
rituximab, Rituxan, Mabthera 利妥昔单抗, 美罗华

T

tamoxifen TAM 他莫昔芬, 三苯氧胺
temozolomide, Temodal TEM, TMZ 替莫唑胺, 替莫待尔

teniposide　VM-26　替尼泊苷，威猛

thalidomide　沙利度胺，反应停

topotecan　TPT　拓扑替康，托泊替康

trastuzumab，Herceptin　曲妥珠单抗，赫赛汀

tretinoin，Retinoic Acid　RA　维 A 酸，ATRA，视黄酸

tumor necrosis factor　TNF　肿瘤坏死因子

U

uracil　尿嘧啶

V

vinblastine　VLB　长春碱，长春花碱

vincristine，Oncovin　VCR　长春新碱

vindesine　VDS　长春地辛

vinorelbine　NVB　长春瑞滨

附录二 患者体能状况评分标准

Karnofsky 评分（KPS）

100 分	正常、无症状和体征
90 分	能进行正常活动，有轻微症状及体征
80 分	勉强可进行正常活动，有一些症状或体征
70 分	生活可自理，但不能维持正常活动或工作
60 分	偶尔需要扶助，但大多数时间可自理
50 分	常需人帮助或医疗护理
40 分	生活不能自理，需要特别护理和帮助
30 分	生活严重不能自理，需住院，但无死亡危险
20 分	病重，需住院积极支持治疗
10 分	病危，临近死亡
0 分	死亡

ECOG 评分

0 分	活动能力完全正常，与起病前活动能力无任何差异
1 分	能自由走动及从事轻体力活动，包括一般家务或办公室工作，但不能从事较重体力活动
2 分	能自由走动及生活自理，但已丧失工作能力，日间不少于一半时间可以起床活动
3 分	生活仅能部分自理，日间一半以上时间卧床或坐轮椅
4 分	卧床不起，生活不能自理

附录三 实体瘤疗效评价标准

CR（complete response）：完全缓解
PR（partial response）：部分缓解
SD（stable disease）：肿瘤病灶稳定
PD（progressive disease）：肿瘤病灶进展
NE（not evaluated）：不能评估

附表3-1 WHO可测量病灶与RECIST目标病灶疗效评价标准比较

疗效评价标准	WHO可测量病灶	RECIST目标病灶
CR	全部病灶消失维持4周，无新病灶出现	全部病灶消失维持4周，无新病灶出现
PR	缩小≥50%维持4周，无新病灶出现	缩小≥30%维持4周，无新病灶出现
SD	非PR/PD	非PR/PD
PD	增加≥25%或出现新病灶	增加≥20%且其总和的绝对值必须增加至少5mm或出现新病灶

注：WHO测量方法，两个最大垂直径乘积变化；RECFST测量方法，最长径总和变化。

附表3-2 WHO不可测量病灶与RECIST非目标病灶疗效评价标准比较

疗效评价标准	WHO不可测量病灶	RECIST非目标病灶
CR	所有症状、体征完全消失至少4周	所有非目标病灶消失，肿瘤标志物正常

疗效评价标准	WHO 不可测量病灶	RECIST 非目标病灶
PR	肿瘤大小估计减少≥50% 至少4周	无
SD	非 PR/PD	存在一个或多个非目标病灶和（或）肿瘤标志物持续高于正常值
PD	新病灶出现或原有病变估计增大≥25%	出现一个或多个新病灶和（或）已有的非目标病灶明确进展

附表 3-3　总疗效评价

目标病灶	非目标病灶	新病灶	总疗效
CR	CR	无	CR
CR	未达 CR/PD	无	PR
CR	NE	无	PR
PR	无 PD/NE	无	PR
SD	无 PD/NE	无	SD
NE	无 PD	无	NE
PD	任何	有/无	PD
任何	PD	有/无	PD
任何	任何	有	PD

附录四 循证肿瘤学的证据水平和推荐等级

证据水平

Ⅰa：随机对照试验的 meta 分析。

Ⅰb：至少一项随机对照试验。

Ⅱa：至少一项非随机对照试验。

Ⅱb：至少一项设计合理的半试验性研究。

Ⅲ：非试验性或描述性的研究。

Ⅳ：专家委员会的报告或意见或公认的权威经验。

推荐等级

A：至少一项随机对照试验是作为总体质量优秀且具连贯性的文献来推荐，如证据水平Ⅰa、Ⅰb。

B：虽然是非随机对照试验，但是做得很好的临床研究资料，如证据水平Ⅱa、Ⅱb、Ⅲ。

C：在无直接可用的上乘质量临床研究资料情况下的专家委员会的报告或意见，或者公认的权威经验，如证据水平Ⅳ。

附录五　常用缩略语中文对照

AFP	甲胎蛋白
AUC	药时曲线下面积
bid	每天 2 次
bolus	弹丸式注射
CEA	癌胚抗原
civ	持续静脉注射
civgtt	持续静脉滴注
CR	完全缓解
DCR	疾病控制率
DFS	无病生存期
DSS	疾病特异性生存期
G-CSF	粒细胞集落刺激因子
HCG	人绒毛膜促性腺激素
ib	膀胱冲洗
im	肌内注射
ip	腹腔内灌注
iv	静脉注射
ivgtt	静脉滴注
LDH	乳酸脱氢酶
LVEF	左室射血分数
ORR	客观缓解率
OS	总生存期
pCR	病理学完全缓解
PD	肿瘤病灶进展

PFS	无进展生存期
po	口服
PR	部分缓解
prn	按情况酌定
PS	体能状况
qd	每天 1 次
qh	每小时 1 次
qid	每天 4 次
qod	隔天 1 次
RFS	无复发生存期
sc	皮下注射
SD	肿瘤病灶稳定
tid	每天 3 次
TTP	肿瘤进展时间